Arbeiten zur Theorie und Praxis der Rehabilitation
in Medizin, Psychologie und Sonderpädagogik

Herausgegeben von Prof. Dr. med. Andreas Rett, Wien

Band 35

Germain Weber und Andreas Rett

Down Syndrom im Erwachsenenalter

W0236405

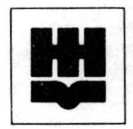

Germain Weber
und Andreas Rett

Down Syndrom im Erwachsenenalter

Klinische, psychologische
und soziale Aspekte
beim Mongolismus

Verlag Hans Huber
Bern Stuttgart Toronto

CIP-Titelaufnahme der Deutschen Bibliothek

Weber, Germain:
Down-Syndrom im Erwachsenenalter : klinische, psychologische
und soziale Aspekte beim Mongolismus / Germain Weber u.
Andreas Rett. – Bern ; Stuttgart ; Toronto : Huber 1991
  (Arbeiten zur Theorie und Praxis der Rehabilitation in Medizin,
  Psychologie und Sonderpädagogik; Bd. 35)
  ISBN 3-456-81804-1
NE: Rett, Andreas: ; GT

© 1991 Verlag Hans Huber, Bern
Gesamtherstellung: Hubert & Co., Göttingen
Printed in Germany

Vorbemerkung

Die Untersuchungen und Auswertungen wurden in den Jahren 1984 bis 1988 an der Abteilung für entwicklungsgestörte Kinder am Neurologischen Krankenhaus der Stadt Wien – Rosenhügel –und dem Ludwig Boltzmann Institut zur Erforschung kindlicher Hirnschäden, durchgeführt. Das Projekt wurde vom Leiter des Ludwig Boltzmann Institutes zur Erforschung kindlicher Hirnschäden, Univ.Prof.Dr. Andreas Rett, initiiert.

Folgende Mitarbeiter waren in bestimmten Phasen bzw. zu bestimmten Teilen maßgeblich an der Realisierung dieser Untersuchung beteiligt und ihnen gilt unser spezieller Dank: Frau Dr. Milli Anderle, Frau Martha Buzik, Frau Edith Killian, Frau Dr. Michaela Pinter, Frau OA Dr. Hedi Renner, Herr DDr. Wolfgang Killian, Herr OA Dr. Heinz Krisper, Herr Dr. Bo Olsson und Herr Dr. Hugo Zeller.

Weiter wollen wir uns bei all jenen Angehörigen des Klinikpersonals und dem Personal der Behindertenheime bedanken, bei denen wir, in welcher Form auch immer, für diese Untersuchung Unterstützung fanden.

Unser ausdrücklicher und warmer Dank ergeht aber an jene Personen, ohne die diese Arbeit nicht möglich gewesen wäre, nämlich an unsere mongoloiden Patienten und deren Eltern bzw. deren Familien. Sie scheuten es nicht, die Strapazen der Untersuchungen auf sich zu nehmen. Durch ihre Mitarbeit hat ein jeder von ihnen dazu beigetragen, daß ein wenig mehr Licht auf den heute langjährigen Lebensweg mongoloider Menschen fällt.

Den nachfolgenden medizinischen und psychologischen Ergebnissen zum Alterungsprozeß bei Personen mit Down Syndrom möchten wir ein Zitat von Jean Amery voranstellen, in dem die individuelle und existentielle Problematik menschlichen Alterns besonders akzentuiert erscheint:

„Wer an die Schwelle gerät, dieser an Jahren früher, jener ein wenig später, mancher gewappnet mit Aufrichtigkeit, ein anderer befangen in der Selbsttäuschung, die aber allemal sich als wenig solide erweist, muß irgendwann erfahren, daß er die Welt nicht mehr versteht." (Jean Amery „Übers Altern", 1968)

Abkürzungskatalog

Folgende Abkürzungen werden im Buch verwendet:

AAMR:	American Association on Mental Retardation
AT:	Anhang Tabelle
allg.:	allgemein
cm:	Zentimeter
df:	Freiheitsgrade
EEG:	Elektroenzephalogramm
Ekr:	Erkrankung
g:	Gramm
GrM:	Großmutter
GrV:	Großvater
Gsch:	Geschwister
kg:	Kilogramm
KM:	Kind-Mutter
KV:	Kind-Vater
M:	Mittelwert
mm Hg:	Angabe des Drucks in Milimeter Merkur
N:	Stichprobenumfang
Op:	Operation
p:	Irrtumswahrscheinlichkeit
qm:	Quadratmeter
SA:	Standardabweichung
WHO:	World Health Organisation

Inhaltsverzeichnis

1.	*Vorwort*	11
2.	*Zum Down Syndrom*	13
2.1.	Historische Aspekte	13
2.2.	Entstehungsmechanismen	14
2.3.	Arten von Trisomie 21	17
2.4.	Erblichkeit	18
2.5.	Häufigkeit des Down Syndroms	18
2.6.	Morphologische Aspekte	18
2.7.	Organpathologische Aspekte	19
2.8.	Psychologische, affektive und edukative Aspekte	20
2.9.	Down Syndrom im Kindes- und Jugendalter	20
2.10.	Begriffsverwendung: Mongolismus versus Down Syndrom versus Trisomie 21	21
3.	*Populationscharakteristika bei geistig Behinderten*	22
3.1.	Definitionen	23
3.2.	Epidemiologie und Lebenserwartung	26
3.3.	Veränderte Lebenserwartung	30
4.	*Aufbau der Untersuchung*	32
4.1.	Untersuchungsziele	32
4.2	Untersuchungsbereiche	34
4.3.	Untersuchungsdesign	34
4.4.	Untersuchungsgruppe	36
4.5.	Untersuchungsablauf	39
4.6.	Untersuchungsergebnisse	40
5.	*Herkunft der Personen der Untersuchungsgruppe*	41
5.1.	Alter und Geschlecht	41
5.2.	Sozioanamnestische Erhebung	42
5.3.	Angaben zum Familienstand	43
5.4.	Wohnsituation der Familie	44
5.5.	Soziale Herkunft der Familien	46
5.6.	Belastungen und soziale Position der Familien	48
5.7.	Interaktion Eltern und behindertes Kind	50
5.8.	Bildungs- und Leistungsangaben	51
5.9.	Wohnort und Pflegebedürftigkeit	53

6.   Klinisch-medizinische Untersuchungen   55
6.1.   Aszendenz der Patienten   56
6.2.   Gynäkologische-, Schwangerschafts- und Geburts-
        anamnese   56
6.3.   Morbidität   61
6.3.1. Anfallsleiden   61
6.3.2. Kinderkrankheiten   66
6.3.3. Operative Eingriffe   66
6.3.4. Allgemeine Erkrankungen   68
6.3.5. Allergien und psychosomatische Erkrankungen   69
6.3.6. Sonstige körperliche Störungen   69
6.4.   Pharmakotherapie   70
6.5.   Spezielle Therapien   75
6.6.   Zytogenetische Befunde   76
6.7.   Klinisch-neurologische Statusuntersuchungen   77
6.7.1. Einleitung und Untersuchungsgruppe   77
6.7.2. Habitus, Körpergewicht und Körpergröße   77
6.7.3. Morphologische Auffälligkeiten am Körper   83
6.7.4. Stellungnahme zu den heute üblichen kosmetischen Ope-
        rationen im Bereich von Augen, Nase, Zunge und Ohren .   88
6.7.5. Bewegungsauffälligkeiten   89
6.7.6. Vegetative und physiologische Auffälligkeiten   90
6.7.7. Reflexüberprüfungen   92
6.7.8. Schlußbemerkungen   94
6.8.   Elektroenzephalographische Untersuchungen   95
6.8.1. EEG Untersuchung   95
6.8.2. Untersuchungsgruppe   96
6.8.3. Registriermethode   97
6.8.4. Untersuchungsergebnisse und Interpretation   99
6.9.   Serologische und urologische Untersuchungen   105
6.9.1. Untersuchungsgruppe   105
6.9.2. Untersuchungsmethoden   106
6.9.3. Untersuchungsergebnisse   109

7.   Wahrnehmungsuntersuchungen   111
7.1.   Audiologische Untersuchungen   111
7.1.1. Untersuchungsziel und Untersuchungsgruppe   111
7.1.2. Untersuchungsmethode   112
7.1.3. Untersuchungsergebnisse   113
7.2.   Ophthalmologische Untersuchungen   122
7.2.1. Untersuchungsziel und Untersuchungsgruppe   122
7.2.2. Untersuchungsmethode   123
7.2.3. Untersuchungsergebnisse   124

8.   *Psychologische Untersuchungen* 130
8.1.   Verhaltensauffälligkeiten in verschiedenen Lebens-
        phasen 130
8.2.   Psychomotorische Untersuchungen (Bo Olsson) 134
8.2.1. Motorische Entwicklung im Kleinkindalter 134
8.2.2. Untersuchungsziel und Untersuchungsgruppe 135
8.2.3. Untersuchungsmethoden 136
8.2.4. Untersuchungsergebnisse und Diskussion 148
8.3.   Intellektuell-kognitive Untersuchungen 151
8.3.1. Untersuchungsziel und Untersuchungsgruppe 151
8.3.2. Untersuchungsmethode 155
8.3.3. Untersuchungsergebnisse 157
8.3.4. Interpretation und Diskussion 168
8.3.5. Schlußfolgerungen 174
8.3.6. Geistig behinderte Personen in der psychologischen For-
        schung 176
8.4.   Auffälligkeiten in der Sprache 177
8.5.   Psychodynamik und psychopathologische Reaktionen im
        Leben mongoloider Personen 180

9.   *Frühzeitige Demenz beim Down Syndrom: Beziehung zur
        Senilen Demenz vom Alzheimer Typ* 188
9.1.   Parallele zur Lebenserwartung 189
9.2.   Parallele zur Neuroanatomie 190
9.3.   Parallele zur Neurohistologie 190
9.4.   Parallele zur Neurochemie 192
9.5.   Parallele zur Erblichkeit 193
9.6.   Parallele zur Genetik 194
9.7.   Parallele zur Schilddrüsenfunktion 195
9.8.   Parallele zur Verhaltensseite 196
9.9.   Diskussion 196

10.   *Leukämie und Down Syndrom* 200
10.1.   Mögliche Ursachen und Zusammenhänge 201
10.2.   Eine etwaige präventive Behandlungsmethode? 202

11.   *Problematik Sexualität* 204
11.1.   Sexuelle Reifung mongoloider Personen 204
11.2.   Zur Frage des Geschlechtsverkehrs und Problematik
        einer Schwangerschaft 205
11.3.   Vertretbare sexualpädagogische Wege 209

12. *Der erwachsene Mongoloide und seine Familie*
     (Michaela Pinter) 211
12.1. Einleitung 211
12.2. Untersuchungsmethode 212
12.3. Ergebnisse und Interpretation 217
12.4. Diskussion 229

13. *Anforderungen und Ziele in der Arbeit mit Erwachsenen gei-*
     stig Behinderten 234
13.1. Medizinischer Bereich 235
13.2. Psychologischer Bereich 235
13.3. Pädagogischer Bereich 236
13.4. Differenzierte Beschäftigungs– und Arbeitsmöglichkeiten 237
13.5. Wohnbereich 237
13.6. Schutz als übergeordnetes Prinzip in der Arbeit mit
     erwachsenen geistig behinderten Personen 240

14. *Schlußwort* 242

15. *Anhang – Tabellen (AT)* 245

16. *Literatur* 275

17. *Sachregister* 289

18. *Autorenregister* 293

1. Vorwort

Über 35 Jahre Erfahrung mit mehr als 2000 Kindern, Jugendlichen und Erwachsenen mit Down-Syndrom, die man untersucht, betreut und samt ihren Familien auf ihrem Lebensweg begleitet hat, machen es zwingend notwendig, über jene Probleme zu sprechen, die durch das Erwachsen- und Älter-Werden entstehen. Es handelt sich dabei, bedenkt man, daß vor einigen Jahrzehnten nur wenige Mongoloide tatsächlich erwachsen wurden, um Probleme, die vorher eben nicht erlebt und dadurch weder erkannt noch definiert wurden. So stehen wir heute deshalb vor einer Fülle von Fragen, deren Beantwortung durchaus noch offen ist. Erwachsen-Werden ist ein unerhört schwieriges Erleben, dem wir als Eltern und Betreuer mit einem gewissen Maß an Wissen und Verständnis gegenüberstehen sollten. Dieses Buch soll zumindest einige Antworten auf viele dieser offenen Fragen geben.

Es soll aber auch mit der derzeit vielerorts herrschenden Behinderten-Romantik und dem Klischee-Denken vom „lieben, goldigen und herzigen Mongölchen" aufräumen.

Die vergangenen Jahrzehnte haben uns sehr deutlich gezeigt, daß der Lebensweg eines mongoloiden Menschen von vielen Faktoren belastet sein kann, von Faktoren, die nicht nur durch die Schwere der Krankheit – hier der genetischen Störung an sich –, sondern auch durch Einflüsse und Erziehungsfehler der Umwelt bedingt sind, und die zweifellos sehr oft vermeidbar wären.

Realitätsbewußtsein ist also unerläßlich, vor allem aber das Erkennen der Grenzen und Gefahren, die daraus resultieren, daß Kinder, Jugendliche und Erwachsene mit geistiger Behinderung einerseits extrem verwöhnt werden können, andererseits aber auch deutlich überfordert werden, scheint uns die wichtigste Maxime. Ehrlichkeit ist hier conditio sine qua non. Sie ist die Grundlage einer Entwicklung, die, auch bei einer so komplexen Störung, für den betroffenen Menschen und seine Familie ein erfolgreiches und erfreuliches Leben bringen kann.

Wenn uns heute viele alt-gewordene Eltern sagen, „wir können uns ein Leben ohne unser mongoloides Kind gar nicht mehr vorstellen", so zeigt das die angemessene und von Anfang an bereits sinnvolle erzieherische Einstellung, die ein unerhörtes Maß an Konsequenz und damit an Liebe und Verständnis benötigt. Daß es trotzdem ein schweres Leben ist, sei weder verdrängt noch verschleiert. Wenn es allerdings andererseits auch zu „psychotischen Entgleisungen" und schweren Verhaltensproblemen im Erwachsenen-Alter kommen kann, so kann dies für den Einzelfall die Fehler, die in der Erziehung sowohl durch die Eltern als auch durch die Gesellschaft gemacht wurden, andeuten, aber es müssen auch andere, biologische, Wirkungszusammenhänge in Betracht gezogen und geklärt werden.

Erwachsen-Werden ist deshalb also für alle ein äußerst mühevolles und bedrohtes biologisches, pädagogisches und soziales Geschehen, das wir kennen sollen, ja kennen müssen.

In einer Zeit, in der sich viele Menschen und zahlreiche Fachrichtungen mit dem Down Syndrom beschäftigen, ist es notwendig, die Probleme realistisch und aufrichtig zu sehen und offen zu diskutieren.

Dieses Buch soll die Grundlage dazu liefern, um, fern von Schönfärberei und „Behinderten-Heuchelei", dieses Leben klar und ehrlich so zu sehen, wie es tatsächlich ist.

Andreas Rett und Germain Weber   Wien, Juli 1989

2. Zum Down Syndrom

2.1. Historische Aspekte

Es sind heute über hundertzwanzig Jahre her, daß der englische Arzt Langdon Down erstmalig das klinische Bild des Mongolismus beschrieben hat. Diese Beschreibung war Bestandteil seines Versuches, eine Klassifikation innerhalb der geistig Behinderten, damals „Idioten" genannt, aufzustellen (Down, 1866). Er war der Auffassung, daß geistige Behinderung Folge eines Degenerationsprozesses sei, welcher weiterhin innerhalb der verschiedenen Rassen zum Ausdruck kommt. Im äußeren Erscheinungsbild dieser Patienten fand er eine starke Stütze für seine Theorie, und nannte diese Erscheinungsform, da er in ihr Ähnlichkeiten mit der Rasse der Mongolen sah, Mongolismus. Es brauchte dann aber noch viele Jahre, bis diese falsche Rassentheorie endgültig wissenschaftlich widerlegt werden konnte.

Downs Verdienst ist es aber, daß es ihm erstmals gelang, eine bis heute geltende klinische Einheit, den Mongolismus – später nach ihm Down Syndrom benannt – für die Fachwelt zu erstellen und so diese Form von geistiger Behinderung von anderen klar abzugrenzen. Seine Beschreibung des klinischen Bildes ist lediglich ergänzt worden, seine Erklärung für das Zustandekommen dieser Erscheinungsform aber hat sich als falsch erwiesen und ist verworfen worden. Die endgültige Abkehr von Downs Erklärungsansatz zur Enstehung des Mongolismus ist erst im Jahre 1959 durch die Arbeiten aus der Gruppe um Lejeune (Lejeune u.a., 1959) eingeleitet worden. Ihnen gelang der erstmalige Nachweis der Beziehung zwischen einem überschüssigen Chromosom, einem der G–Gruppe – näher konnte das Chromosom zu dem Zeitpunkt noch nicht bestimmt werden – und dem Mongolismus. Das bedeutet, daß die Körperzellen bei diesem Menschen an Stelle der normalen zwei „identischen" Chromosomen deren drei haben. Es konnte dann später nachgewiesen werden, daß es sich beim zusätzlichen Chromosom um eines des 21. Chromosomenpaares handelt. Somit wurde ein dritter Fachbegriff für diese Form der geistigen Behinderung, nämlich Trisomie 21, eingeführt. Der Nachweis einer genetisch bedingten Störung beim Mongolismus brachte erst so langsam die Entmystifizierung dieses Zustandbildes mit sich. Massive Vorurteile gegenüber diesen Personen mit geistiger Behinderung bleiben aber bis heute bestehen, und dies nicht nur außerhalb der Fachkreise.

2.2. Entstehungsmechanismen

- Zur Körperzellteilung

Um den Ursprung des überschüssigen Chromosoms zu erläutern, erscheint es angebracht, kurz die Grundmechanismen der Zellteilung zu erläutern. Jede Körperzelle des Menschen hat einen diploiden Chromosomensatz, d.h. besitzt zwei homologe Chromosomen, welche paarweise angeordnet sind. Die Anzahl der Chromosomen, Träger der Erbinformation, also der Steuermechanismen von Wachstum und weiteren Funktionen, beträgt beim Menschen 23 Paare, also insgesamt 46 einzelne Chromosomen. Die einzelnen Chromosomen wiederum bestehen aus einer Unzahl von Genen. Ein Gen wiederum ist für die Steuerung einer spezifischen biologischen Funktion zuständig bzw. mitverantwortlich. Die meisten Gene sind in ihrer genauen Funktionssteuerung bis heute nicht genau zugeordnet. Es ist aber bekannt, daß die meisten der Körperzellen während des Lebens kontinuierlich ersetzt werden, was durch Zellteilung, die Mitose, geschieht.

- Zur Keimzellteilung

Die menschlischen Keimzellen, die Geschlechtszellen, haben einen haploiden, d.h. einen halben Chromosomensatz – ein Chromsom aus jedem homologen Paar. Bei der Befruchtung, d.h. der Verschmelzung von männlicher und weiblicher Keimzelle, kommt es wieder zu einer normalen, d.h. einer diploiden Chromosomenanzahl, da ein kompletter haploider Chromosomensatz aus jeder Elternzelle geliefert wird. In der Bildung von haploiden Keimzellen, der Meiose, kann es nun zu Fehlern kommen, welche, wenn diese Zellen zur Befruchtung gelangen, z.B. eine Trisomie zur Folge haben.

a) Zeitlicher Verlauf

Der Meioseprozeß bei männlichen und weiblichen Keimzellen ist vom Prinzip her gleich, zeigt aber einen bedeutenden Unterschied hinsichtlich des zeitlichen Prozesses bis zur vollständigen Bildung einer haploiden Zelle. Das Prinzip ist, daß sich während der Oogenese und der Spermatogenese, also der Bildung von weiblichen und männlichen Geschlechtszellen, die Zellen in verschiedenen Etappen teilen, wobei sich normalerweise auch die Chromosomenpaare teilen, so daß sich Zellen mit haploiden Chromosomensätzen bilden. Dabei kommt es aber vor, daß während einer Zellteilung ein Chromosomenpaar, in unserem Fall das 21te Paar, sich nicht teilt, was zur Folge hat, daß eine der daraus entstehenden Keimzellen 2 Chromosomen des 21ten Types besitzt. Kommt diese Zelle zur Befruchtung, so wächst eine Frucht heran, welche 3 Chromosomen vom 21ten Typ aufweist.

Der zeitliche Rahmen, in dem der Meiosevorgang erfolgt, beginnt für die weiblichen Keimzellen bereits während des fötalen Lebens des Mädchens. Vor der ersten meiotischen Zellteilung wird dieser Prozeß bei den Mädchen für viele Jahre gestoppt, um dann mit dem monatlichen Eisprung bei der Frau, wieder reaktiviert zu werden; d.h. ein Ei, das bei einer Frau im Alter von 40 Jahren befruchtet wird, entspringt einer Zellteilung, deren Prozeß um 20 Jahre verschoben ist, bzw. 20 Jahre länger gedauert hat als der jenes Eis, das bei dieser Frau im Alter von 20 Jahren befruchtet wurde. Dieser zeitliche Verlauf trifft in der Spermatogenesis, der Bildung von männlichen Keimzellen, nicht zu. Hier werden die Keimzellen, die Spermien, kontinuierlich während des ganzen Lebens produziert, d.h. die Keimzelle eines jungen Mannes stammt aus einem meiotischen Prozeß, welcher genau so alt ist wie bei Keimzellen, die von einem älteren Mann stammen.

b) Fehlermöglichkeiten beim Prozeß der Keimzellteilung

Wichtig ist zu betonen, daß es während der meiotischen Vorgänge zu Fehlern bei der Teilung des 21ten Chromosomenpaares kommen kann, und dies in den weiblichen wie auch den männlichen Keimzellen. Das heißt, eine Trisomie 21 kann bedingt sein durch eine fehlerhafte Chromsomenteilung während der Spermatogenesis beim Mann. Dies trifft bei circa 20% bis 25% der Fälle mit Mongolismus zu (Wagenbichler u.a., 1976). Die restlichen 75% bis 80% der Fälle von Mongolismus sind auf fehlerhafte Trennungen der Chromosomen während der Oogenesis bei der Frau zurückzuführen. Daß fehlerhafte Trennungen der Chromosomen überdurchschnittlich häufig bei Frauen vorkommen, kann durch den zeitlich verschobenen Ablauf in der Oogenesis erklärt werden.

c) Alter der Mutter

Es sei in diesem Zusammenhang lediglich der hormonelle Aspekt erwähnt, welcher den monatlichen Eisprung reguliert, d.h. die Reaktivierung des Zellteilungsprozeßes mitsteuert. Weiter ist bekannt, daß mit zunehmendem Alter der Frau die hormonelle Balance des Monatszyklus zunehmend gestört wird, was vermutlich mit Auswirkungen auf die Fortsetzung des Zellteilungsprozesses einhergeht. Die Vermutung einer derart ablaufenden Wirkungskette wird durch die schon länger bekannte Beobachtung untermauert, daß die Wahrscheinlichkeit, ein mongoloides Kind zu gebären, mit zunehmendem Alter der Frau zum Zeitpunkt der Schwangerschaft ebenfalls zunimmt. So gibt

Hook (1983) an, daß bei einem mütterlichen Alter von 20 Jahren die Wahrscheinlichkeit der Geburt eines Kindes mit Down Syndrom 1 auf 1000 lebend Geborene ist. Diese steigt bei einem mütterlichen Alter von 35 von 1 auf 500, und im Alter von 40 Jahren von 1 auf 105. Ist die Mutter 45 Jahre alt, so ist mit einer Wahrscheinlichkeit von einem mongoloiden Kind auf 27 lebend Geborene zu rechnen.

d) Alter der Großmutter mütterlicherseits

Neuerdings wird auch das Alter der Großmutter bei der Geburt der Mutter in diese Diskussion einbezogen. Aagesen u.a. (1984) konnten nachweisen, daß unabhängig vom Alter der Mutter bei der Geburt des Kindes das Alter der Großmutter zum Zeitpunkt der Geburt der Mutter ein Risikofaktor für die Geburt eines mongoloiden Enkelkindes darstellt. Die Autoren sehen hierin einen Nachweis für die Möglichkeit eines ersten meiotischen Fehlers bei der Oogenese der Mutter.

e) Alter des Vaters

Über den Einfluß des Alters des Mannes bei der Enstehung der Trisonie 21 können, im Gegensatz zu den Untersuchungen, welche den mütterlichen Alterseffekt zum Gegenstand hatten, widersprüchliche Ergebnisse angeführt werden. So ergaben die Untersuchungen von Erickson (1978), Roth u.a. (1983) und Van Dyke u.a. (1987) keine Anhaltspunkte für einen Alterseffekt bei Vätern von mongoloiden Kindern. Demgegenüber liefern die Arbeiten von Stene und Stene (1978) und Matsunaga u.a. (1978) Ergebnisse, aus welchen hervorgeht, daß sehr wohl das Alter des Vaters bei der Geburt eines mongoloiden Kindes von Bedeutung sein könnte. Beide Studien berichten, nachdem das mütterliche Alter rechnerisch angeglichen wurde, von einem 2fach höheren Risiko bei Männern, die über 55 Jahre alt sind. Bei Männer unter diesem Alter wurde kein Alterseffekt erwähnt.

Die Widersprüche zwischen den Studien zum Einfluß des männlichen Alters für die Geburt eines mongoloiden Kindes, können einerseits auf unterschiedliche Ansätze, die bei der Bestimmung des Alterseffektes in den Studien verwendet wurden, als auch auf die in den Untersuchungen zur Anwendung gelangten verschiedenartigen statistischen Auswertungsmethoden sowie den unterschiedlichen Grenzsetzungen bei der Definition der Altersklassen zurückgeführt werden. Eines erscheint aber unwidersprochen, daß, falls ein Alterseffekt väterlicherseits besteht, dieser gegenüber dem mütterlichen Alterseffekt sehr gering ist. Hooks Kompromiß (Hook, 1982) lautet, daß für jedes väterliche Jahr, ab dem 55ten Lebensjahr, die Risikowahrscheinlichkeit für die Geburt eines mongoloiden Kindes um 1% erhöht werden soll, und dies unabhängig vom Alter der Mutter.

f) Weitere Noxen für die Keimzellteilung

Neben den natürlichen alters-hormonellen Aspekten, die zur Erklärung des mütterlichen Ursprungs der Trisomie 21 angeführt wurden, sind noch weitere Aspekte, welche diesen langjährigen Meioseprozeß beeinflussen können, anzuführen. So werden zur Zeit der Einfluß der künstlichen Hormone, namentlich der Antikonzeptiva, wie aber auch der spezifischer Umweltnoxen, z.b. radioaktive Belastungen, als Fehlerquellen beim Prozeß der Keimzellteilung diskutiert.

2.3. Arten von Trisomie 21

Bei der Trisomie 21 können vom Ursprung und der Form her drei verschiedene Arten der Chromosomenaberration unterschieden werden.

a) Non-Disjunction-Trisomie

Die Art der Trisomie, zu der 95% der Personen mit Down Syndrom zuzuordnen sind, wird „Non-Disjunction-Trisomie" bzw. „freie Trisomie" bezeichnet. Sie entspricht dem Mechanismus, der weiter oben bei der Meiose besprochen worden ist.

b) Translokations-Trisomie

Als nächsthäufige Art finden wir die sogenannte Translokations-Trisomie. Sie kann 3% bis 4% der Fälle mit Mongolismus erklären und kommt dadurch zustande, daß der lange Arm des 21. Chromosoms sich an ein anderes Chromosom verlagert hat, so daß in dieser Keimzelle ein volles Chromosom 21 und zusätzlich der lange Arm des 21. Chromosoms vorhanden sind. Bei der Befruchtung einer solcher Zelle entsteht dabei das volle klinische Bild des Mongolismus. Diese From des Mongolismus unterliegt gewissen erbgenetischen Gesetzmäßigkeiten. Es kann heute gesagt werden, daß nur circa 3% bis 4% der Fälle mit Down Syndrom auf eine Erbanlage mütterlicher- oder väterlicherseits zurückzuführen sind. In diesen Fällen sind humangenetische Beratungen für die Eltern indiziert.

c) Mosaik-Trisomie

Die dritte Art, die Mosaik-Trisomie, kommt in den restlichen 1% bis 2% der Mongoloiden vor. Sie ist zurückzuführen auf einen Fehler, der in der zweiten oder weiteren Zellteilung erfolgt. Hier ist dann nur ein Teil der Zellen von trisomen Chromosomensätzen betroffen, während die anderen Zellen des gleichen Gewebes normale Chromosomensätze aufzeigen (Loesch und Smith, 1976). Es kommt bei diesen Personen zu einem abgeschwächten klinischen Bild des Mongolismus. Die Personen mit Mosaik-Trisomie machen eine Vielzahl der sogenannten „leichten Mongolismusfälle" aus. Sie zeigen gegenüber den übrigen Mongoloiden deutlich höhere durchschnittliche intellektuell-kognitive Leistungen (Schulz, 1987).

2.4. Erblichkeit

Es sind uns weder Berichte noch Fälle bekannt, aus denen eindeutig hervorgeht, daß Männer mit Trisomie 21 fruchtbar wären. Dagegen ist aus einigen tragischen Fällen bekannt, daß Frauen mit Trisomie 21 schwanger wurden, wobei in der Hälfte der Fälle wieder mongoloide Kinder geboren wurden (Finley u.a., 1968; Scola, 1982).

2.5. Häufigkeit des Down Syndroms

Das Down Syndrom ist die gängigste autosomale – nicht an ein Geschlechtschromosom gebundene – Aberration, mit einer Häufigkeit von 1 auf 700 Neugeborene (Gustavson, 1964). Innerhalb der Gesamtgruppe der Personen mit geistiger Behinderung machen die Personen mit Down Syndrom, nach Berechnungen verschiedener Autoren, 15% bis 25% aus.

2.6. Morphologische Aspekte

Von den morphologisch-physischen Charakteristika sind vor allem die Auffälligkeiten am Kopf zu nennen. Der kleine Schädelumfang und der flache Hinterkopf, welche dem Schädel die besondere, brachyzephale Form geben. Die Kopfbehaarung ist dünn, das Haar an sich sehr fein. Das rundliche, flache Gesicht, in dem vor allem die flache Nase, bedingt durch eine kleine Nasenbrücke, und der Epikanthus der Augenlider auffallen. In den Augen sind häufig Gewebsveränderungen in der Iris, die sogenannten „Brushfield spots" (Brushfield, 1924), zu beobachten. Die Ohren sind klein und in der Form nicht sehr differenziert. Der Gaumen ist eng und kurz, die Zunge häufig überdurchschnittlich groß. Die Zahnstellung zeigt fast immer Auffälligkeiten, und die Zähne sind in der Regel klein. Nicht selten ist zu beobachten, daß die Zweitzähne nicht angelegt sind. Der Hals ist kurz und breit. Die obere und die untere Extremität sind kurz, wobei Finger und Hände besonders verkürzt und breit erscheinen. In der inneren Handfläche beobachtet man sehr häufig die sogenannte „Vier-Finger-Furche". Zusätzlich sind weitere Hautleistenabnormalitäten feststellbar. Bei Kindern erscheint die Haut nicht selten „zyanotisch" und wird mit zunehmendem Alter dann rauher und trockner. Die Körpergröße ist schon bei der Geburt unter dem Durchschnitt und bleibt dies auch späterhin.

2.7. Organpathologische Aspekte

Von klinisch-pathologischen Auffälligkeiten ist an erster Stelle der häufig zu beobachtende angeborene Herzfehler zu erwähnen (bei circa 15% bis 25% der Kinder mit Down Syndrom). Die Down Syndrom Kinder mit dieser Herzanomalie haben eine stark reduzierte Lebenserwartung und erreichen auch heute nur selten das erwachsene Alter.

Weiter wird berichtet, daß die akute Leukämie wesentlich häufiger vorkommen soll als in der übrigen Population. Diese Beobachtung konnten wir bei den Down Syndrom Patienten unserer Klinik nicht machen. Aus den letzten 20 Jahren ist uns aus insgesamt über 2000 Fällen mit Down Syndrom lediglich einer mit Leukämie bekannt.

Es besteht bei Personen mit Down Syndrom eine höhere Bereitschaft zu Diabetes und zu Hypothyreodismus, wie auch zu entzündlichen Erkrankungen vor allem der Atemwege. Letzteres ist aus einem generell schwächeren Immunsystem bei diesen Patienten zu erklären.

Als wesentliche neuroanatomische Abnormalitäten können das Hirngewicht, welches deutlich unter der Norm liegt (Benda, 1960), und deutlich verkleinerte Strukturen, hier insbesonders des Frontallappens, des Operculums, des Gyrus temporalis und des Zerebellums (Zellweger, 1977), angeführt werden. Weiter wird von einem stark verkleinerten anterioren Kommissurensystem bei Down Syndrom Patienten berichtet (Sylvester, 1986). Neuerdings liegen auch konkrete Anhaltspunkte vor, daß die Neuronendichte im Kortex von Down Syndrom Patienten extrem reduziert ist (Ross u.a., 1984). Und die Ergebnisse von Wisniewski u.a. (1984 a) belegen, daß es zu einem regelrechten Stop bei der Enstehung der Neuronen und der Synaptogenesis bei diesen Personen kommt. Die Bedeutung, die diese neuesten neuroanatomischen Ergebnisse im Zusammenhang mit dem neurologischen Alterungsprozeß von Personen mit Down Syndrom gewinnen können, ist zur Zeit nicht abschätzbar. Die erwähnten strukturellen neuroanatomischen Veränderungen und das geringere Hirngewicht ist im Zusammenhang mit der für mongoloide Personen typischen bradycephalen Schädelform zu sehen. Die gesamte Körpermuskulatur ist in der Regel bei mongoloiden Personen als hypoton zu bezeichnen.

2.8. Psychologische, affektive und edukative Aspekte

Die Entwicklung ist auf allen Ebenen, beginnend mit der Motorik, über die Sprachentwicklung und die intellektuell- kognitive Entwicklung sehr verlangsamt und, was besonders die letzteren zwei Aspekte betrifft, sehr reduziert. Die emotional-affektive Seite bleibt in der Regel auch auf einem sehr frühen, d.h. äußerst prekären Niveau stehen. Die Kinder, wie auch die Erwachsenen, fallen durch ihr in der Regel friedliches Gemüt auf. Sie wissen ihre große Fähigkeit als Imitationslerner meistens sozial äußerst geschickt einzusetzen. Wenn konsequent und liebevoll erzogen, können diese Kinder einen relativ großen Grad an sozialer Angepaßtheit erreichen, eine wesentliche Voraussetzung für die soziale Integration dieser Menschen.

Im Zusammenhang mit dem Wort Integration sei auf die Tatsache verwiesen, daß bezüglich der intellektuell- kognitiven Leistungen der Personen mit Down Syndrom quasi eine Normalverteilung hinsichtlich dieser Merkmale zu beobachten ist. Das heißt, obwohl das generelle intellektuelle Niveau weit unter dem Durchschnitt der Bevölkerung liegt, können in der Gruppe der Down Syndrom Patienten deutliche Fluktuationen zwischen den einzelnen Personen beobachtet werden. Es gibt manche sehr „schlechte", viele „mittelmäßige" und einige „sehr gute" Mongoloide hinsichtlich der intellektuell-kognitiven Leistungen. Für diese Variationen können nicht einzig schulische Maßnahmen verantwortlich gemacht werden. Vielmehr ist es so, daß der schulische Erfolg von Mongoloiden unter anderem in Abhängigkeit von ihrem kognitiven Leistungsniveau zu sehen ist. Das heißt, daß es unter diesem Aspekt nicht unmöglich ist, daß eine bestimmte Person mit Down Syndrom einen für sie beachtlichen Erfolg in der Grundschule erzielen kann. Erstaunlich und äußerst bedenklich erscheint vielmehr, daß, ausgehend von Einzelfällen, eine ähnliche schulische Laufbahn für alle Personen mit geistiger Behinderung angenommen wird.

2.9. Down Syndrom im Kindes- und Jugendalter

Über die Entwicklung von Kleinkindern, Kindern und Jugendlichen mit Down Syndrom, sei dies aus medizinischer, psychologischer, heilpädagogischer oder sozialer Sicht, bzw. über die spezifischen Probleme aus diesen Lebensphasen findet der interessierte Leser aufschlußreiche Informationen bei Cowie (1970), Rett (1980) und Wendler (1988). Diese beiden Arbeiten sind in deutscher Sprache verfaßt und allgemein verständlich. Als empfehlenswerte englischsprachige

Publikationen, die als weiterführende Lektüre anzusehen sind, können Gibson (1978), Pueschel und Rynders (1982) sowie Lane und Stratford (1985) angeführt werden.

2.10. Begriffsverwendung: Mongolismus versus Down Syndrom versus Trisomie 21

Abschließend sei bemerkt, daß wir es derzeit als fachlich legitim erachten, quasi ebenbürtig die drei Fachbezeichnungen für diese nosologische Einheit zu verwenden.

Der Begriff Mongolismus scheint uns der geeigneteste, um das Anliegen einer ganzheitlichen Betrachtung der Probleme dieser Personen hervorzuheben, unter besonderer Berücksichtigung ihrer Persönlichkeit und ihrer spezifischen sozialen Situation. Die Legitimation der heutigen Verwendung dieses Begriffes beruht auf der Tatsache, daß die degenerative Rassentheorie längstens widerlegt ist und in der Annahme, daß diese Theorie in fachlichen Kreisen auch überwunden ist.

Den Erstbeschreiber des klinischen Bildes anerkennend, wollen wir aber auch den Begriff Down Syndrom beibehalten wissen. Die Verwendung des Terminus Down Syndrom, er stammt aus der medizinischen Syndromlehre, erscheint besonders dann angebracht, wenn rein medizinisch–klinische Fragestellungen bzw. morphologische Beschreibungen im Vordergrund stehen.

Das Fachwort Trisomie 21, eingeführt seit dem wissenschaftlichen Nachweis des chromosomalen Aberrationsvorganges, könnte vor allem bei jenen wissenschaftlichen Fragestellungen berücksichtigt werden, deren Hauptakzente auf chromosomalen bzw. genetischen Aspekten liegen.

Nicht zuletzt könnte die Verwendung der drei Begriffe, nach den oben angeführten Überlegungen, eine Erleichterung für die Auswahl themenzentrierter Literaturbeschaffung bedeuten.

3. Populationscharakteristika bei geistig Behinderten

Die Gruppe der über dreißigjährigen Patienten mit geistiger Behinderung hat in den letzten Jahren einen markanten Zuwachs erlebt. Die Arbeit mit geistig Behinderten wurde hiermit durch völlig neue Aspekte gekennzeichnet. Die Eltern bzw. die Betreuer – Ärzte, Psychologen, Pädagogen, Physiotherapeuten, Ergotherapeuten, Erzieher, aber auch Fachleute, welche sich mit der Versorgungssituation befassen und diese zu planen haben – sehen sich mit einer Fülle von Problemen konfrontiert, auf die zu reagieren momentan nur mit improvisierten Handlungen möglich ist. Es fehlt derzeit eine umfassende empirische Dokumentation, welche es erlaubt, sinnvolle Ableitungen für die Arbeit mit älteren Personen mit geistiger Behinderung zu treffen. Die vorliegende Arbeit hat sich als Ziel gesetzt, den Altersprozeß und die dabei auftretenden medizinischen, psychologischen und sozialen Problemen, bei geistig Behinderten – hier eingeschränkt auf Patienten mit Down Syndrom – erstmals umfassend darzustellen.

Außerdem wird durch diese – zwar auf das Down Syndrom beschränkte – Arbeit aufgezeigt, mit welchem Ansatz und in welchem Umfang die geistig behinderten Patienten an dieser Klinik während drei Jahrzehnten betreut und behandelt wurden. Es erscheint uns besonders in der Behindertenarbeit von außerordentlicher Wichtigkeit, den betroffenen Personen, Patienten und Angehörigen, von einem ganzheitlichen Menschenbild her zu begegnen. Das bedeutet aber auch, daß die medizinische Arbeit nicht nur eine „rein" medizinische bleiben darf; sie muß auch eine sozialmedizinische Arbeit sein. Zudem muß die psychologische und die heilpädagogische Arbeit geleistet werden. Nicht zuletzt soll die sozialarbeiterische Tätigkeit in diesem Zusammenhang genannt sein.

Die Arbeit mit Behinderten, setzt eine Fülle von Wissen und viel praktische Erfahrung voraus. Auch wenn die Persönlichkeit des einzelnen Betreuers nicht außer Acht gelassen werden soll, ist doch zu sagen, daß diese Arbeit nur in einem kooperativen, interdisziplinären Team möglich ist. Der Handlungsrahmen für eine derart orientierte Betreuungs-, Beratungs- und Behandlungsarbeit erscheint unseres Erachtens in stationären und/oder ambulanten Institutionen bzw. mobilen Diensten realisierbar. Durch diese Organisationsformen wird eher eine größtmögliche Garantie für die fachliche Qualität und zwischenmenschliche Beziehungskontinuität in der Arbeit mit Behinderten gewährleistet. Und genau diese Kontinuität erscheint ein nicht unbedeutendes Moment für die Qualität der geleisteten Arbeit zu sein. Kontinuität bedeutet hier vor allem Schutz vor modischen, kurzlebigen und dadurch oft zweifelhaften Wellen in der Behindertenarbeit. In der Behindertenarbeit gilt es unseres Erachtens darauf zu achten, realitäts- und zielorientiert zu handeln. Die Veränderungen in der Lebenserwartung der geistig Behinderten, auf die weiter unten eingegangen wird, verlangen ohne Zweifel eine Anpassung der Ziele in der Arbeit mit geistig Behinderten. Es gilt heute, diese Menschen im Hinblick auf ein Erwachsenenleben bzw. ein Leben im dritten Alter zu führen, zu fördern bzw. heilpädagogisch zu betreuen. Besonders fehl am Platz sind in diesem Zusammenhang hoffnungserweckende Ansätze, welche an der Realität des geistig Behinderten vorbeischauen und die meistens in den zu erwartenden, oft dramatisch verlaufenden Enttäuschungen der Betroffenen enden.

Vorweg wollen wir auf zwei Aspekte aus dem Bereich der geistigen Behinderung näher eingehen. Einerseits ist auf die Begriffsbestimmung von geistiger Behinderung und andererseits auf epidemiologische Betrachtungen in der demographischen Entwicklung für die Gruppe der Personen mit geistiger Behinderung hinzuweisen.

3.1. Definition

Trotz mannigfaltiger Einwände, die gegen die verschiedenartigsten Definitionsversuche von geistiger Behinderung angeführt werden können, erachten wir die Berücksichtigung einer solchen für wissenschaftliches Arbeiten nicht nur aus methodischen Gründen als unbedingt erforderlich. Sie liefert auch die – für die Nachvollziehbarkeit der Arbeit nötige – Transparenz. Geistig behindert zu sein, bedeutet nichts anderes, als zu einem bestimmten Zeitpunkt unter dem „Niveau" seiner nach dem chronologischen Alter vergleichbaren Gruppe zu funktionieren, wobei mit „Niveau" in der Regel das Niveau der kognitiv-geistigen Kompetenzen gemeint ist. Für sich allein betrachtet, sagt der Begriff geistige Behinderung weder etwas über die biologische Ursache der Behinderung, noch etwas über die zukünftig zu erwartenden Entwicklungstendenzen der betreffenden Person aus. Deshalb erscheint es empfehlenswert, in jeglichen Arbeiten, die sich mit Personen mit geistiger Behinderung befassen, den biologischen Zusammenhang zur geistigen Behinderung, soweit es der derzeitige Wissensstand erlaubt, für die Personengruppe zu spezifizieren.

Laut Weltgesundheitsorganisation (WHO, 1985) soll von geistiger Behinderung dann die Rede sein, wenn folgende zwei Bedingungen gleichzeitig erfüllt sind:

– erstens muß das Intelligenzniveau der betreffenden Person, gemessen mit herkömmlichen Intelligenztests, deutlich unter dem Mittelwert der Norm liegen. Als Grenzwert für diese Bestimmung wird eine Abweichung von zwei Standardabweichungen vom Mittelwert empfohlen (Zigler, Balla und Hodapp, 1984)

– zweitens muß diese Person auch merklich herabgesetzte Fähigkeiten in der Anpassung an die Alltagsanforderungen der sozialen Umwelt zeigen. Dieses Anpassungsniveau wird mit adaptiven Verhaltensskalen (Fogelman, 1975) bestimmt.

Nach dem DSM–III (1982) muß zusätzlich das Kriterium erfüllt sein, daß diese zwei Bedingungen vor dem achtzehnten Lebensjahr der Person auftreten.

Ergänzend zu der Begriffbestimmung von geistiger Behinderung durch diese drei Bedingungen, soll in einer Definition darüberhinaus auch noch festgehalten sein, daß diese Verhaltensmuster zu unterschiedlichen Beobachtungszeitpunkten, für die Periode vor dem 18ten Lebensjahr, ähnliche Ausprägungsgrade aufweisen müssen.

– Psychologische Kriterien in der Definition

Nach Einigung auf eine, wenn auch grobe, Definition des Begriffes geistige Behinderung ist man außerdem bemüht, der doch großen Variationsbreite in den kognitiven Leistungen dieser Gruppe gerecht zu werden. Die hier vorfindbaren Klassifikationen und Bezeichnungen der Untergruppen sind epochenabhängig, und nicht selten ist in der Fachliteratur vorzufinden, daß die Begriffe der verschiedenen Klassifikationssysteme untereinander vermischt zur Anwendung kommt. Hierdurch verliert nicht nur die fachliche Kommunikation an Klarheit, sondern auch für den Laien entsteht dadurch ein beträchtliches Maß an Verwirrung. Das aktuellste Unterteilungssystem zur geistigen Behinderung stammt von Grossman (1983). Es wird unterschieden in:

– Retardierung   (IQ: 61 – 70)
– leichte geistige Behinderung   (IQ: 51 – 60)
– mittlere geistige Behinderung   (IQ: 36 – 50)
– schwere geistige Behinderung   (IQ: 21 – 35)
– sehr schwere geistige Behinderung (IQ: < 21)

Die Intelligenzquotient Angaben (IQ-Angaben) beziehen sich auf den Stanford Binet Test.

– Medizinische Kriterien in der Definition

Die Einteilung der Schwergrade der geistigen Behinderung nach psychologischen Gesichtspunkten ist heute in der Fachwelt generell anerkannt. Es mag den nicht so Fachkundigen doch etwas erstaunen, wieso keine medizinischen Kriterien zur Defintion von geistiger Behinderung berücksichtigt werden. Von medizinischer Seite ist hier zu bemerken, daß exakte und diagnostisch verwertbare Kriterien und Anhaltspunkte zur Bestimmung von geistiger Behinderung bloß bei spezifischen Syndromen, wie z.b. beim Down Syndrom, vorhanden sind. Die Mehrzahl der Personen mit geistiger Behinderung sind als solche unmittelbar nach der Geburt nicht diagnostizierbar. Bei wenigen Neugeborenen, z.b. solchen mit Down Syndrom, liegt Klarheit vor, bei einigen kann, aufgrund bestimmter Indizien, ein Verdacht aufkommen, selten aber besteht absolute Gewißheit über eine etwaige geistige Behinderung. Es erweist sich auch in vielen Fällen während der ersten Lebensjahre in der Entwicklung des Kindes als problematisch, Entwicklungsverzögerungen und Entwicklungsrückstände von echten, nicht mehr durch die Plastizitätsfunktionen der reifenden Gehirnstrukturen aufholbaren, Defiziten und Defekten in motorischen, kognitiven und Verhaltensbereichen von einander abzugrenzen.

Die zur ätiologischen Klärung einer geistigen Behinderung beitragenden somatischen Aspekte können von einem klar nachweisbaren chromosomalen oder genetischen Faktor, über ein hirntraumatisches Ereignis, welches zu irgendeinem Zeitpunkt in der Kindheit datiert werden kann, über nachweisbare biochemische und metabolische Störungen, bis hin zu einem scheinbar spontan, ohne nachweisbaren medizinschen Anhaltspunkt, in der Kindheit beginnenden Hirnabbauprozeß, reichen. Die für das Zustandekommen einer geistigen Behinderung als verantwortlich angesehenen somatisch-medizinischen Faktoren sind von einer derartigen Vielfalt, welche darüberhinaus nicht selten mit einer relativen Unbestimmtheit einhergehen, daß die Erstellung einer befriedigenden medizinischen Definition nicht möglich ist (vergleiche hierzu Nagler, 1967). Die Präsenz einer geistigen Behinderung ist allein durch den Nachweis der somatisch-medizinischen Faktoren nicht gegeben, und somit reichen diese Faktoren auch nicht für eine Ursachen- orientierte Definition aus.

Gleiches gilt auch für eine auf somatisch-medizinischen Aspekten aufbauenden Klassifikation der Schweregrade innerhalb der Formen von geistiger Behinderung. Sowohl die ätiologische Definition als auch die Klassifikation der Schweregrade nach somatisch-medizinischen Gesichtspunkten suggerieren Zusammenhänge, welche als mehr oder weniger naheliegend bezeichnet werden können.

Die sozialen Aspekte, welche mit der Verwendung des Begriffes „Behinderung" verbunden sind, beziehen sich vor allem auf die Ansicht, daß Behinderung als eine kontinuierliche Störung der zwischenmenschlichen Interaktion gesehen werden kann, welche zu generellen Störungen in der Beziehung zwischen dem betroffenen Menschen, dem sogenannten „Behinderten", und seiner Umwelt führen kann (Brackhane, 1984).

Bei Personen mit geistiger Behinderung zeigt sich, daß sie ein Leben lang, auch wenn sie in einer sogenannten „integrativen" Umwelt leben, was in vielen Fällen durchaus anstrebsam sein mag, in einem doch relativ hohen Ausmaß auf die Unterstützung, Flankierung und Betreuung von Drittpersonen angewiesen sind. Inwiefern aber in diesem Falle generell von gestörter Interaktion gesprochen werden kann, bleibt fraglich. Klar ist, daß es sich bei dieser Interaktion um eine spezielle Art der möglichen zwischenmenschlichen Beziehungen handelt, welche sehr viel Verantwortungs-, Pflicht- und Rechtgefühl in dem Menschen voraussetzt, der als Interaktionspartner dem Menschen mit geistiger Behinderung gegenüber steht. Und insofern das Taktgefühl und das genannte Verantwortungsbewußtsein jener Personen, die dem geistig behinderten Menschen gegenüber stehen, nicht annähernd gegeben ist, kommt es zwangsläufig zu einer gestörten Interaktion. Die Übernahme dieser Verantwortung kann nur auf der Basis eines breiten behindertenspezifischem Wissens erfolgen. In diesem Sinne kommt dem sozialen Aspekt in der Definition eine besondere Bedeutung zu.

Daß soziale Faktoren, wie ökonomische Situation der Familie, Bildungsniveau der Eltern und ethnische Herkunft der Familie, als bedeutende Determinanten für den Ausprägungsgrad der Auffälligkeiten in den verschiedensten Behinderungsarten angesehen werden können, ja in manchen Fällen sogar als deren verursachendes Moment anzunehemen sind, wie bei der sozial-emotioanlen Behinderung im Kindesalter, ist weitgehend bekannt (Rett und Seidler, 1982). Die Bedeutung dieser Faktoren gilt als unbestritten in der Entwicklung von Personen mit Down Syndrom. Doch auch die unvorstellbar günstigsten sozialen Bedingungen werden die Defizite, welche im Zusammenhang mit der biologischen Ausstattung der Personen mit Down Syndrom stehen, nie übertönen können.

3.2. Epidemiologie und Lebenserwartung

In den entwickelten Ländern kann für die Gesamtpopulation davon ausgegangen werden, daß auf 1000 Personen 5 Personen mit geistiger

Behinderung kommen, sofern man sich zur Begriffsbestimmung von geisitger Behinderung auf die oben angeführte Definition bezieht. In der Gruppe der geistig Behinderten, welche somit 0,5% der Gesamtbevölkerung ausmacht, sind die Personen mit Down Syndrom zu 15 bis 25 % vertreten.

– *Demographische Daten zur Gruppe der geistig Behinderten*

Die Lage der Demographie für die Personengruppe der geistig Behinderten ist derzeit durch eine besondere Dynamik gekennzeichnet, in der folgende zwei Aspekte auffallen:

a) weniger Kinder mit geistiger Behinderung

Es werden heute weit weniger Kinder mit geistiger Behinderung geboren bzw. weniger Kinder entwickeln eine geistige Behinderung. Entfielen in der Zeitspanne von 1959 bis 1962 noch 5,3 geistig Behinderte auf 1000 lebend geborene Kinder, so konnten zehn Jahre später für ein gleiches zeitliches Beobachtungsintervall bloß noch 3,1 auf 1000 lebend Geborene registriert werden (Gustavson u.a., 1977).

Dieser Rückgang ist einerseits auf die Entwicklung und den breiten Einsatz moderner pränataler Diagnosemethoden (Ultraschalluntersuchung, Amniozentese und Chorionbiopsie) zurückzuführen, welche schon innerhalb der ersten Schwangerschaftsmonate zur Anwendung kommen können und auf die, bei positivem Befund, eine entsprechende vorsichtige, mit viel Taktgefühl zu führende informative Beratung erfolgen kann. Andererseits sind aber auch jene medizinischen Fortschritte in diesem Zusammenhang zu erwähnen, welche für den Geburtsvorgang an sich erzielt worden sind (Kiely u.a., 1981), bzw. die zur breiten Anwendung kommenden spezifischen Screeningverfahren (z.B. zur frühzeitigen Diagnose der Phenylketonurie, einer enzymatischen Störung mit der Folge einer geistigen Behinderung bei nicht erfolgender frühzeitiger Behandlung).

b) unveränderte Anzahl von geistig Behinderten für die Gesamtpopulation

Der zweite Aspekt, der bei der Betrachtung der aktuellen epidemiologischen Daten zur geistigen Behinderung als deutlich verändert auffällt, ist, daß trotz des zu beobachtenden Rückganges bei den neu dazukommenden Personen mit geistiger Behinderung, wie schon eben weiter oben angeführt, weiterhin 5 geistig Behinderte auf 1000 Personen in der Gesamtbevölkerung gezählt werden können.

Eine sinkende Inzidenzzahl für Personen mit geistiger Behinderung, bei gleichzeitig stagnierender Prävalenz derselben, weist auf das Älterwerden dieser Patientengruppe hin.

– Lebenserwartung bei Personen mit geistiger Behinderung

Tatsächlich stieg die durchschnittliche Lebenserwartung für die Personengruppe mit geistiger Behinderung in den entwickelten Ländern im Zeitraum von 1930 bis 1980 exponentiell. Für die Gesamtbevölkerung dagegen war diese Zunahme der durchschnittlichen Lebenserwartung „bloß" linear. Im Jahre 1929 betrug die Lebenserwartung für Personen mit Down Syndrom knappe 9 Jahre (Penrose, 1949). Aus einer Studie, durchgeführt in England, berichten Carter und Jancar (1983), daß die durchschnittliche Lebenserwartung für Männer mit geistiger Behinderung im Jahre 1930 bei 19,9 Jahren lag. Dagegen konnte 1980 eine durchschnittliche Lebenserwartung von 58,3 Jahren für diese Personengruppe festgestellt werden. Erreichten Frauen mit geistiger Behinderung 1930 eine durchschnittliche Lebenserwartung von 22,0 Jahren, so konnten sie 1980 mit durchschnittlich 59,8 Lebensjahren rechnen. Diese Zahlen sprechen eindeutig für sich.

Durch die in Schweden praktizierte zentrale Registrierung aller geistig Behinderten können aus diesem Land genaue Angaben zur Verschiebung in der Altersverteilung von geistig Behinderten zitiert werden. So berichtet Wallner (1984), daß es weniger Kinder und Jugendliche mit geistiger Behinderung gibt, dagegen sind mehr erwachsene und mehr alte Personen mit geistiger Behinderung zu beobachten (siehe Tabelle 1). Die Unterschiede in diesen Beobachtungen sind statistisch signifikant. Der Landesdurchschnittswert von geistig Behinderten im Vergleich zu der Gesamtpopulation, die 8 Millionen umfaßt, ist aber zu den zwei Zeitpunkten unverändert geblieben.

Tabelle 1: Anzahl der geistig Behinderten in Schweden nach Altersklassen zu zwei Zeitpunkten

Altersklassen	Beobachtungsjahr	
	1973 N	1982 N
0 – 21	14.145	12.520
22 – 64	19.292	21.273
> 65	1.745	2.000

Betrachtet man innerhalb der Population der Personen mit geistiger Behinderung die durchschnittliche Lebenserwartung nur in Bezug auf die Gruppe der Personen mit Down Syndrom, so kann auch hier ein deutlicher Anstieg während der letzten Jahrzehnte festgestellt werden. Dabei liegt die Lebenserwartung aber unter dem Durchschnitt, welcher für die Gesamtpopulation der geistig Behinderten angegeben wurde. Die Angaben von Richards und Siddiqui (1980) sind mittlerweile schon zehn Jahre alt, aber aus ihnen ist der bis heute anhaltende Trend einer Zunahme der durchschnittlichen Lebenserwartung für Personen mit Down Syndrom deutlich ersichtlich. Erreichten Männer mit Down Syndrom 1968 ein durchschnittliches Alter von 30,4 Jahren, so wurden sie 1978 schon durchschnittliche 39,8 Jahre alt. Frauen mit Down Syndrom dagegen hatten 1968 eine Lebenserwartung von 28,6 Jahren, konnten aber zehn Jahre später 37,6 Jahre als mittlere Lebenserwartung aufweisen. Aus diesen Angaben geht hervor, daß Männer mit Down Syndrom eine etwas höhere durchschnittliche Lebenserwartung besitzen als Frauen mit dem gleichen klinischen Bild. Dies steht im Gegensatz zu dem sonst zu beobachtenden durchschnittlich erreichbarem Lebensalter zwischen den Geschlechtern. Interessant ist weiterhin die Veränderung des Anteiles der über fünfzigjährigen Personen mit Down Syndrom in diesen zehn Jahren. Bei den Männern machte der Anteil der über fünfzigjährigen 1968 4,3% aus, bei Frauen lag der Anteil zu dem Zeitpunkt bei 6,1%. Zehn Jahre später, 1978, war der Anteil der über fünfzigjährigen Männer auf 14,7% gestiegen, der von den Frauen erreichte sogar 23,1%. Weiter wird berichtet, daß einige Personen mit Down Syndrom bis sechzig, ja sogar bis siebzig Jahre alt werden können (Smith, 1975). Thase (1982a) führt für Personen mit Down Syndrom eine mittlere Lebenserwartung von 35 Jahren an und meint, daß die Sterblichkeitsrate generell um das Fünffache höher liegt im Vergleich zur Allgemeinpopulation.

In der gleichen Studie, die in England durchgeführt wurde, werden zusätzlich auch noch Angaben zur Sterberate für Personen mit Down Syndrom aus den Jahren 1963 bis 1978 angeführt, welche in Tabelle 2 dargestellt sind.

Die Überlebensrate für Personen mit Down Syndrom beträgt laut Dupont u.a. (1986) für 10jährige Kinder 85 %. Die Todesursache der Mehrzahl vor dem 10. Lebensjahr verstorbenen Kinder mit Down Syndrom steht im Zusammenhang mit dem angeborenen Herzfehler und weiteren schwerwiegenden klinischen Auffälligkeiten während der Entwicklung in der Kindheit, wie z.B.: längerfristige künstliche Ernährung, Immobilität und Anfälle (Eyman u.a., 1988). Bis zum 50. Lebensjahr wird die Überlebensrate mit 80 % angegeben. Die Überle-

Tabelle 2: Sterberate für Personen mit Down Syndrom zwischen den Jahren 1963 und 1978.

Altersklasse (Alter)	Sterberate pro Altersklasse je auf 1000 Personen mit Down Syndrom	
	Männer	Frauen
5 – 9	–	–
10 – 19	11,2	7,5
20 – 29	5,3	17,5
30 – 39	6,2	21,2
40 – 49	20,0	43,2
50 – 59	62,5	27,5
> 60	250,0	150,0

(Quelle: in Anlehnung an Richards und Siddqui 1980, S.103)

bensrate liegt um durchschnittlich 20 % niedriger wenn die Personen ab ihrer Kindheit in einem Heim leben. Aus den Lebenstabellen von Oster u.a. (1975), in welchen die Sterblichkeitsraten beim Down Syndrom berichtet werden, wird ertsmals der Trend zur größeren Lebenserwartung für diese Personengruppe angedeutet.

3.3. Veränderte Lebenserwartung

Als Gründe für diesen bedeutenden Anstieg in der durchschnittlichen Lebenserwartung für Personen mit geistiger Behinderung können die Fortschritte in den medizinischen Interventions- und Therapiemöglichkeiten der letzten Jahrzehnte angeführt werden; hier ist insbesonders an die Antibiotika-Therapien zu denken, durch die endzündliche Prozesse schnell unter Kontrolle gebracht werden können, an deren Konsequenzen (z.B. Lungenentzündung), früher viele Personen mit geistiger Behinderung, hier insbesonders Patienten mit Down Syndrom, in jungen Jahren gestorben sind.

Aber auch die gut eingeführten, weit verbreiteten und vor allem richtig verstandenen heilpädagogischen Verfahren sowie die psychologischen Erkenntnisse, hier insbesonders das heutige Wissen über den psychomotorischen und intellektuell- kognitiven Entwicklungsverlauf bzw. die Förderung dieser Funktionen ab der frühen Kindheit für Personen mit geistiger Behinderung, haben sicherlich ihren Beitrag zur Altersverschiebung in dieser Population beigetragen (Fryers, 1986).

Den Bedürfnissen von älteren Menschen mit geistiger Behinderung wird aber heute noch wenig Aufmerksamkeit geschenkt. Der Verlauf des Alterungsprozeßes ist in der Fachliteratur wie gesagt kaum beschrieben. Somit fehlt es auch an empirisch fundierten Richtlinien, die die Voraussetzung für eine angemessene, fachliche Betreuung älterer Menschen mit geistiger Behinderung sind (Rett und Seidler, 1981 a).

Daß es sich beim Altersprozeß von Personen mit geistiger Behinderung um einen vom Erscheinungsbild her meistens deutlich unterschiedlichen Verlauf handelt, im Vergleich zu geistig nicht Behinderten Menschen, geht schon aus der vom klinischen Praktiker her formulierten Beschreibung mit „Altern im Zeitraffer-Tempo" (Rett, 1982) für Erwachsene mit geistiger Behinderung hervor. Trifft letzteres Zitat eher auf die körperliche und verhaltensmäßige Symptomatik zu, so spricht aus der Formulierung „gestorben mit 20, begraben mit 60" (Rett, 1984) außerdem die häufig vorzufindende triste und desolate soziale Lebenssituation für erwachsene Personen mit geistiger Behinderung.

In erster Linie geht es in dieser Untersuchung um die deskriptive Darstellung des Altersprozesses bei Personen mit Down Syndrom. Worin unterscheiden sich jüngere von älteren Personen mit geistiger Behinderung? Was wird durchschnittlich bis zu welchem Alter noch gekonnt? Wann treten einschneidende Einbrüche ein? Wo liegen dann die Grenzen? Welche Faktoren sind in diesem Zusammenhang relevant? Was können wir tun und wann ist es sinnvoll, etwas zu tun, um den Verlust an körperlichen und geistigen Funktionen so gering wie möglich zu halten, mit dem Ziel, den Grad der relativen Selbständigkeit der Personen mit Down Syndrom so lang wie möglich zu gewähren? Das sind die Probleme und die Fragen, die von praktischer Bedeutung sind und deren Lösung und Beantwortung dringend erarbeitet werden sollten, will man nicht all die bisherigen Bemühungen, welche den geistig behinderten Kindern, Jugendlichen und jungen Erwachsenen durch Förderung und Betreuung zu Gute kamen und durch die ihre heutige Situation, das fortgeschrittene und hohe Alter, bedingt ist, völlig in Frage stellen.

4. Aufbau der Untersuchung

4.1. Untersuchungsziele

Die Erforschung von Altersprozessen ist derzeit vornehmlich durch neurobiologische (vergleiche McGeer, 1979) und molekulargenetische Ansätze (Watkins u.a., 1987) gekennzeichnet. Diese Arbeiten sind als Beiträge zur Grundlagenforschung des Altersprozesses anzusehen. Sie beziehen sich zum Teil auf faszinierende Theorien, die, wenn sie erfolgreich sind, vielversprechende Möglichkeiten für Interventionen im fortgeschrittenen Alter mit sich bringen, und aus denen auch therapeutische Techniken abgeleitet werden könnten, welche gewissen genetisch bedingten Erkrankungen zu Gute kämen.

Ziel der Grundlagenforschung auf diesem Gebiet ist vornehmlich die Bestimmung des Alterungsprozesses und hierbei insbesonders die Abklärung der möglichen Ätiologiefaktoren bei den verschiedenen Demenzformen. In jüngster Zeit erschienen auch Arbeiten, in denen bei Fragen zur Erforschung des pathologischen Alterungsprozesses Brücken zu bestimmten Formen der geistigen Behinderung, hier insbesonders zum Down Syndrom (Tanzi u.a., 1987), geschlagen wurden. Der Wert dieser Arbeiten ist von wesentlicher Bedeutung für die weitere medizinische Entwicklung auf dem Gebiet der Gerontologie. Diese Resultate können aber wenig zur Problemlösung in der heutigen Alltagspraxis beitragen.

Die vorliegenden Untersuchungen möchten als empirischer Bericht aus unserer beruflichen Alltagspraxis bei Personen mit geistiger Behinderng verstanden werden und haben als Ziel, einerseits unsere Arbeit zusammenfassend zu dokumentieren und somit überprüfbar und offen für konstruktive Kritik zu machen, und andererseits Beiträge zur Beantwortung der Frage, „wie altern Personen mit Down Syndrom", zu liefern. Aus der „Wie"-Frage lassen sich nun zu den unterschiedlichen Untersuchungsbereichen Kennwerte zu den verschiedenen Altersgruppen anführen, welche von bestimmtem Interesse für Fachleute sein könnten, denn die an einer Person beobachteten individuellen Werte können dann mit den Kennwerten der entsprechenden Altersgruppe verglichen werden. Sich auf dieser Grundlage orientierend, kann für den Praktiker eine wertvolle und entscheidende Flanke bedeuten. Sie kann ihm nützlich sein sowohl bei der Entscheidungsfindung von etwaigen Behandlungszielen bzw. im Zusammenhang mit bevorstehenden Veränderungen im sozialen Netzsystem des Behinderten, als auch in der Beratungsarbeit der Angehörigen bzw. der betreuenden Personen. Die Praxisarbeit könnte somit sorgfältiger, da kundiger, durchgeführt werden.

Als Untersuchungsinstrumente dienten in den verschiedenen Bereichen fast ausschließlich Methoden, die heute auf ihren jeweiligen Gebieten weite Verbreitung gefunden haben. Das heißt, es handelt sich hierbei um Routineuntersuchungen, welche in fast jeder interdisziplinär arbeitenden Klinik erfolgen könnten, vorausgesetzt, das Personal ist versiert im Umgang mit geistig behinderten Menschen. Von ihrem Ansatz her ist unsere Arbeit vergleichbar mit der Publikation von Katzman und Terry (1983); inhaltlich bezogen sich diese Autoren, im Unterschied zu unserer Arbeit, auf den Alterungsprozeß von Personen, die nicht geistig behindert waren.

Die Beantwortung der Fragen nach dem „Wie", durch die aus den eben erwähnten Gründen Teile einer sogenannten „Alterskunde" mongoloider Menschen abgeleitet werden könnte, führt zu einer Fülle von Fragen die mit „Warum" beginnen. Die Beantwortung dieser Fragen, die dann eigentlich erst zur „Alterslehre" von mongoloiden Personen führen würde, setzt aber Untersuchungsmethoden und Untersuchungsdesigns voraus, die unter den gegebenen Bedingungen kaum hätten realisiert werden können, ja auch nicht erwünscht waren. In diesem Zusammenhang sei nur auf die Problematik von experimentellen Arbeiten bei geistig Behinderten verwiesen, die die wichtigste Methode ist, um Wirkungszusammenhänge im Zusammenhang mit Alterungsprozessen kontrolliert zu erforschen. Ein Großteil der Kausalfragen im Zusammenhang mit dem Alterungsprozeß dürfte auch trotz Verwendung von hochentwickelten und spezialisierten Forschungsmethoden derzeit als nicht beantwortbar angesehen werden.

Ein weiteres Ziel der Arbeit ist es, an jenen Stellen des Berichtes, in denen kritische Themen besprochen bzw. Ergebnisse zu sozialmedizinisch und psychologisch sensiblen Bereichen vorgestellt werden, Stellungnahmen abzugeben. Die persönliche Grundhaltung mit ihren Wertvorstellunge bestimmt doch einschneidend die Arbeitsziele und den Arbeitsstil im Behindertenbereich. Diese Grundhaltung kann folglich in einer empirischen Arbeit zu diesem Thema nicht ausgeblendet werden. Es ist uns dabei völlig klar, daß dies zum Teil Stellungnahmen sind, die nicht in einem wissenschaftlichen Sinne, d.h. in einer objektiv nachvollziehbaren Schlußweise, erfolgt sind, die wir aber für durchaus legitim erachten.

4.2. Untersuchungsbereiche

Die in dieser Studie durchgeführten empirischen Untersuchungen beinhalten sowohl eine klinisch-medizinische als auch eine psychologische und eine sozialanamnestische Ebene. Jede dieser drei Ebenen gliedert sich in bestimmte, von einander unabhängige, Bereiche auf, welche in Tabelle 3 angeführt sind.

Tabelle 3: Untersuchungsbereiche unterteilt nach den drei Untersuchungsebenen.

1) Klinisch-Medizinische Ebene

 - Medizinische Anamnese
 - Neurologischer Status
 - Chromosomenanalyse
 - Serologische Untersuchung
 - Harnuntersuchung
 - Elektroenzephalographische Untersuchung (EEG)
 - Audiologische Untersuchung
 - Ophthalmologische Untersuchung

2) Psychologische Ebene

 - Psychomotorische Untersuchungen
 - Intellektuell-kognitive Untersuchung
 - Psychopathologische Bestimmung

3) Sozialanamnestische Ebene

 - Sozialanamnese
 - Strukturiertes Familieninterview
 - Expertenbeurteilung

Die Präsentation der Ergebnisse aus den Untersuchungsebenen und ihren respektiven Untersuchungsbereichen hält sich nicht in allen Teilen an die Reihenfolge der in Tabelle 3 präsentierten Gliederung. Wo es sich als angebracht erweist, werden Ergebnisse aus bestimmten Bereichen gleichzeitig dargestellt oder aber es werden Verweise zwischen den Kapiteln angeführt. Die Ergebnisse aus dem sozialanamnestischen Teil, welche zur genaueren Beschreibung der Stichprobe dienen, sind den übrigen Ergebnissen vorangestellt.

4.3. Untersuchungsdesign

Als Untersuchungsdesign diente das Modell der klassischen Querschnittuntersuchung. Die Querschnittmethode vergleicht Altersgruppen zu einem bestimmten Zeitpunkt nach bestimmten Merkmalsausprägungen. Der Vorteil dieser Methode ist, daß in relativ kurzer Zeit die Zusammenstellung der gewünschten Größe der zu untersuchenden Gruppe erfolgen kann und dementsprechend eine raschere Verwertung der Ergebnisse möglich ist. Aus den Ergebnissen können Aussagen zu den beobachteten Unterschieden zwischenden Altersklassen getroffen werden. Der Nachteil dieser Methode ist, daß sogenannte Jahrgangseffekte (Kohorteneffekte) in den Daten enthalten sein können. Das heißt, daß eventuell aufgrund der unterschiedlichen Geburtsjahrgänge der Gruppen Unterschiede in bestimmten Merkmalen zwischen den Altersgruppen in Kauf genommen werden müssen; anders ausgedrückt, daß Unterschiede in einem Merkmal zwischen zwei Altersklassen nicht auf das verschieden hohe Alter zurückgeführt werden können, sondern daß hierfür auch die Jahrgangseffekte (z.B.: ab einem gewissen Jahrgang wurde eine neue Schulform für geistig Behinderte eingeführt, welche spezifische Auswirkungen auf bestimmte Fähigkeiten haben könnte) für die Interpretation berücksichtigt werden können und sollen. In den beobachteten Unterschieden ist das Ausmaß, welches durch Kohorteneffekte bedingt ist, nicht bestimmbar und somit auch nicht durch statistische Berechnungen ausgleichbar.

Diese Fehlerquelle ist in den Untersuchungen, welche nach dem Längsschnittmodell konzipiert sind, nicht enthalten. In diesem Modell werden die Untersuchungen zur Bestimmung des Altersverlaufs an denselben Personen bzw. den selben Personengruppen durchgeführt. Es werden hierbei, zu deutlich verschiedenen Zeitpunkten, an ein und derselben Untersuchungsgruppe Messungen zu den ausgewählten Merkmalen durchgeführt und Daten gesammelt. Die Untersuchung erstreckt sich über einen für die Bestimmung der Alterseffekte entsprechend breit genug gewählten Zeitraum. Dieses Modell ist sehr aufwendig, da zeitintensiv. Nicht selten vergeht über ein Jahrzehnt vom Beginn der Untersuchung an, bzw. je nach Fragestellung müssen wesentlich längere Untersuchungszeiten einkalkuliert werden, bis Aussagen über den Altersverlauf möglich werden. Neben diesem zeitlichen Nachteil haftet dieser Methode das Phänomen des Zusammenschrumpfens der Untersuchungsgruppe an („Drop-Out" Phänomen), bedingt durch natürliches Ausscheiden, aber auch durch die sich mit der Zeit verringernde Kooperationsbereitschaft bei den zu untersuchenden Personen bzw. aus dem Migrationsverhalten innerhalb der Stichprobe. Dies bedeutet, grobe Einschränkungen in der Repräsentativität der Stichprobe hinnehmen zu müssen. Weitere Probleme bei Längsschnittuntersuchungen sind der Wechsel der untersuchenden Personen und die Anwendung von Untersuchungsinstrumenten, die vom ursprünglichen Instrumentarium abweichen. Die erste Fehlerquelle ist als Versuchsleitereffekt bekannt; die zweite Problematik bringt zusätzliche methodische Schwierigkeiten mit sich. Insgesamt wirken sich die genannten Problemkreise ungünstig, da einschränkend, auf den Aussagewert der Resultate aus.

Um die Nachteile der beiden Methoden auszugleichen und die Vorteile dieser zwei Ansätze zu vereinen, ist eine Semi- Längsschnittuntersuchung, auch Querschnittsequenzmethode genannt, angebracht und anzustreben. Diese geht von der klassischen Querschnittmethode aus. In Abbildung 1 sind diese drei methodischen Vorgangsweisen abgebildet.

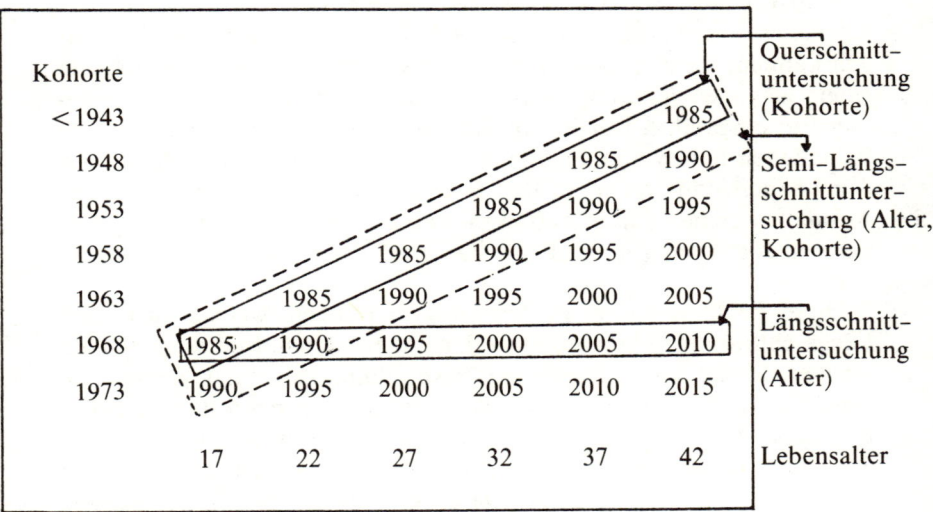

Abbildung 1: Die klassisch-konventionellen Methoden der Altersforschung, Querschnittmethode und Längsschnittmethode sowie die Semi- Längsschnittmethode.

4.4. Untersuchungsgruppe

Die untersuchte Gruppe umfaßte 188 Personen mit Down Syndrom. Bei diesen Mongoloiden handelte es sich vornehmlich um langjährige ambulante Patienten der Klinik. Die ältesten dieser Patienten werden schon seit über dreißig Jahren in diesem Haus medizinisch, psychologisch und heilpädagogisch betreut bzw. deren Eltern und Familien regelmäßig beraten. Die besondere Entwicklungs- und Lebenssituation des mongoloiden Kindes hat zu dieser langjährigen Beziehung zwischen Eltern, Patient und Klinikpersonal geführt. Aber die besondere Situation, in der sich die Eltern der Patienten befanden und noch immer befinden, verlangte und verlangt auch noch heute eine kontinuierliche enge Beratung. Diese Beratungen gingen weit über eine medizinische und entwicklungspsychologische Beratung bzw. über die medizinisch erforderlichen Intervention hinaus. So wurde ein nicht geringer Wert auf eine adäquate pädagogische Beratung gelegt. Mit den Eltern wurden regelmäßig die kommenden Lebensetappen des Kindes, des Jugendlichen, des Erwachsenen besprochen. Außerdem wurden die Eltern über die für ihren Fall spezifischen Sonderbedinungen in sozialrechtlichen Angelegenheiten und Rechten informiert und die nötigen Schritte hierfür wurden gemeinsam mit ihnen initiert. Besonders bedeutungsvoll scheint uns in dieser Hinsicht die Tatsache zu sein, daß praktisch alle Patienten von ein und demselben Arzt betreut wurden, der durch diese Langzeit- Beziehung natürlich nicht nur den Patienten, sondern auch die ganze Familie in ihrer Entwicklung kennt. Aus dieser Sicht ist die langjährige Bindung zur Klinik zu verstehen.

Von diesen 188 Patienten lebten zum Zeitpunkt der Untersuchung 132, das sind 70,2%, in der Familie. Die restlichen 56 oder 29,8% lebten in Heimen. Von den Heimpatienten waren 39 Patienten der Klinik schon seit langen Jahren bekannt. Die restlichen 17 waren Personen, welche im Rahmen dieser Untersuchung zum ersten Mal in der Klinik waren. In Abbildung 2 ist der aktuelle Wohnort, also Familie oder

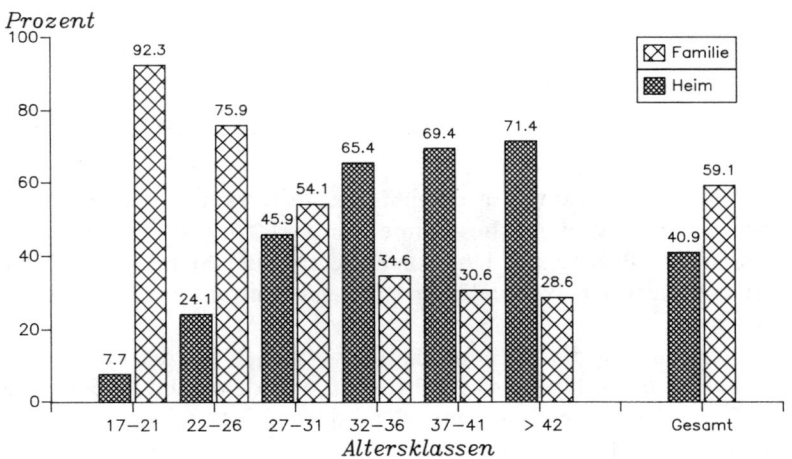

Abbildung 2: Aktueller Wohnort der Patienten, getrennt nach Altersklassen.

Heim, getrennt nach Altersklassen und für die gesamte Untersuchungsgruppe dargestellt. An dieser Stelle sei bereits hervorgehoben, daß erwartungsgemäß beobachtet werden kann, daß die Personen mit Down Syndrom mit zunehmendem Alter vermehrt in Heimen wohnen. Die Untersuchungsgruppe wurde in sechs Altersklassen aufgeteilt.

Die jüngste Altersklasse war die der 17 bis 21–jährigen. Die 42jährigen und älteren Patienten bildeten die letzte Altersklasse. Der älteste Patient der Untersuchungsgruppe war 53 Jahre alt. In Tabelle 2 sind die Häufigkeiten und die prozentualen Anteile innerhalb der sechs Altersklassen, getrennt nach Geschlecht, sowie für die gesamte Untersuchungsgruppe angeführt.

Tabelle 4: Anzahl und Anteil der Personen mit Down Syndrom nach Altersklassen und getrennt nach Geschlecht.

Altersklasse (Jahre)	Alter N	männlich N	weiblich N	gesamt
	(%)	(%)	(%)	
A1	17–21	24	28	52
		(46)	(54)	(27,8)
A2	22–26	13	16	29
		(45)	(55)	(15,4)
A3	27–31	17	20	37
		(46)	(54)	(19,6)
A4	32–36	10	16	26
		(38)	(62)	(13,8)
A5	37–41	12	11	23
		(52)	(48)	(12,2)
A6	≧42	10	11	21
		(47)	(53)	(11,2)
Total		86	102	188
		(45,7)	(54,3)	(100)

Der Anteil der Personen in der jüngeren Altersklasse wurde bewußt höher gewählt, um damit bestimmte Voraussetzungen für eine erfolgreiche Weiterführung der Untersuchung zu einer Semi–Längsschnittuntersuchung oder eventuell einer Längsschnittuntersuchung zu gewährleisten.

Weiter muß an dieser Stelle darauf verwiesen werden, daß Personen, welche heute älter als 42 Jahre sind, vor dem Jahr 1945 geboren sind. Somit ist es nicht verwunderlich, daß in Österreich, wie auch in bestimmten anderen europäischen Ländern, heute ältere und alte Mongoloide bzw. generell ältere und alte Menschen mit geistiger Behinderung nicht in dem Umfang anzutreffen sind, wie dies z.B. in den angelsächsischen oder den skandinavischen Ländern der Fall ist. In diesem Zusammenhang sei auf die konsequente Realisierung des bestimmte Personengruppen während des Dritten Reiches in tragischer Weise betreffenden eugenischen Gedankengutes hingewiesen.

4.5. Untersuchungsablauf

Die Patienten wurden im Rahmen ihrer jährlichen Kontrolluntersuchung, nach Rücksprache mit den Eltern, für die Untersuchung aufgenommen. Den Eltern wurde der Zweck und das Ziel der Untersuchung mitgeteilt. Ebenso wurden sie über die einzelnen Untersuchungsschritte kurz informiert. Außer einer Familie, welche die Teilnahme an der Untersuchung ablehnte, waren alle anderen Familien sofort bereit, ihre Erlaubnis zur Untersuchung ihres Sohnes oder ihrer Tochter im Rahmen dieser Studie zu geben.

Die Familie war für 8 Uhr morgens mit ihrer Tochter oder ihrem Sohn, die in nüchternem Zustand kamen , an die Klinik bestellt. Der erste Untersuchungsschritt war die Blutabnahme. Dies war die einzige invasive Methode, intravenös durchgeführt, die in dieser Studie zur Anwendung kam. Der Mongoloide erlebte diesen Eingriff häufig dramatisch. Das führte meistens zu einer etwas gespannten Kommunikation zwischen dem Patienten und dem Betreuer. Doch in der direkt nach der Blutabnahme folgenden Frühstückspause konnte die Situation in der Regel auch wieder entspannt und aufgelockert werden, so daß in einer angemessen vertraulichen Situation gemeinsam weitergearbeitet werden konnte.

In allen Untersuchungsteilen konnten die Familienmitglieder bzw. die Begleitpersonen im Untersuchungsraum anwesend sein. Außer in den psychodiagnostischen Untersuchungen, welche circa zwei Stunden nach Untersuchungsbeginn stattfanden, war der Patient mit dem Untersucher allein. Bis zu diesem Zeitpunkt war es auch meistens möglich, eine positive Kommunikationsbasis zwischen dem Mongoloiden und dem Psychologen, der Hauptbetreuungsperson des Patienten am Untersuchungstag, herzustellen. In der Zeit, in der die psychodiagnostische Untersuchung stattfand, wurde parallel mit den Eltern bzw. dem anwesenden Elternteil, meistens der Mutter, die sozialanamnestische Befragung durchgeführt und die klinisch–medizinische Anamnese erhoben.

Von seiten des Klinikpersonals wurde in den verschiedenen Untersuchungen dem Patienten und seiner Familie gegenüber sehr viel Geduld und Verständnis entgegengebracht. Für den Patienten wurden, je nach Bedarf, zwischen den einzelnen Untersuchungen kurze Pausen eingelegt.

Die Gesamtuntersuchung dauerte im Schnitt zwischen fünf und sechs Stunden. Die Reihenfolge der Untersuchungsschritte und deren erwartete durchschnittliche Dauer sind in Tabelle 5 dargestellt.

Tabelle 5: Untersuchungsbereiche und deren zeitlicher Ablauf.

Zeit (Minuten)	Untersuchungsbereiche	Anwesend
20	Blut- und Harnprobe	P + F
20	Frühstück	P + F
35	EEG-Ableitung	P + F
40	Psychomotorik	P + F
70	Psychodiagnostik	P
15	Audiologie	P + F
25	Ophthalmologie	P + F
35	Neurologischer Status	P + F
10	Expertenbeurteilung	
120	Familieninterview	P + F

(P = Patient; F = Familie)

Die erwartete durchschnittliche Dauer der Untersuchung, ohne die Zeit welche zur Durchführung des Famileuninterviews veranschlagt wurde, betrug 270 Minuten. Am Ende des Untersuchungstages wurde mit der Familie ein Termin für die Durchführung eines Interviews vereinbat. Dieses Interview wurde im Haus oder in der Wohnung der Familie durchgeführt. Durch dieses Interview sollte unter anderem die konkrete Lebenssituation und die Lebensbedinungen der Mongoloiden besser erfaßt werden, als dies eine entsprechende Befragung an der Klinik erlaubt hätte.

4.6. Untersuchungsergebnisse

Die Ergebnisse der Untersuchung werden in den folgenden Kapiteln (Kapitel 5 bis Kapitel 8) für die einzelnen Untersuchungsbereiche getrennt dargestellt. Jeder Beitrag enthält neben der Präsentation der Resultate, auch noch so weit es für die spezielle Erhebung als wesentlich erscheint, eine nähere Beschreibung der Untersuchungsmethode bzw. des Untersuchungsinstrumentes.

In den einzelnen Untersuchungsbereichen konnten nicht immer alle 188 Personen aus der gesamten Untersuchungsgruppe für die speziellen Teilbereiche berücksichtigt werden. Für interdisziplinäre klinische Studien ist diese Stichprobenproblematik eher die Regel, was die Bedeutung solcher Studien und Relevanz deren Ergebnisse für den klinischen Bereich aber keinesfalls relativiert. Für die einzelnen Untersuchungsebenen kann der Ausfall von Patienten auf unterschiedliche Sachverhalte und Bedingungen zurückgeführt werden, auf welche an den betreffenden Stellen im einzelnen eingegangen wird.

5. Herkunft der Personen der Untersuchungsgruppe

5.1. Alter und Geschlecht

Die Erhebungen der Sozioanamnese konnten bei 156 Patienten durchgeführt werden, das sind 83% der Gesamtuntersuchungspopulation (N = 188). Bei den fehlenden 17% (N = 32) handelt es sich größtenteils um Patienten, welche schon mehrere Jahre im Heim wohnen. Bei diesen Patienten läßt sich feststellen, daß Vater oder Mutter bzw. nicht selten auch beide Elternteile schon verstorben sind. Bei einigen Patienten bestand kein Kontakt mehr zu den noch lebenden alten Eltern bzw. dem noch lebenden Elternteil. Diese Patienten gehören vornehmlich den höheren Altersklassen an. Eine genaue Verteilung der erfaßten Personengruppe, nach Altersklasse und Geschlecht ist der Tabelle 6 zu entnehmen.

Von den in diesem Untersuchungsteil berücksichtigten Personen lebten zum Zeitpunkt der Untersuchung 67,2% (N = 105) zu Hause, d.h. bei den Eltern oder Verwandten, und 32,7% (N = 51) lebten in

Tabelle 6: Anzahl und Anteil der Familien von Personen mit Down Syndrom nach Altersklassen in der sozioanamnestischen Erhebung.

Altersklasse	Alter (Jahre)	männlich N	weiblich N	gesamt N
		(%)	(%)	(%)
A1	17–21	24	28	52
		(46,2)	(53,8)	(33,3)
A2	22–26	10	13	23
		(43,5)	(56,5)	(14,7)
A3	27–31	14	19	33
		(42,4)	(57,6)	(21,2)
A4	32–36	10	9	19
		(52,6)	(47,4)	(12,2)
A5	37–41	8	6	14
		(57,1)	(42,9)	(9,0)
A6	≥ 42	7	8	15
		(46,7)	(53,3)	(9,6)
Total		73	83	156
		(46,8)	(53,2)	(100)

Heimen. Im Verhältnis zwischen Heim– versus nicht Heimbewohnern und dem Geschlecht bestand kein Unterschied, d.h. es lebten vergleichbar viele Männer bzw. Frauen zu Hause oder in Heimen. Fast ein Drittel (28,3%; N = 44) der Patienten kamen aus Wien. Die restlichen 112 Patienten (71,7%) kamen aus den übrigen Bundesländern Österreichs.

5.2. Sozioanamnestische Erhebung

Bei dem zur Gewinnung der sozioanamnestischen Daten verwendeten Instrument handelt es sich um einen an der Klinik entwickelten, strukturierten Befragungsbogen. Er erlaubte die Erfassung von allgemeinen biographischen Informationen sowie von spezifischen Entwicklungsdaten zu den Patienten und deren Familien sowie zu medizinisch– klinischen Anamnesedaten. Letztere Informationen werden im medizinischen Teil dargestellt. Es werden Daten zur sozialen und beruflichen Situation von Vater und Mutter erfaßt. Insbesondere werden Aspekte der Wohnsituation der Familien berücksichtigt. Weiter werden Verhalten bzw. Einstellungen der Eltern gegenüber dem Patienten, getrennt für Vater und Mutter, dargestellt. Es werden der Bildungsweg und die Aufenthaltsorte des Patienten während der Kindheit erfaßt. Ferner werden Aspekte zum Verhalten des Patienten zu verschiedenen Zeiten seiner Entwicklung aus der Sicht der Eltern beurteilt. Letztere Angaben und deren Analyse werden im psychologischen Teil dieser Arbeit dargestellt und diskutiert.

Für die Zusammentragung der Daten zur Sozioanamnese, aber auch zur medizinisch–klinischen Anamnese, wurden neben dem eigentlichen Anamnesegespräch in den meisten Fällen Gespräche mit der Mutter geführt und auch noch die Eintragungen aus „älteren", in der Klinik aufliegenden, Anamnesebögen berücksichtigt. Durch die Flankierung der Informationen aus „älteren" Anamnesebeständen sollte versucht werden, die Ungenauigkeiten und Verzerrungen, die sich bei der Beantwortung von Fragen, welche lange Jahre zurückliegen, ergeben, etwas zu minimalisieren. Diese retrospektive Erfassung wird somit vom aktuellen Gedächtnis- und Wissenstand der Eltern, wie angeführt, meistens der Mutter, und den vorzufindenden Angaben aus Anamnesebeständen getragen. Bei Abweichungen zwischen aktueller Erinnerung und Angabe aus der „älteren" Anamnese wurde die Information aus letzterer Quelle berücksichtigt, mit der Annahme, daß diese Information einen größeren Genauigkeitswert hat, da sie zum Zeitpunkt der Erfassung noch „jüngerer" Natur und somit wesentlich präsenter im Gedächtnis der befragten Personen war.

5.3. Angaben zum Familienstand

– Geburt ehelich versus unehelich

Fast alle Kinder mit Down Syndrom, nämlich 150 (96%), wurden ehelich geboren. Lediglich 4%, das sind 6 Kinder mit Down Syndrom, wurden unehelich, von alleinstehenden Müttern, geboren.

– Zivilrechtlicher Stand der Mütter

Von den verheirateten Paaren wurden 14, das sind 9,3% der verheirateten Mütter (N = 150), in der Zeit nach der Geburt des mongoloiden Kindes geschieden. Das mongoloide Kind war zum Zeitpunkt der Trennung der Eltern im Durschschnitt 10,2 Jahre alt, wobei das jüngste mongoloide Kind bei der Scheidung einjährig und das älteste mongolide Kind siebzehnjährig war. Bei der Scheidung wurden die mongoloiden Kinder ausschließlich den Müttern zugesprochen. Von diesen Kindern hat heute keines mehr Kontakt zum getrennt lebenden Vater. Die geschiedenen Mütter leben alleinstehend. Der zivilrechtliche Stand der Mütter zum Zeitpunkt der Geburt des mongoloiden Kindes und zum heutigen Zeitpunkt ist Tabelle 7 zu entnehmen. Bis heute sind 31 der Väter, das sind 20,6%, von nicht geschiedenen Familien verstorben.

Tabelle 7: Zivilrechtlicher Stand der Mütter zum Zeitpunkt der Geburt des mongoloiden Kindes und zum heutigen Zeitpunkt (N = 156).

	bei der Geburt		heute	
	%	(N)	%	(N)
verheiratet mit KV	96,0	(150)	60,9	(95)
verheiratet anderer Partner	–	–	0,6	(1)
Lebensgemeinschaft	–	–	1,9	(3)
alleinstehend	4,0	(6)	18,6	(29)
geschieden + alleinstehend	–	–	9,0	(14)
gestorben	–	–	9,0	(14)

Aus der Tabelle wird deutlich, daß die Mütter beim Tod ihres Mannes in der Regel allein mit den erwachsenen mongoloiden Kindern bleiben, das heißt sie gehen nur selten, in der vorliegenden Stichprobe in lediglich 4 Fällen, eine andere über längere Zeit währende partnerschaftliche Beziehung ein.

Die Altersspanne der noch lebenden Eltern der Untersuchungsgruppe schwankt bei den Vätern zwischen 39 und 92 Jahren und bei den Müttern zwischen 38 und 88 Jahren. In der Gruppe der mongoloiden Personen, die maximal 31 Jahre alt sind, haben die Väter ein mittleres Alter von 59,1 Jahren (SA = 9,9; N = 87) und 56,6 Jahre beträgt das durchschnittliche Alter der Mütter (SA = 7,9; N = 88). Dagegen weisen die Väter der mongoloiden Personen, die über 32 Jahre alt sind, ein Durchschnittsalter von 74,5 Jahre auf (SA = 8,2; N = 23) und deren Mütter sind durchschnittliche 71,2 Jahre alt (SA = 7,9; N = 23). Aus diesen Daten ist weiter ersichtlich, daß über die Hälfte der Väter oder bzw. und Mütter der über 32jährigen mongoloiden Personen schon verstorben sind. Bei den jüngeren erwachsenen Mongoloiden leben noch die Mehrzahl der Mütter und Väter.

5.4. Wohnsituation der Familie

Zur Beschreibung der Wohnsituation wurden einerseits der Wohnort und der Wohnplatz, andererseits aber auch die Besitzverhältnisse berücksichtigt. Tabelle 8 liefert einen Überblick hierzu. Weiter werden Angaben zur Anzahl der von der Familie verwendeten Räume und deren Gesamtgröße gemacht, sowie der Anzahl der Personen, die pro Wohneinheit gemeinsam leben. Bei diesen Angaben handelt es sich um die Wohnverhältnisse, in denen die Familie lebt bzw. beim Tod

Tabelle 8: Wohnsituation der Familien (N = 156).

	%	(N)
Art des Wohnortes:	%	(N)
Dorf	41,0	(64)
Kleinstadt	16,0	(25)
Großstadt	43,0	(67)
Art des Wohnplatzes:	%	(N)
Haus	45,5	(71)
Wohnung mit Garten	1,3	(2)
Wohnung ohne Garten	43,0	(67)
Landwirtschaftl. Betrieb	5,1	(8)
Sonstiges	5,1	(8)
Wohnform und Besitzverhältnis:	%	(N)
Mietwohnung	32,7	(51)
Dienstwohnung	1,9	(3)
Familienbesitz	4,5	(7)
Eigentum / Genossenschaft	60,9	(95)

der Eltern des Patienten lebte. Diese Beschreibung gibt somit nur zum Teil, sofern die Personen mit Down Syndrom derzeit zu Hause leben, Aufschluß über die heutige Wohnsituation der Patienten. Durchschnittlich stehen den Familien mit Jugendlichen bzw. mit Erwachsenen mit Down Syndrom 3,7 (SA 1,3) Räume zur Verfügung. Bei den Befragungen konnten wir eine Familie ausfindig machen, welche zu dritt, also mit dem geistig behinderten Erwachsenen, in einer Einzimmerwohnung lebt. Zwei Familien standen in der Wohnung bzw. dem Haus neun Zimmer zur Verfügung.

Die Quadratmeteranzahl der Wohnfläche beträgt pro Familie durchschnittlich 101,1 qm (SA 35,7). Die kleinste Wohnung umfaßte bloß 30 qm und die größte Wohnung hatte eine benutzbare Fläche von 220 qm.

Die Familiengröße, bezogen auf die Mitglieder, welche die Wohnung bzw. das Haus zum Zeitpunkt der Befragung bewohnten, bestand im Schnitt aus 3,4 Personen (SA 1,2) und schwankte zwischen 2 und 7 Bewohnern.

– Schlafort der Personen mit geistiger Behinderung

Ein für die Interaktion zwischen den Familienmitgliedern, Eltern und Geschwistern, wesentlicher Aspekt und oftmals Grund für Spannungen und Krisen zwischen den betroffenen Familienmitgliedern ist die Schlafsituation des Behinderten. Unsere Erhebungen ergeben, daß nur knapp über die Hälfte der mongoloiden Jugendlichen und Erwachsenen, nämlich 84 (53,8%), im eigenen Zimmer schlafen. Das elterliche Zimmer bzw. das Schlafzimmer eines Elternteiles teilen immerhin 33,6% der Behinderten. Hiervon schlafen 14,0% im gemeinsamen Zimmer der Eltern, 15,9% im Zimmer der Mutter und 3,7% der Behinderten benutzen das Schlafzimmer gemeinsam mit dem Vater. Mit Geschwistern teilen 9,3% der Behinderten die Schlafstätte und 2,8% der Betroffenen teilen ein Schlafzimmer mit anderen Familienverwandten (Großmutter, Tante). Schlafen im Zimmer von Geschwistern und sonstigen Verwandten vornehmlich Behinderte aus den zwei jüngeren Altersklassen, also jene Behinderten, die zwischen 17 und 26 Jahre alt sind, so teilen mehr Behinderte der älteren Jahrgänge das gemeinsame elterliche Schlafzimmer bzw. das Schlafzimmer vom oft alleinstehenden Elternteil. Daß hierbei die körperliche Nähe und die Körperwärme auch sexuelle Probleme aufzuwerfen vermag, sollte betont werden.

Die doch sehr häufige gemeinsame Schlafsituation von Behinderten und Familienmitgliedern hat unseres Erachtens einen bedeutenden Einfluß auf den Loslösungsprozeß des Behinderten von der Familie.

Immerhin handelt es sich bei der Gruppe der Untersuchten um Behinderte, welche 17 Jahre und älter waren, also ein Alter, in dem es auch für Behinderte von Bedeutung ist, einen relativen Selbständigkeitsgrad zu erlernen bzw. diesen bei ihm zu fördern. Wird, eventuell bedingt durch eine Notlage, wie Wegfall des letzten Elternteiles, der Behinderte in fortgeschrittenem Alter mit der Tatsache konfrontiert, abrupt aus seiner gewohnten Lebenssituation gerissen zu werden, so manifestiert sich bei ihm in vielen Fällen eine schwere psychopathologische Symptomatologie, welche kaum in den Griff zu bekommen ist (siehe Kapitel 8.5.).

5.5. Soziale Herkunft der Familien

Zur Bestimmung der sozialen Schichtzugehörigkeit werden neben Bildungs- and Berufstätigkeitsangaben der Eltern auch noch die im vorigen Kapitel angeführten Wohnverhältnisse der Familien berücksichtigt.

– Bildungsniveau der Eltern

Um das Ausbildungsniveau der Elternteile zu beschreiben, wurde der höchste Bildungsabschluß erfragt. Diese sind in Tabelle 9 getrennt für Väter und Mütter angeführt.

Tabelle 9: Höchster Bildungsabschluß der Eltern (Väter N = 150, Mütter N = 156).

	Väter		Mütter	
	%	(N)	%	(N)
Volksschule	24,7	(37)	35,9	(56)
Hauptschule	16,7	(25)	23,7	(37)
Berufsschule	20,7	(31)	19,2	(30)
Allg.Höhere Schule	20,0	(30)	14,1	(22)
Akademie	5,3	(8)	2,6	(4)
Universität	12,6	(19)	4,5	(7)

Einen niedrigen Bildungsabschluß, Volksschule bzw. Hauptschule, wird von circa 40% der Väter nachgewiesen und fast 60% der Mütter zeigen auf diesem Schulniveau den höchsten Bildungsabschluß. Über einen mittleren Bildungsabschluß, Berufsschule oder allgemein höhere Schule, verfügen 40% der Väter und 33% der Mütter. Und 18% der Väter, respektiv 7% der Mütter, besitzen einen hohen Bildungsabschluß, Akademie oder Universität. Diese Verteilung widerspiegelt den bekannten bildungsspezifischen Geschlechtsunterschied. Aber man kann auch entnehmen, daß entgegen der populären Meinung, geistig behinderte Personen bzw. Menschen mit Mongolismus seien eher in bildungsniedrigen Schichten vorzufinden, nicht haltbar ist. Zu dieser Bestimmung ist die bildungsspezifische Häufigkeit von Familien mit Kindern mit Down Syndrom in Relation zu den bekannten Bildungsanteilen der Gesamtpopulation zu setzen. Das ist darauf zurückzuführen, daß das mittlere Heiratsalter bei Personen mit hohem Bildungsniveau weit über dem durchschnittlichen Heiratsalter liegt. In diesem Zusammenhang sei noch einmal auf die in Kapitel 2.2. erwähnte Beziehung zwischen dem Alter der Mutter bei der Geburt des Kindes und der Wahrscheinlichkeit, ein mongoloides Kind zu gebären, verwiesen.

– *Zur Berufstätigkeit der Eltern*

Tabelle 10 enthält Informationen zur ausgeübten Berufstätigkeit der Eltern, unabhängig davon, ob die Eltern oder Elternteile zum Zeitpunkt der Untersuchung noch arbeiteten bzw. überhaupt noch lebten.

Tabelle 10: Berufstätigkeit von Vater und Mutter.

	Väter (N = 150)		Mütter (N = 156)	
	%	(N)	%	(N)
Arbeiter	30,0	(45)	23,1	(36)
davon:				
Hilfstätigkeit	6,7	(10)	8,3	(13)
angelernte Tätigkeit	10,0	(15)	10,3	(16)
Facharbeiter	13,3	(20)	4,5	(7)
Angestellte Position	46,7	(70)	39,7	(62)
davon:				
Hilfstätigkeit	2,7	(4)	10,3	(16)
mittlere Position	22,2	(33)	19,1	(30)
qualifizierte Position	13,3	(20)	10,3	(16)
leitende Position	8,5	(13)	–	–
Selbständige Tätigkeit	23,3	(35)	37,2	(58)
davon:				
Landwirtschaft	2,7	(4)	1,9	(3)
Nebenerwerbsbauer	0,6	(1)	6,4	(10)
mithelfende Tätigkeit	–	–	18,6	(29)
Wirtschaft	20,0	(30)	10,3	(16)

Nach einer gemeinsamen Betrachtung der Häufigkeitsverteilungen nach der Variablen höchster Bildungsabschluß und Berufstätigkeit der Eltern sowie der Wohnsituation kann davon ausgegangen werden,

47

daß circa 30% der Familien der Unterschicht zuordenbar wären, 40% der Familien könnten in etwa aus der Mittelschicht stammen und der Oberschicht könnten circa 20% der Familien zugeordnet werden.

5.6. Belastungen und soziale Position der Familien

- Belastungsvariablen der Familie

Zur Beurteilung von familiären Belastungsvariablen konnten mehrfach Antworten angeführt werden. Die Milieufaktoren der befragten Familien, bezogen auf jene 150 Familien, welche bei der Geburt des mongoloiden Kindes als Familie einzustufen waren, werden für 96 Familien bzw. 63,4% der Familien mit „normal" eingestuft. Die Betreuung des behinderten Kindes durch den hinterbliebenen und alleinstehenden Elternteil wird von 36 Familien, das sind 23,8%, als deutliche Belastung angeführt. Chronische Krankheiten eines Elternteiles derzeit erschweren in 12 Fällen (7,9%) das Familienleben bzw die Betreuung des behinderten Kindes. Das familiäre Milieu wird in 5 (3,3%) Familien als „neurotisierend" beurteilt und 2 (1,3%) Familien fallen durch ein extremes Streitklima, gekennzeichnet durch Gewalttätigkeiten zwischen den Partnern, auf. Andersartige Momente, die das Familienmilieu belasten, werden von 12 Familien (7,9%) angeführt. Dabei ist zu erwähnen, daß weder Alkoholprobleme noch Verwahrlosung von seiten der Familien als solche Variablen erwähnt werden. Sicherlich sind die Angaben zu Alkoholproblemen in der Familie im Rahmen einer sozioanamnestischen Erhebung als wenig zuverlässig zu bezeichnen, da es sich hierbei um ein doch noch stark tabuisiertes Thema handelt, ein Tabu, das gegenüber dem Klinikpersonal wahrscheinlich besondere Ausprägung erlangt.

- Aktuelle soziale Position der Familie

Weniger als die Hälfte der Väter sind zur Zeit noch beruflich aktiv und knapp über die Hälfte sind pensioniert. Als Tätigkeit der Mütter wird vornehmlich Haushaltsarbeit angeführt. Die genauen Daten sind Tabelle 11 zu entnehmen. Aus dieser Verteilung können die in nächster Zeit vermehrt auf uns zukommende Probleme herausgelesen werden. Die Mehrzahl der Eltern erreichen das Alter der Seneszens, der Lebensphase, in der die Lebenserwartung zunehmend exponentiell sinkt; in anderen Worten, das Ableben der Eltern wird zunehmend wahrscheinlicher. Ein Fünftel der Väter sind schon verstorben. Wo wird der Behinderte nach dem Wegfall beider Eltern leben, und vor allem, wer werden seine zukünftigen Lebensbegleiter sein? Diese Fragen drängen sich an dieser Stelle schon auf.

Tabelle 11: Derzeitiger beruflicher Aktivitätsstand der Eltern.

	Väter (N = 150) %	(N)	Mütter (N = 156) %	(N)
aktiv	38,0	(57)	14,1	(22)
arbeitslos	–	–	1,9	(3)
Haushalt	–	–	52,5	(82)
Pensionist	41,3	(62)	22,5	(35)
verstorben	20,7	(31)	9,0	(14)

Zur Beurteilung der aktuellen sozialen Position diente dem Experten neben den Schilderungen aus der Sozioanamnese auch sein Wissen, gewonnen aus früheren Kontakten mit der Familie. Von den 150 Familien wurden 132 (87,1%) als „sozial stabile" Familien eingestuft. Lediglich 3 Familien (1,9%) wurden diesbezüglich mit „sozialem Aufstieg" beurteilt. Eine „labile soziale Position" wird in 10 Familien (6,6%) beobachtet und die Situation aus 5 Familien (3,3%) wird mit „sozialem Abstieg" bezeichnet. Diese Verteilung wird nicht durch das Älter-Werden der Familien beeinflußt, also es kommt nicht mit zunehmendem Alter der Familie zu einer zunehmenden sozialen Labilität bzw. zu einem zunehmenden sozialen Abstieg der Familie.

– *Maßnahmen der Sozialhilfe*

Unter „Sozialhilfe" werden hier die spezifischen finanziellen Unterstützungen verstanden, welche behinderte Personen bzw. deren Familien, geregelt über diverse gesetzliche Bestimmungen, in Anspruch nehmen können. Angaben zur Sozialhilfe wurden von 131 (83,8%) der insgesamt 156 Familien gemacht. 90,4% der Familien (119) beziehen die Unterstützungen aus den über das Familienlastenausgleichgesetz zur Verfügung gestellten Mitteln. Finanzielle Ressourcen, welche aus dem Sozialhilfegesetz kommen, beziehen 5 Familien (3,8%), und jeweils 1 Familie bezieht unterstützende Mittel über die finanziellen Quellen des Blindenbeihilfegesetzes bzw. des Behindertengesetzes. Daß keine finanziellen Hilfestellungen erforderlich gewesen seien bzw. sind, meint 1 Familie, und 4 Familien (3%) führen an, daß sie trotz gesetzlichem Anspruch auf eine finanzielle Unterstützung von seiten des Staates wegen der Behinderung ihres Kindes bisher keine entsprechenden Leistungen bekommen hätten.

An dieser Stelle soll angeführt werden, daß die Behindertengesetz-
gebung in Österreich in den Kompetenzbereich der Länder fällt und
daß es hierbei zu gewissen Unterschieden kommt. Diese sind besonders in der gesetzlich fixierten Höhe der finanziellen Unterstützung
für Behinderte ausgeprägt. Die Zuwendungen, welche der Behinderte
bzw. die Familie für ihn bezieht, werden mit verschiedenen Begriffen
bezeichnet; wir haben uns hier für den generellen Begriff „Rente" entschieden, obwohl damit nicht nur die Rente im herkömmlichen Sinn
verstanden wird. Im Durchschnitt werden in Österreich für den Jugendlichen bzw. Erwachsenen mit Down Syndrom, sofern er in der
Familie lebt, 3134,– Schilling (SA 1724,8) monatlich an Zuwendungen
aufgebracht. Dabei reichen die Unterstützungen von einem monatlichen Minimum von 70,– ÖS, bis zum monatlichen Maximum von
9000,– ÖS.

5.7. Interaktion Eltern und behindertes Kind

Das Verhalten der Eltern gegenüber dem jugendlichen bzw. dem erwachsenen behinderten Patienten kann, unter anderem, als Merkmal
des primären Kommunikationsmusters gesehen werden, aber auch als
bedingende Variable für das Verhalten der Behinderten außerhalb der
Familiensituation. In Tabelle 12 werden die Verhaltenseinstellungen

Tabelle 12: Verhalten der Eltern gegenüber dem Patienten für die Gesamtgruppe
der Patienten und nach Altersgruppen.

	Alle Pat.		Pat. < 32		Alter Pat. > 31	
	V % (N = 150)	M % (N = 156)	V % (N = 103)	M % (N = 108)	V % (N = 47)	M % (N = 48)
normal	67,5 (101)	77,5 (121)	68,9 (71)	83,3 (90)	63,8 (30)	64,5 (31)
überfordernd	1,3 (2)	1,3 (2)	1,9 (2)	–	– (2)	4,2
overprotective	3,3 (5)	8,3 (13)	– (6)	5,6 (5)	10,7 (7)	14,6
resignierend	1,3 (2)	2,6 (4)	1,9 (2)	1,8 (2)	– (2)	4,2
negative Einstellung zur medizini- schen Betreuung	1,3 (2)	–	1,9 (2)	–	–	–
sonstige Probleme	25,3 (38)	10,3 (16)	25,4 (26)	9,3 (10)	25,5 (12)	12,5 (6)

der Eltern gegenüber ihrem mongoloiden Kind einerseits in bezug auf die Gesamtgruppe der Patienten, aber auch getrennt nach zwei Altersstufen der Patienten angeführt.

5.8. Bildungs- und Leistungsangaben

- Bildungsweg

Die Einschulung von Kindern in die Pflichtschule erfolgt in der Regel im Alter von 6 Jahren. Bei den mongoloiden Kindern erfolgte eine rechtzeitige Einschulung bloß bei 37,1% (n = 58) von 156 mongoliden Kindern. Ein Rückstellung erfolgte für 59,5% (n = 93) und 5 Kinder (3,2%) wurden auf unbeschränkte Zeit von der Schule befreit. Diese 5 Kinder wurden als nicht beschulbar eingestuft. Begründet wurde die Rückstellung bei 82 Kindern explizit mit der Behinderung, bei 3 Kindern wurde „Unreife" angegeben. Eine akute Erkrankung war in 2 Fällen der Grund für die Rückstellung und bei 6 Kindern wurden sonstige Gründe für die Rückstellung angeführt.

In Tabelle 13 werden der Bildungsweg und die aktuelle berufliche Situation der Behinderten mit Down Syndrom für die Gesamtgruppe und getrennt nach Geschlecht und gestrennt nach zwei Altersgruppen angeführt.

Tabelle 13: Bildungsweg und Leistungsangaben der Personen mit Down Syndrom von Kindheit bis heute, getrennt nach Geschlecht und nach zwei Altersgruppen (N = 156).

	Alle % (N = 156)	Geschlecht		Alter	
		männl. % (N = 73)	weibl. % (N = 83)	< 32 % (N = 108)	> 31 % (N = 48)
Kindergarten					
Normalkindergarten	44,9	39,7	49,4	41,7	52,1
	(70)	(29)	(41)	(45)	(25)
Sonderkindergarten	19,9	20,6	19,3	28,7	–
	(31)	(15)	(16)	(31)	
kein Kindergarten	35,2	39,7	31,3	29,6	47,9
	(55)	(29)	(26)	(32)	(23)
Pflichtschule (bis zum 15ten Lebensjahr)					
ASO	21,2	20,6	21,6	24,2	14,6
	(33)	(15)	(18)	(26)	(7)
S-Klasse	51,9	49,3	54,2	56,4	41,7
	(81)	(36)	(45)	(61)	(20)
kein Schulbesuch	26,9	30,1	24,2	19,4	43,7
	(42)	(22)	(20)	(21)	(21)

	Alle % (N = 156)	Geschlecht männl. % (N = 73)	weibl. % (N = 83)	Alter < 32 % (N = 108)	> 31 % (N = 48)
Schul- + Berufsausbildung (nach dem 15ten Lebensjahr)					
Haushaltungsschule	0,6 (1)	–	1,2 (1)	0,9 (1)	–
Beh. entspr. Schule	2,6 (4)	2,7 (2)	2,4 (2)	1,9 (2)	4,2 (2)
Vorbereitungslehrg.	3,3 (5)	1,4 (1)	4,8 (4)	2,8 (3)	4,2 (2)
Berufserprobungskurs	0,6 (1)	1,4 (1)	–	0,9 (1)	–
keine Ausbildung	92,9 (145)	94,5 (69)	91,6 (76)	93,5 (101)	91,7 (44)
Arbeit derzeit					
Anlehre	1,3 (2)	1,4 (1)	1,2 (1)	1,9 (2)	–
Hilfsarbeit	2,6 (4)	4,1 (3)	1,2 (1)	3,6 (4)	–
gesch. Werkstätte	40,3 (63)	46,6 (34)	34,9 (29)	35,2 (38)	52,1 (25)
gesch. Arbeitsplatz	4,5 (7)	4,1 (3)	4,8 (4)	1,9 (2)	10,4 (5)
Beschäftig.–Therapie	44,8 (70)	36,9 (27)	51,9 (43)	51,9 (56)	29,1 (14)
zu Hause beschäftigt	3,2 (5)	1,4 (1)	4,8 (4)	3,6 (4)	2,1 (1)
keine Beschäftigung	3,2 (5)	5,5 (4)	1,2 (1)	1,9 (2)	6,3 (3)

– *Leistungs- und Entwicklungsangaben*

Die Laufbahn der behinderten Kinder während der Pflichtschuljahre wird von 60 (57,7%) Eltern, bezogen auf die 104 beschulten Kinder, mit „normal" angegeben. Wiederholungen von Klassen mußten 19 (18,3%) Mongoloiden machen und 8 (7,7%) wechselten öfter die Schule. Daß die in der Schule gemachten Erfahrungen für den Mongoloiden zu merklich positiven Veränderungen beigetragen haben, sowohl das Sozialverhalten als auch die kognitve Entwicklung und der Erwerb von Kulturtechniken betreffend, geben 5 (4,8%) der Eltern an. Demgegenüber meinen aber 12 (11,5%) der Eltern, daß ihr Kind in dieser Zeit in den erwähnten Entwicklungsbereichen deutlich stagniert bzw. sich zurückentwickelt hätte.

Die Schulleistungen der Mongoloiden, beurteilt nach angemessenen Leistungszielen für einen Mongoloiden und bezogen wiederum
auf die 104 beschulten Kinder, werden während der Pflichtschuljahre
von 2 (1,9%) der Eltern mit „sehr gut" angegeben; 19 (18,3%) schätzen
sie als „gut" und 32 (30,8%) als durchschnittlich ein. Dagegen meinen
39 (37,5%) der Eltern, daß die Leistungen ihrer Kinder als „schwach"
zu bezeichnen sind, und 12 (11,5%) geben an, daß die Kinder das
Lernziel nicht erreicht haben.

Kennzeichnend für die triste Berufslage von Personen mit geistiger
Behinderung ist die Tatsache, daß von den 156 befragten Eltern lediglich 11 die Mitteilung machen, daß ihr Sohn oder ihre Tochter einen
Berufsbildungskurs besuchen konnte. Bei zwei von diesen behinderten
geben die Eltern an, daß das Berufsbildungsziel nicht erreicht werden
konnte. Die Personen, die einen Berufsbildungskurs mit Erfolg absol-
viert haben, befinden sich alle in der Gruppe jener Behinderten, die
zur Zeit einen geschützten Arbeitsplatz innehaben.

5.9. Wohnort und Pflegebedürftgkeit

- Wohnortwechsel

Zu den verschiedenen Lebensabschnitten der Patienten gab es Veränderungen in bezug auf den Wohnort und die Wohnform. Diese sind in
Tabelle 14 (s. S. 54) für die Gesamtgruppe der Patienten aber auch für
bestimmte Altersstufen resümiert.

- Pflegebedürftigkeit

Der Grad der relativen Selbständigkeit oder die gegensätzliche Beschreibung in Graden der relativen Abhängigkeit bzw. dem Ausmaß
an Pflegebedürftigkeit lassen sich unter anderem durch die Variablen,
welche die Inkontinenz bestimmen, beurteilen. Von der Gruppe der
Patienten, welche uns bei der Erhebung der Sozialanamnese zur Verfügung standen, kann die Selbständigkeit beim Harnlassen bei 92,3%
und eine selbständig und problemlos ausgeführte Stuhlentleerung bei
98,1% festgehalten werden. Das Einkoten geschieht in 1,9% der Fälle
nachts, das nächtliche Einnässen dagegen in 4,5% der Fälle. Weiter
zeigen 3,2% der Patienten tagsüber keine Kontrolle im Harnverhalten.

In der untersuchten Gruppe kann man ein für geistig Behinderte
hohes Ausmaß an relativer Selbständigkeit in den zwei Variablen
Harn- und Stuhlkontrolle festhalten. Dies ist sicherlich durch hygie-
nisch–pädagogische Maßnahmen von seiten der Eltern oder der Betreuer bedingt, aber man soll in diesem Zusammenhang nicht vergessen, daß die Personen mit Down Syndrom innerhalb der Gruppe der

Tabelle 14: Wohnsituation des Patienten: Vorschulzeit bis heute (N = 156).

	Alle % (N = 156)	Lebensalter < 32 % (N = 108)	> 31 % (N = 48)
Während der Vorschulzeit			
in der Familie	98,1	99,1	95,8
	(153)	(107)	(46)
bei Verwandten	1,3	0,9	2,1
	(2)	(1)	(1)
im Heim	0,6	–	2,1
	(1)		(1)
Während der Schulzeit			
in der Familie	72,9	72,2	74,9
	(114)	(78)	(36)
bei Verwandten	2,6	0,9	6,2
	(4)	(1)	(3)
Hort	2,6	3,7	–
	(4)	(4)	
Internatsschule	7,1	6,5	8,4
	(11)	(7)	(4)
Heim	12,2	13,9	8,4
	(19)	(15)	(4)
sonstige	2,6	2,8	2,1
	(4)	(3)	(1)
Jetzt			
in der Familie	62,8	74,1	37,5
	(98)	(80)	(18)
bei Verwandten	0,6	–	2,1
	(1)		(1)
Heim	36,6	25,9	60,4
	(57)	(28)	(29)

geistig Behinderten hauptsächlich in den Kategorien „leichte" und „mittlere" geistige Behinderung zu finden sind. Bei den Personen mit „schwerster" geistiger Behinderung ist die Kontrolle der primären Ausscheidungsfunktionen deutlich häufiger gestört.

Nur wenige der Patienten mit Down Syndrom, und das auch im fortgeschrittenen Alter, sind bezüglich der primären Ausscheidungsfunktionen als pflegebedürftig zu bezeichnen. Bei den über 32jährigen sind 6,3% (N = 3) regelmäßig inkontinent, was die Stuhlkontrolle betrifft, und 2 Personen leiden unter Harninkontinenz (4,2%). Bei den bis zu 31 Jahre alten zeigen 8 Personen Probleme bei der Harnkontinenz (7,2%) und eine Person hat regelmäßig Probleme mit der Stuhlkontrolle.

54

6. Klinisch–Medizinische Untersuchungen

Im medizinischen Teil können wir einerseits auf die retrospektiv gewonnenen Daten der klinischen Anamnese zurückgreifen. Es handelt sich dabei um Informationen zur Aszendenz der Eltern, um spezifische gynäkologische Angaben bzw. um Daten aus dem Schwangerschafts- und dem Geburtsverlauf, welche mit der Geburt des behinderten Kindes in Zusammenhang stehen; ebenfalls wurde der Zustand und die Entwicklung des Patienten in der Neugeborenenzeit erfragt. Ferner wurden Angaben zur Morbidität, der Pharmakotherapie und weiteren spezifischen Therapien erfaßt. Bei der Zusammenstellung dieser retrospektiven Daten wurden Angaben benützt, welche die Eltern zu unterschiedlichen Zeitpunkten machten. So wurden z.B. die Daten zum Schwangerschaftsverlauf schon beim Erstkontakt an der Klinik erhoben, welcher in der Regel in der Kindheit des behinderten Kindes lag. Diese Angaben wurden aus den „alten" Anamnesebeständen in den aktuellen Anamnesebogen übertragen, und lediglich bei fehlenden Werten in retrospektiven Variablen wurden Ergänzungen für die aktuelle Zusammenstellung der Anamnesedaten angestrebt. Dadurch wurde sicherlich die Anzahl der für die Eltern belastenden Fragen auf ein Minimum beschränkt. Weiter dürften die Angaben aus den alten Anamnesen einen höheren Zverlässigkeitswert besitzen und damit auch größere Gültigkeit erreichen, als Angaben, welche erst viele Jahre nach dem Ereignis im Rahmen eines Anamnesegespräches zu registrieren versucht werden.

Andererseits wurden von verschiedenen medizinischen Bereichen aktuelle Werte bzw. Beurteilungen von jeweils ausgewählten Variablen erhoben. Neben einem kompletten klinisch–neurologischen Status des Patienten konnten auch Blut- und Harnuntersuchungen durchgeführt werden. Zytogenetische Bestimmungen der Zellkulturen der Patienten erlaubten eine Bestimmung der Art der Trisomie 21. Zusätzlich wurden bei den Patienten elektroenzephalographische Registrierungen und audiologische und ophthalmologische Untersuchungen durchgeführt und beurteilt.

Zuerst werden die relevanteren Ergebnisse aus den retrospektiven Erhebungen dargestellt. Daran anschließend werden die wichtigtsen Ergebnisse aus den aktuellen Untersuchungsbereichen angeführt und besprochen. Der Vollständigkeit halber werden weitere Ergebnisse zu retrospektiven und aktuellen medizinischen Variablen im Anhang in unkommentierten Tabellen angeführt.

Die Untersuchungsgruppe, von der die Daten aus den retrospektiv medizinischen Variablen stammen, ist identisch mit der Untersuchungsgruppe, welche im Kapitel 5.1. beschrieben wurde.

6.1. Aszendenz der Patienten

Bei der Aszendenz der Patienten wurden vornehmlich klinische Angaben zu Gebrechen und Krankheiten der Eltern der Patienten, der Geschwister und der Großeltern der Patienten erfragt.

Väterlicherseits ist auffällig, daß bei 5,8% (N = 9) der Väter des behinderten Kindes körperliche Behinderungen und bei 2,6% (N = 4) Sinnesbehinderungen registriert werden konnten. Dagegen wurde lediglich bei einer Mutter eine körperliche Behinderung und bei drei Müttern eine Sinnesbehinderung festgestellt. Bei einer Mutter wurde eine leichte Form von geistiger Behinderung beobachtet (0,6%), was der Wahrscheinlichkeit des Auftretens von geistiger Behinderung in der Bevölkerung in etwa entspricht. Sowohl väterlicher als auch mütterlicherseits wurde zu 1,9% (N = 3) eine geistige Behinderung bei ihren Geschwistern mitgeteilt, was deutlich über dem Erwartungswert der Bevölkerung liegt. Bei den Müttern gaben 34 Spontanaborte an, was einem Prozentwert von 21,8 entspricht. Die Häufigkeitsverteilung für weitere Auffälligkeiten in der Aszendenz, zurückgehend bis zu den Großeltern des behinderten Kindes, ist den Tabellen AT 1 und AT 2 zu entnehmen (AT: Anhang Tabelle).

6.2. Gynäkologische-, Schwangerschafts- und Geburtsanamnese

– Die gynäkologische Anamnese

Das durchschnittliche Alter der Mutter bei Eintritt der Menarche lag bei 13,9 Jahren (SA 2,0). Die jüngste Mutter war zum Zeitpunkt der Menarche 11 Jahre alt, als höchstes hierfür angeführtes Alter wurden 24 Jahre angegeben.

Daß die Menses in der Zeit vor der Gravidität des Patienten regelmäßig ablief, gaben 83,8% (N = 131) der befragten Mütter an. Unregelmäßigkeiten bei der Menses in dieser Zeit führten 15,4% (N = 24) der Befragten an. Weiterhin führten aber 73,0% (N = 114) der Mütter eine Dysmenorrhoe an.

Die Frage, ob sie in der Zeit vor der Gravidität des Patienten, gemeint waren hier die drei Monate, die der Befruchtung der Eizelle vorausgingen, Antikonzeptive auf hormoneller Basis verwendeten, verneinten bis auf eine der Mütter alle. Diese hohe Verneinung des Gebrauchs von hormonellen Antikonzeptiva kann größtenteils dadurch erklärt werden, daß zum Zeitpunkt, als sich diese Mütter im gebärfähigen Alter befanden, diese Mittel zur Geburtenkontrolle noch nicht eingeführt waren bzw. daß Antikonzeptiva noch kaum verbreitet waren. Andere Medikamente dagegen nahmen in den sechs Monaten vor der Gravidität des Patienten 9,6% (N = 15) der Mütter.

Laut Angaben der Mütter wurden vor und nach der Geburt des mongoloiden Kindes im Durchschnitt von 2,6 (SA 1,9) Graviditäten insgesamt berichtet. Von den 21,8% der Mütter, die angaben, spontane Aborte erlebt zu haben, wurde im Durchschnitt 2,3 Aborte erwähnt.

– *Die Schwangerschaftsanamnese*

Die Schwangerschaft, welche dann zur Geburt des geistig behinderten Kindes führte, war von 65,9% (N = 103) der Mütter erwünscht. Indifferent zu dieser Schwangerschaft zeigten sich 14,7% (N = 23) und 19,2% (N = 30) der Mütter gaben an, daß die Schwangerschaft eigentlich unerwünscht war. Die Patienten unserer untersuchten Gruppe sind alle vor dem Jahr 1969 geboren. Zu dieser Zeit standen die heute zur Verfügung stehenden Frühdiagnosemethoden, wie Ultraschall, Amniozentese und Chorionbiopsie, noch nicht zur Verfügung, und somit konnten auch zu der Zeit noch keine auf den Ergebnissen solcher Untersuchungen basierenden Beratungen angeboten und durchgeführt werden. Eine Beratung, welche sicherlich für die im Alter von über 35 Jahren schwangeren Frauen von gewisser Bedeutung hätte sein können: Man kennt und kannte auch schon vor 20 Jahren den Zusammenhang zwischen Alter der Mutter bei der Schwangerschaft und der Wahrscheinlichkeit der Geburt eines mongoloiden Kindes. Von besonderer Bedeutung wäre eine solche Diagnostik und Beratung für jene Fälle gewesen, in denen die Schwangerschaft zusätzlich noch unerwünscht war.

Eine Rhesus–Inkompatibilität konnte in 9,6% (N = 15) der Schwangerschaften fest gestellt werden. In all diesen Fällen wurde aber keine Prophylaxe durchgeführt. Alkohol- und Tabakkonsum, während der Schwangerschaft zwei für einen gesunden Schwangerschaftsverlauf nicht besonders förderliche Verhaltensweisen, wurden für Alkohol von 2,6% (N = 4) und für Tabak von 4,5% (N = 7) der Mütter angegeben.

Als Gewichtszunahme während der Schwangerschaft wurde ein Durchschnittswert von 11,2 kg (SA 7,1) angegeben. Die Gewichtszunahme schwankte zwischen 5 und 29 kg.

Die Art der Kindesbewegungen im Mutterleib wurden von 21,2% (N = 33) der Schwangeren mit „lebhaft" beschrieben. „Schwache" Bewegungen nannten 37,2% (N = 58) der Befragten und 41,6% (N = 65) der Mütter bezeichneten die erlebten Bewegungen als „normal".

Die während der Schwangerschaft aufgetauchten Komplikationen sind in Tabelle 15 zusammengefaßt.

Tabelle 15: Graviditätsverlauf und Komplikationen (Mehrfachnennungen möglich) (N = 156).

| | Trimenon | | | | | |
| | 1. | | 2. | | 3. | |
	%	(N)	%	(N)	%	(N)
komplikationslos	27,5	(43)	35,2	(56)	37,8	(58)
Erbrechen	19,2	(30)	10,9	(17)	5,1	(8)
Blutungen	5,1	(8)	2,6	(4)	–	
Medikamente	14,1	(22)	7,7	(12)	4,5	(7)
fieberhafte Erkr.	3,9	(5)	2,6	(4)	1,3	(2)
sonstige Erkr., Op.	5,8	(9)	9,0	(14)	7,1	(11)
Unfall	–	–	0,6	(1)		
psych. Schock	1,3	(2)	1,9	(3)	0,6	(1)
psych. Dauerbelastung	4,5	(7)	5,1	(8)	6,4	(10)
Röntgenuntersuchung	1,9	(3)	0,6	(1)	0,6	(1)
phys. Dauerbelastung	8,3	(13)	9,0	(14)	6,4	(10)

– Die Geburtsanamnese

Zum Zeitpunkt der Geburt des behinderten Kindes war die Kindesmutter durchschnittlich 34,4 Jahre alt (SA 7,0). Die jüngste Mutter war 17 Jahre alt und die älteste Mutter bereits 51 Jahre bei der Geburt ihres mongoloiden Kindes. Die Väter waren mit durchschnittlichen 37,1 Jahren (SA 8,7) um etwas älter als die Mütter. Der jüngste Vater war zum Zeitpunkt der Geburt eben 19 Jahre alt und der älteste Vater zählte schon 64 Jahre. Gebäralter und Zeugungsalter haben sich in den vergangenen Jahren merkbar zu jüngeren Eltern verschoben. Schwangerschaften von Müttern in höherem Gebäralter sind deutlich seltener geworden. Dies kann durch die Zunahme der Verwendung von Antikonzeptiva erklärt werden, aber auch durch die Inanspruchnahme des Schwangerschaftsabbruches infolge humangenetischer Beratungen kann hierbei eine Rolle gespielt haben.

Die Kinder wurden vornehmlich in Krankenhäusern entbunden (80,7%; N = 126). Entbindungsheime wurden noch von 3,2% (N = 5) der Mütter angegeben und in 14,2% (N = 22) wurden die mongoloiden Kinder zu Hause geboren. Drei der Kinder wurden laut Angaben der Mütter nicht am eigentlich geplanten Ort geboren.

Bei der Mehrzahl der Geburten 53,1% (N = 83) handelte es sich um Frühgeburten. Als Kriterium für Frühgeburt wurde jene Niederkunft mit mehr als 10 Tagen vor dem errechneten Geburtstermin gewählt. Über den Termin hinaus Geborene, d.h. also mehr als 10 Tage nach dem errechneten Termin zur Welt gebrachte Kinder, kamen in 3,2% (N = 5) der Geburten vor.

Als Wehendauer wurden im Durchschnitt 8,7 Stunden (SA 11,8) angeführt. Die kürzeste diesbezügliche Angabe war 1 Stunde, die längste 72 Stunden.

In 78,8% der Fälle (N = 123) wurde von einem rechtzeitigen Blasensprung berichtet und bei je 21,2% (N = 33) der Mütter wird ein vorzeitiger bzw. ein verspäteter Blasensprung angeführt. Dabei handelte es sich in 87,2% der Fälle (N = 136) um einen spontanen Blasensprung, bei den restlichen 12,8% (N = 20 wurde der Blasensprung künstlich hervorgerufen.

Als Kindeslage bei der Geburt wurde in 94,9% der Fälle (N = 148) die traditionelle Schädellage angegeben. In 3,8% (N = 6) der Geburten wurde als Kindeslage die Beckenlage angegeben und die Querlage bzw. sonstige Lageanomalien kamen je zu 1,3% (N = 2) vor.

Die Ereignisse während des Geburtsverlaufes sind in Tabelle 16 dargestellt.

Tabelle 16: Geburtsverlauf und Komplikationen. (N = 156)

	Häufigkeit	
	%	(N)
spontan und komplikationslos	76,8	(120)
künstl. Einleitung	2,6	(4)
allg. Narkose	5,8	(9)
Manualhilfe	7,0	(11)
Zange	1,3	(2)
Vakuumextraktion	0,6	(1)
Sectio o. a. Op.	2,6	(4)
Eklampsie	–	
sonstige Komplikationen	3,2	(5)

Das Körpergewicht der Neugeborenen betrug im Durchschnitt 2970,6 Gramm (SA 529,8). Der leichteste Neugeborene hatte ein Gewicht von 1200 Gramm und schwerster Neugeborener war ein mongolider Knabe mit immerhin 4300 Gramm Geburtsgewicht. Die Beurteilung „Untergewichtigkeit" war bei knapp der Hälfte der Neugeborenen (47,4%; N = 74) treffend. Dabei konnte beobachtet werden, daß deutlich mehr Mädchen, nämlich 62,2% (N = 46), (Buben 37,8%) (N = 28) als untergewichtig bei der Geburt eingestuft werden konnten. Bei den Buben wurde ein Körpergewicht von unter 3000g und bei den Mädchen ein Körpergewicht von unter 2800g bei der Geburt als Grenzwert zur Definition von „Untergewichtigkeit" herangezogen.

Die durchschnittliche Körpergröße betrug bei den Neugeborenen 48,4 cm (SA 5,5). Dabei variierte die Größe zwischen 43 und 54 Zentimetern.

Ein sofortiges und kräftiges Schreien konnte bei 59,3 der Neugeborenen beobachtet werden. Mit einer mehrminütigen Verspätung schrieen 36,5% und 1,3% der Neugeborenen brachten spontan nur ein „Wimmern" hervor. 3,2% der Neugeborenen schrien erst nach einer Reanimation.

Der Zustand des Neugeborenen direkt nach der Geburt wird für 72,3% mit unauffällig angegeben. Symptome, welche auf eine Asphyxie schließen lassen, kamen in 21,8% der Fälle vor. Eine Nabelschnuranomalie zeigten 2,6% und eine Geburtsverletzung 3,2% der Neugeborenen.

Die Neugeborenenperiode, also der erste Lebensmonat, wurde für 74,9% der Kinder mit „problemlos" angegeben. Im Inkubator lagen in der Zeit 5,8% und zusätzlichen Sauerstoff bzw. eine Sonderernährung mußte je 1,9% der Neugeborenen zugeführt werden. Einen Transfer in eine Spezialklinik wurde in 14,7% der Fälle veranlaßt.

Die Ikteruswerte waren für die Neugeborenenperiode bei 67,8% der Kinder normal, bei 3,8% hielten sie verlängert und bei 28,8% verstärkt an.

- Zur körperlichen Entwicklung des Kleinkindes

Gestillt wurden 74,9% der Kleinkinder, das restliche Viertel wurde künstlich ernährt. Bei 60,8% wird die Ernährung mit „altersgemäß" angegeben.

Die Zahnung war bei 81,3% aller Kinder problemlos. Buben zeigten deutlich häufiger (26%) Zahnungsprobleme als Mädchen (12%) (Chi-Quadrat = 3,27; df = 1; p < .05). Während der Zahnungszeit litten 23,3% der Buben an Fieber, welches nicht auf andere Ursachen zurückführbar war, demgegenüber waren es bloß 12% der Mädchen, die dieses Symptom zeigten. Zusätzlich zeigten noch 2,7% der Buben Krämpfe, die mit dem Zahnungsgeschehen in Zusammenhang gebracht werden konnten.

Im durchschnittlichen Alter von 37,5 Monaten (SA 20,7) wurden die Kinder „sauber". Als jüngstes Kind wurde ein Mädchen im Alter von 16 Monaten angeführt. Das älteste Kind, ein Knabe, war 9 Jahre alt als er seine Ausscheidungsfunktionen kontrollieren konnte. Über die motorische Entwicklung der Kleinkinder wird in Kapitel 8.2.1. berichtet.

6.3. Morbidität

Neben dem primären Krankheitsbild, dem Mongolismus, treten, zum Teil bedingt durch diese chromosomale Aberration, vermehrt andere, sekundäre Krankheitserscheinungen bei Personen mit Down Syndrom auf. Im folgenden wird auf das epileptische Krankheitsbild bei diesen Personen eingegangen; weiter werden die Häufigkeiten von entzündlichen Krankheitsprozessen, die Verteilung der typischen Kinderkrankheiten und das Vorkommen von operativen Eingriffen angeführt. Über Störungen, welche auf den Wahrnehmungsbereich zurückgeführt werden können, wird an späterer Stelle ausführlich berichtet.

6.3.1. Anfallsleiden

Bei 17 von insgesamt 177 Patienten, das sind rund 10%, konnte eine Vorgeschichte mit epileptischen Ereignissen festgehalten werden. Diese Angaben stammen aus der anamnestischen Befragung sowie aus den neurologischen Aufzeichnungen. Aus Tabelle 17 wird die Verteilung der Patienten mit Anfallsgeschehen ersichtlich. Die Inzidenzangaben in der Literatur zur Epilepsie beim Down Syndrom schwanken zwischen 0% (Benda, 1960), 1,4% (Tatsuno u.a., 1982), 2% (Levinson u.a. 1955), 8% (MacGillivray, 1967) und 10% (Gibbs u.a., 1964). Die Anzahl der Personen mit Down Syndrom, die zusätzlich auch unter epileptischen Anfällen leiden, wird unseres Erachtens heute, auch in Fachkreisen, deutlich unterschätzt. In manchen Berichten wird auch erwähnt, was wir allerdings nicht belegen können, daß mit zunehmendem Alter die Inzidenz der Patienten mit Epilepsie steigt (Veall, 1974; Tangye, 1979).

Zwölf Frauen mit Down Syndrom zeigen eine Vorgeschichte mit Epilepsie. Demgegenüber stehen lediglich 5 Männer, welche zusätzlich zur chromosomalen Störung unter Anfällen leiden. Das Vorkommen von Anfallsgeschehen ist für Personen mit Down Syndrom größer als für die Gesamtpopulation.

Von diesen 10% der Patienten (N = 17), bei denen irgendwann in ihrem Leben epileptische Anfälle beobachtet werden konnten, hatten zum Zeitpunkt der Untersuchung bloß noch 23,5% (N = 4) aktuelle

61

Tabelle 17: Verteilung der Patienten nach Anfallsgeschehen (Prozentsätze bezogen auf die Altersgruppen).

Altersgruppe (N)	Alter	Anfälle %	(N)	keine Anfälle %	(N)
A1 (52)	17–21	7,6	(4)	92,4	(48)
A2 (27)	22–26	22,2	(6)	77,8	(21)
A3 (37)	27–31	10,8	(4)	89,2	(33)
A4 (24)	32–36	8,3	(2)	91,7	(22)
A5 (18)	37–41	–	100,0	(18)	
A6 (19)	≥ 42	5,2	(1)	95,0	(18)
Total (177)	10,0	(17)	90,0	(160)	

Anfallsereignisse. Bei den restlichen 13 Patienten war das Anfallsgeschehen unter Kontrolle. Ein Patient der höchsten Altersgruppe zeigte auch heute noch Anfälle. Bei den anderen Fällen mit noch nicht unter Kontrolle gebrachter Epilepsie handelte es sich je um eine Frau und einen Mann der zweiten Altersklasse und um eine Frau der Altersgruppe der 17 bis 21 Jährigen.

– *Erster Anfall*

Zum Zeitpunkt des erstmalig beobachteten Anfalls betrug das Durchschnittsalter der Patienten 14,4 Jahre (SA 8,4) Bei 13 Patienten ereignete sich der erste Anfall bei Tag. Während dem Schlaf wurde der erste Anfall bloß bei einem Patienten beobachtet und bei drei Patienten trat der erste Anfall beim Aufwachen auf. Bei 13 Patienten trat das epileptische Geschehen plötzlich und unerwartet auf. Zu einem Sturz während des Geschehens kam es bei 12 der Patienten. Ein äußerer Anlaß, welcher für die Auslösung des Anfallsgeschehens verantwortlich gemacht werden konnte, wird bei 5 Patienten (29,4%) angeführt. In einem dieser Fälle war hohes Fieber beim Auslösen des Geschehens verantwortlich. In 70,6% der Fälle gab es offensichtlich kein erklärendes Ereignis für die Auslösung des epileptischen Geschehens.

Der Verlauf des ersten Anfalles wird für die Gruppe wie folgt angegeben (Mehrfachantworten möglich):

Tabelle 18: Verlauf des ersten Anfalls.

– tonisch	in 7 Fällen
– klonisch	in 1 Fall
– tonisch–klonisch	in 6 Fällen
– Absence	in 8 Fällen
– Gesichtsbläße	in 6 Fällen
– blaurot	in 1 Fall
– nicht ansprechbar	in 11 Fällen

Zur Dauer des Anfallsgeschehens wurden, je nach Anfallstyp, Angaben vom Sekundenbereich (Mittelwert 53,8) bis zum Minutenbereich (Mittelwert 12,2) gemacht. Ein längerer Status konnte in keinem der Fälle beobachtet werden.

- Weitere Anfälle

Bei einem Patienten blieb es bei dem einmaligen epileptischen Ereignis. Unter weiterem Anfallsgeschehen, mit ähnlichem Verlauf wie der erste Anfall, litten 76,4% der Patienten (N = 13). Ein veränderter Verlauf im Anfallsgeschehen konnte bei 17,6% der Patienten (N = 3) festgehalten werden.

Bei der Anfallstherapie, obwohl in all diesen Fällen äußerst sorgfältig bestimmt, können zwischen den einzelnen Patienten bis zu dem Zeitpunkt, an dem ein angemessener Therapieeffekt erzielt wurde, starke Schwankungen in den verabreichten Medikationsarten beobachtet werden. So kann eine Therapie bei einem Patienten sofort die gewünschten Veränderungen bewirken, bei einem anderen Patienten mit ähnlichem Anfallsverlauf aber erst zu einem späteren Zeitpunkt einen Erfolg zeigen. Oft mußte die Therapie neu bestimmt werden, weil bestimmte Patienten, unabhängig vom Anfallstyp, auf bestimmte Antiepileptika nicht mehr so deutlich ansprachen. Bei einigen wenigen Patienten gelang es trotz aller Bemühungen nicht, das Anfallsgeschehen völlig unter Kontrolle zu bekommen. In diesen Fällen konnte aber durchaus eine deutliche Reduzierung der Häufigkeit wie auch im Schweregrad des Anfallsgeschehens erzielt werden.

- Aktuelle Anfälle

Derzeit sind 13 Patienten aus der Gruppe mit Anfällen (N = 17) anfallsfrei, das sind 76,4%. Ein Patient leidet unter mehreren Anfällen am Tag; bis zu zwei Anfälle pro Woche haben derzeit noch drei Patienten.

Das letzte Anfallsgeschehen trat in drei Fällen bei Tag auf, bei einem Patienten wurde es beim Aufwachen beobachtet. Ereignete sich das Anfallsgeschehen bei Tag, so wird der Beginn des Anfalles als plötzlich und unerwartet beschrieben; ebenfalls kam es in all diesen Fällen zu einem Sturz während des Anfalles.

Bei zwei Patienten konnte kein besonderer äußerer Anlaß für die Auslösung des epileptischen Anfalles gefunden werden. Bei den beiden anderen Patienten wurden extreme emotionale Situationen, welche dem Anfallsgeschehen kurz vorausgegangen sind, verantwortlich für dessen Auslösung gemacht.

Die Beschreibung des Verlaufes des letzten Anfalles wurde für diese vier Patienten wie folgt angegeben (Tabelle 19, Mehrfachantworten möglich).

Tabelle 19: Verlauf des letzten Anfalls

– tonisch	in 3 Fällen
– klonisch	in 1 Fall
– tonisch-klonisch	in 1 Fällen
– Absence	in 4 Fällen
– Gesichtsbläße	in 3 Fällen
– blaurot	in keinem Fall
– nicht ansprechbar	in 4 Fällen

Die Dauer des letzten Anfalles variierte zwischen einem Sekundenbereich, Mittelwert von 45,5 Sekunden, und einem Minutenbereich, Mittelwert von 7,3 Minuten, und einem längeren Status von circa 50 Minuten.

– Anfallstherapie

Die Beschreibung der Anfallstherapie bezieht sich wieder auf die Gruppe der Patienten, welche in ihrem bisherigen Leben unter Anfällen gelitten haben (N = 17).

Zur Zeit der Erhebungen standen noch 82,3% der Patienten (N = 14) unter antiepileptischer Therapie. Von diesen Patienten waren aber 10 seit längerer Zeit, d.h. mehr als 5 Jahre, anfallsfrei. Keine entsprechende medikamentöse Therapie bei gleichzeitiger Anfallsfreiheit wurde bei 3, d.h. 17,6% der Patienten, registriert.

Hinsichtlich der epileptischen Anfälle wurde der Therapieeffekt in 13 Fällen (76,4%) mit „gebessert" angegeben und in je 2 Fällen (11,8%) wurde gesagt, daß trotz Therapie das Anfallsgeschehen unverändert bzw. es sich sogar verschlechtert hätte.

Bei 9 Patienten wurden von keinen wesentlichen Nebenwirkungen der Antiepileptika berichtet . Angaben, daß Patienten mit erhöhter Müdigkeit auf Antiepileptika reagierten, wurden in 6 Fällen (35,3%) gemacht, und in 2 Fällen (11,8%) wird ein drastischer Leistungsabfall berichtet. Andere Verhaltensveränderungen, wie Aggressivität bzw. die für Anfallspatienten typische „Klebrigkeit", oder aber somatische Begleiterscheinungen (wie z.B.: Hautreaktionen oder vermehrter Haarausfall) wurden nicht beobachtet.

- Antiepileptika

In der weiter unten angeführten Verteilung zur Anwendungshäufigkeit der verschiedenen Antiepileptika sind Mehrfachnennungen innerhalb eines Patienten möglich. Um die, für den jeweiligen Patienten günstigsten Medikamente bzw. günstigsten Medikamentenkombinationen zu bestimmen, d.h. jene Substanzen ausfindig zu machen, welche das Ziel, nämlich die Anfallsfreiheit, erreichen und dabei das Ausmaß an Nebenwirkungen in vertretbaren Grenzen halten, mußte in vielen Fällen trotz großer Erfahrung „herumprobiert" werden, bis Substanzbestimmung und gewünschter Effekt in etwa übereinstimmten. Weiter führen auch Veränderungen in der Epilepsieart zu entsprechenden Veränderungen der medikamentösen Therapie.

Für die Behandlung der Epilepsie sind sechs verschiedene Medikamente zur Anwendung gekommen (siehe Tabelle 20).

Tabelle 20: Verteilung der verabreichten Antiepileptika
(Mehrfachnennungen möglich) (N = 17).

Handelsname	Internationaler Freiname	N	(%)
Tegretol	(Carbamazepin)	13	(76,4)
Mysoline	(Primodin)	4	(23,5)
Rivotril	(Benzodiazepinderivat)	3	(17,6)
Convulex	(Valproinsäure)	2	(11,8)
Simatin	(Ethosuximid)	1	(5,9)
Ergenyl	(Valproinsäure)	1	(5,9)

Bei der petit-mal Epilepsieform wurde bevorzugt Rivotril, Convulex und Simatin verwendet. Darüberhinaus wurde Convulex auch bei grand-maux Anfällen vom Typ Aufwachepilepsie eingesetzt. Tegretol, Ergenyl und Mysoline wurden ausschließlich zur Behandlung der typischen grand-maux Epilepsien verwendet.

Als Nebenwirkungen dieser Medikamente hatte man vor allem mit Müdigkeit und Schläfrigkeit zu rechnen. Aber auch Übelkeit, Appetitlosigkeit, Ataxien und motorische Koordinationsstörungen, sowie Veränderungen im Blutbild waren zu erwarten. Bei letztere besteht allerdings eine deutliche Dosisabhängigkeit.

- Schlußfolgerungen

Generell kann festgehalten werden, daß sich die Patienten mit Anfallsgeschehen zum größten Teil in den drei jüngsten Altersgruppen finden. Bei den meisten Anfallspatienten datiert das Anfallsgeschehen aus der Kindheit. Nur wenige Patienten wurden erst in der Pubertät zusätzlich zum Anfallsspatienten. In den drei ältesten Gruppen, also Patienten mit über 31 Jahren, fanden wir kaum noch Personen, welche in ihrer Lebensgeschichte Anfallsereignisse zu verzeichnen hatten. Es kann also geschlußfolgert werden, daß die Kombination von Down Syndrom und epileptischem Leiden eine eher reduzierte Lebenserwartung für den Patienten bedeutet.

6.3.2. Kinderkrankheiten

Die Erkrankung mongoloider Kinder an sogenannten Kinderkrankheiten ist die Regel. Diese Krankheiten haben bei mongoloiden meistens einen viel stärkeren Verlauf als bei nicht mongoloiden Kindern. Außerdem kann beobachtet werden, daß mongolide Kinder häufiger unter jenen typischen Kinderkrankheiten leiden, die bei nicht mongoloiden Kindern eher selten zu beobachten sind.

Die Häufigkeitsverteilung der wichtigsten Kinderkranheiten der Untersuchungsgruppe sind in Tabelle 21 zusammengefaßt.

Tabelle 21: Häufigkeit von typischen Kinderkrankheiten (N = 156).

Krankheit	Häufigkeit %	(N)
Masern	53,1	(83)
Varizellen	35,8	(56)
Röteln	24,9	(39)
Scharlach	19,8	(31)
Mumps	17,9	(28)
Pertussis	5,8	(9)

6.3.3. Operative Eingriffe

Tabelle 22 zeigt die Verteilung von chirurgischen Eingriffen, welche zu irgendeinem Zeitpunkt im Leben der Patienten mit Down Syndrom durchgeführt wurden. Dabei sind nicht all diese Operationen auf unsere Empfehlungen oder Interventionen zurückführbar.

Die Tonsillektomie wurde bei Männern (64,4%) deutlich häufiger durchgeführt als bei Frauen (44,3%). Häufig wird eine Adenotomie und Tonsillektomie indiziert, um Symptome wie Schnarchen und Schlafapnoe, beides Symptome, die gehäuft bei Mongoloiden vorkommen, zu reduzieren. Es konnte aber nachgezeigt werden, daß diese Operationen keinen Einfluß auf die genannten Variablen haben (Kavanagh u.a., 1986).

Tabelle 22: Häufigkeit von operativen Eingriffen in der Untersuchungsgruppe (N = 156)

Operationsart	Häufigkeit %	(N)
Tonsillektomie	53,1	(83)
Appendektomie	12,8	(20)
Adenotomie	12,2	(19)
Hypophysenverpflanzung	4,5	(7)
Herniotomie	3,8	(6)
Augenoperation	1,9	(3)
Omphalozele	1,9	(3)
Knieoperation	1,3	(2)
Cholezystektomie	1,3	(2)
Magenoperation	0,6	(1)

Bei 7 Frauen mit Down Syndrom wurde von einer Sterilisierung durch Tubenligatur berichtet. Das sind bezogen auf die weiblichen Personen der Untersuchungsgruppe 8,4%. Als Motiv für die Durchführung einer Tubenligatur war die sexuelle Exposition maßgebend, d.h. der Mißbrauch oder die Gefahr des sexuellen Mißbrauches durch sogenannte „Gesunde". Eine Indikation wegen der Gefahr der Schwängerung durch geistig behinderte Männer oder Jugendliche lehnen wir ab, da dies nur dann möglich ist, wenn das Erziehungs- und Betreuungssystem in Wohnheimen und Werkstätten versagt, und eine Förderung sexueller Beziehungen, ja sogar eine Anleitung zum sexuellen Verhalten durch sogenannte „Behinderten-Romantiker", im Sinne eines falsch verstandenen „Normalisierungs-Prinzips" erfolgt.

Die oben angeführten Gründe zur Indikation der Sterilisierung bei geistig Behinderten können als soziale Indikationen verstanden werden, welche nach der ärztlichen Berufsordnung zulässig sind. Daneben gibt es noch eine Reihe anderer Indikationen, welche von der rein medizinischen über die genetische bis zur familienplanerischen reichen. Die Probleme, welche mit dem Eingriff der Sterilisierung verbunden sind, reichen von der Einsichtsfähigkeit und der Einwilligungsfähigkeit der betroffenen Person bis zu etwaigen Prognosen hinsichtlich möglicher Nachreifungsprozesse, was wiederum mit dem Zeitpunkt des Eingriffes in Zusammenhang steht. In diesem Kontext sei auf die Einbecker Workshops verwiesen, bei denen versucht wurde, die aktuelle Problematik der Sterilisierung bei geistig Behinderten möglichst von allen Standpunkten her zu diskutieren und entsprechende Empfehlungen zu diesem äußerst sensiblen Bereich aus der Humanethik abzugeben (vergleiche Hiersche u.a., 1988).

6.3.4. Allgemeine Erkrankungen

Es ist bekannt, daß Personen mit Down Syndrom wegen eines generellen schwachen Immunsystems (Ugazio u.a., 1978) anfälliger für allgemeine Erkrankungen, insbesonders aber anfälliger für entzündliche Erkrankungen sind. Wie feinfühlig das Immunsystem mit chronischen Befindlichkeiten bzw. psychischen Belastungen interagiert, konnte in den Arbeiten von McMillan u.a. (1975) gezeigt werden. Hier kam es zu eindeutigen Schwankungen in der Konzentration bestimmter Immunoglobuline im Zusammenhang mit der Wohnsituation, Heim versus zu Hause, der mongoloiden Jugendlichen. In Tabelle 23 ist die Häufigkeitsverteilung von entzündlichen, viralen, bakteriellen und sonstigen Erkrankungen angeführt, welche aus der Untersuchungsgruppe bekannt waren.

Tabelle 23: Häufigkeit von allgemeinen Erkrankungen in der Untersuchungsgruppe (N = 156).

Krankheiten	Häufigkeit	
	%	(N)
Pneumonie	26,9	(42)
Bronchitis	26,3	(41)
Hypotonie	16,0	(25)
Vitium Cordis	14,7	(23)
Otitis Media	14,4	(22)
Chronische Rhinitis	8,3	(13)
Blepharitis	5,1	(8)
Hepatitis	3,8	(6)
Varizen	3,2	(5)
Diphterie	2,6	(4)
Gastritis	2,6	(4)
Gasteroenteritis	1,9	(3)
Enteritis	1,9	(3)
Tuberkulose	1,9	(3)
Pharyngitis	1,3	(2)
Stomatitis	1,3	(2)
Furunkulose	1,3	(2)
Skabies	0,6	(1)
Meningitis	0,6	(1)
Myringitis	0,6	(1)
Laryngitis	0,6	(1)
Gingivitis	0,6	(1)
Hämorrhoiden	0,6	(1)

Die Häufigkeitsangaben zum angeborenen Herzfehler bei mongoloiden Kindern schwanken zwischen 7 und 70% (Storm, 1986 a). Die Mortalität bei Personen mit Down Syndrom, welche auf den angeborenen Herzfehler zurückgeführt werden können, ist in jungen Jahren deutlich hoch und nimmt mit zunehmendem Alter ab (Murdoch, 1985). Letzteres ist sicherlich die Erklärung dafür, daß wir in unserer Untersuchungsgruppe so wenige Personen mit angeborenem Herzfehler haben.

Die chronische Rhinitis wurde ausschließlich in den jüngeren Jahrgängen festgestellt (von 17 bis 31 Jahren).

6.3.5. Allergien und psychosomatische Erkrankungen

– Psychosomatische Beschwerden

Bei 56,3% (N = 88) der Patienten wurden psychosomatische Beschwerden von seiten der Eltern erwähnt. Schlafstörungen kamen relativ selten vor. Bei 88,3% (N = 138) der Mongoloiden wurden keine Schlafstörungen beobachtet; Einschlafstörungen wurden bei 4,5% (N = 7) erwähnt; unter Durchschlafstörungen litten nur 3,8% (N = 6) und 2,6% (N = 4) war mit Pavor nocturnus Zuständen geplagt. Das Vorkommen von Allergien und sonstigenn psychosomatischen Beschwerden ist in Tabelle 24 zusammengefaßt.

Tabelle 24: Häufigkeit für Allergien und psychosomatische Erkrankungen (N = 156).

Erkrankung	Häufigkeit	
	%	(N)
Allergie	10,2	(16)
Akne 1,9	(3)	
Migräne	1,3	(2)

Sehr selten kommen Fälle von Anorexia Nervosa bei Personen mit Down Syndrom vor. In der Untersuchungsgruppe wurde diese Störungsform bei einem männlichen Jugendlichen nachgezeigt. In der Arbeit von Cottrell und Crisp (1984) wird ein entsprechender Fall ausführlich dargestellt.

6.3.6. Sonstige körperliche Störungen

Eine ausgeprägte Gehstörung konnte bei 2 Patienten festgestellt werden. Als Ätiologie für diese Störung kann bei einem Patienten eine rechtseitige Hemiparese, erworben durch einen Unfall, angeführt werden. Bei der anderen Patientin war die Gehstörung auf eine Kniegelenksstörung zurückzuführen. Weiter konnte bei einem Patienten eine angeborene Hüftgelenkluxuation festgestellt werden. Abgesehen von diesen 3 Fällen, in denen die Ursache Gehstörung und somit eine Gehbehinderung klar nachzuweisen sind, wird weiter hinten von Gehbehinderungen berichtet, die vornehmlich auf extreme Übergewichtigkeit bzw. auf altersbedingte Fortbewegungsprobleme zurückgeführt werden können.

6.4. Pharmakotherapie

– Impfungen

Die Tabelle 25 zeigt die relative Verteilung der im Kindesalter verabreichten Impfungsarten bei Patienten mit Down Syndrom.

Tabelle 25: Impfungsarten bei Kindern mit Down Syndrom (N = 156).

Impfungsart	Häufigkeit %	(N)	< 32 Jahre % (N = 108)		> 31 Jahre % (N = 48)	
BCG	49,3	(77)	63,0	(68)	18,8	(9)
Diphtherie	39,1	(61)	51,9	(56)	10,4	(5)
Pertussis	27,5	(43)	38,0	(41)	4,2	(2)
Tetanus	58,9	(92)	67,6	(73)	39,6	(19)
Rubeolen	3,8	(6)	5,6	(6)	–	
Masern	5,1	(8)	7,4	(8)	–	
Mumps	1,9	(3)	2,8	(3)	–	
Pocken	22,4	(35)	20,4	(22)	27,1	(13)
Polio	67,2	(105)	74,1	(80)	52,1	(25)
FSME	33,3	(52)	33,3	(36)	33,3	(16)

Dieser recht niedrige Anteil von geimpften Kindern mit Down Syndrom ist auf die Impfgewohnheiten für Kinder mit geistiger Behinderung von vor 20 bis 30 Jahren zurückzuführen. Damals war es eher die Ausnahme, daß geistig behinderte Kinder geimpft wurden. Heute bekommen Kinder mit Down Syndrom genau die gleichen Impfungen verabreicht wie nicht behinderte Kinder (Spiess, 1984).

– Pharmakotherapie

Die am häufigsten verordneten Medikamente bei erwachsenen Personen mit Down Syndrom werden im folgenden nach traditioneller pharmakologischer Systematik angeführt. Es sind Mehrfachnennungen sowohl innerhalb einer Kategorie als auch zwischen den Kategorien möglich. Die statistischen Angaben beziehen sich auf die Personen, welche in der Anamnese erfaßt wurden (N = 156). Über die medikamentöse Therapie bei Mongoloiden mit Epilepsie wurde im Abschnitt 6.3.1. berichtet.

- Analeptika

Peripher und zentral anregende Medikamente, Analeptika, vornehmlich zur Regulierung von hypotonen und orthostatischen Kreislaufregulationsstörungen gedacht, aber auch verabreicht, um ihre Wirkungen als psychotropes Energeticum auszuschöpfen, wurden bei 19,2% (N = 30) der Patienten verwendet. Als die am häufigsten verabreichten Mittel sind die peripher anregende Substanz Effortil sowie das Mischpräparat Reaktivan zu nennen.

- Neurodynamica

Neurodynamica werden jene Medikamente genannt, welche zur Steigerung des zerebralen Stoffwechsels und zur Ankurbelung der zerebralen Durchblutung bei zerebralen Abbauerscheinungen, beim hirnorganischen Psychosyndrom sowie bei generellen funktionell–zerebralen Leistungsminderungen eingesetzt werden. Dies ist die Medikamentengruppe, welche erwachsenen Personen mit Down Syndrom am zweithäufigsten verabreicht wurde, nämlich bei 40,9% (N = 64) der Patienten. Der Häufigkeit nach an erster Stelle wurde Encephabol eingesetzt, gefolgt von Neuroglutamin, einer Substanz, welche von uns nicht verordnet wurde und wird. Weiter wurden auch noch Nootropil und Stutgeron verwendet.

Zur Behebung von zerebralen Durchblutungsstörungen wurde in wenigen Fällen (16,0%; N = 25) Gebrauch von Secale Präparaten (Mutterkornpräparate) wie Dusodril und Hydergyn gemacht.

- Neuroleptika

Die Verwendung von Neuroleptika, auch Antipsychotika oder Major Tranquilizer genannt, war bei 14,1% (N = 22) der Patienten notwendig. Dabei waren zum gleichen Anteil Phenotiazin–Derivate wie Deanxit, Melleril, Neuleptil und Psyquil, und Thiaxabthen–Derivate wie Sordinol und Truxal sowie sonstige Neuroleptika wie Dogmatil und Haldol vertreten. Um die extrapiramidale Nebenwirkungssymptomatik zu kontrollieren, wurde meist das Anti–Parkinson Präparat Kemadrin verwendet.

Die Verteilung der Patienten, die mit antipsychotischen Medikamenten behandelt worden sind, mag von den Verteilungsangaben, welche aus den klinischen Beobachtungen zum psychotischen Zustandsbild, oder aber auch von den Ergebnissen, welche im Beitrag zum psychopathologischen Bild der Patienten gemacht worden sind, leicht abweichen. Man könnte aus dieser Differenz, daß nämlich mehr Patienten klinisch als psychotisch beschrieben statt tatsächlich entsprechend behandelt werden, auf mangelnde Therapie schließen. Das stimmt insoweit, als man bedenkt, daß auch jene Patienten, welche in Heimen leben, in der klinischen Untersuchung berücksichtigt wurden. Und unter diesen Patienten kommt dieses psychotische Zustandsbild gleichwohl vor, konnte aber, was seine bisherige therapeutische Behandlung anbelangt, nicht genau erfaßt werden. Der medikamentösen Behandlung psychiatirscher Zustandsbilder wie Depression und Psychose bei erwachsenen Personen mit geistiger Behinderung wurde bisher wenig Aufmerksamkeit geschenkt, und dementsprechend liegen auch nur sehr wenige Erfahrungsberichte vor (Jancar, 1984; James, 1986).

– Tranquilizer

Hierunter sind die Minor Tranquilizer subsummiert, welche bei 10,2% (N = 16) der Patienten verabreicht wurden. Sie werden vor allem beim Auftreten von diffusen Angstzuständen und inneren Spannungszuständen, sowie bei psychischer Unruhe und den weniger häufig vorkommenden Schlafstörungen verordnet. Bei allen verwendeten Medikamenten handelt es sich um Benzodiazepin–Präparate. Das beliebteste hierbei ist Temesta, gefolgt von Mogadon, Valium und Adumbran.

– Antidepressiva

Von der Verabreichung von Antidepressiva wurde bei 5,1% (N = 8) aller Patienten berichtet. Dabei wurde fast ausschließlich auf die sogenannten Thymoleptika zurückgegriffen, wie z.B. Anafranil, Limbitrol, Tofranil, Noveril und Insidon. In nur wenigen Fällen (N = 3) wurde das Trazodon–hydrochlorid Präparat Trittico verwendet.

– Schilddrüsenhormonpräparate

Es ist bekannt, daß sehr viele Personen mit Down Syndrom unter Hypothyreodismus leiden, d.h. sehr niedrige Schilddrüsenfunktionswerte aufzeigen , welche aber in den wenigsten Fällen als echte pathologische Werte angesehen werden können. Aus der Literatur können Häufigkeitsschwankungen für Fälle mit Hypothyreodismus zwischen 13% und 54% angeführt werden (Korsager u.a., 1978; Baxter u.a., 1975). Es handelt sich also hierbei nicht um einen primären klinischen Hypothyreodismus. Aus der gleichen Literatur ist ebenfalls bekannt, daß ältere Personen mit Down Syndrom deutlich häufiger eine Unterfunktion der Schilddrüse entwickeln als gleich alte normale Personen. Bei 9,6% (N = 15) der Patienten ist eine „echte" Hypothyreose festgestellt und auch entsprechend behandelt worden. Zum Einsatz kamen am häufigsten Combithyrex, gefolgt von Tyreosan und Thyrex. Durch die Thyroid Ersatztherapie konnten die erwünschten Veränderungen erzielt werden (vergleiche auch Korsager und Andersen, 1979). Weiter sei in diesem Zusammenhang erwähnt, daß eine schwere Unterfunktion, aber auch eine chronisch leichte Unterfunktion der Schilddrüse beim Patienten zu einem klinischen Bild führen können, welches dem der frühen Stadien der Demenz sehr ähnlich ist. In diesen Fällen kann die Behandlung mit entsprechenden Präparaten zur Reduktion bzw. zum Verschwinden der Demenzsymptomatik führen (Thase, 1982 b).

– *Vitaminpräparate*

Bei allen verwendeten Vitaminpräparaten waren Vitamin B– Komplexe vorherrschend. Diese wurden bei 91,5% (N = 143) der Patienten regelmäßig verabreicht. Am häufgsten wurde Hepavit, ein Vitamin B–12 Präparat, verabreicht, nämlich bei 81,3% (N = 127) der Patienten. Hepavit wird seit Jahren an alle Kinder, ab ihrer Erstuntersuchung an der Klinik, in der Depotform verabreicht. Aber auch die jugendlichen und erwachsenen Mongoloiden werden regelmäßig mit diesem Präparat behandelt. Es besteht die Vermutung, daß zwischen dieser routinemäßigen Vergabe von Vitamin B–12 und der gegen alle Erwartungen an unserer Klinik *nicht* bestehenden Inzidenz von Leukämiefällen bei der Patientengruppe aller Down Syndrom Personen ein direkter, aber noch nicht geklärter Zusammenhang besteht (vergleiche hierzu Kapitel 10.).

Neben Hepavit wurden noch Erycytol (Vitamin B–12 Präparat), Hexobion (Vitamin B–6 Präparat) und Multibionta (Mischpräparat Vit. A, B–1, B–2, B–6 und C) verabreicht. Die metabolischen Funktionen der verschiedenen Vitamine sind noch nicht bis ins Letzte geklärt. Auch ist noch nicht klar nachgewiesen, in wiefern bei vorliegender Hypovitaminose, bedingt durch eine generelle Schwäche der Resorption bzw. der funktionsgrechten biologischen Verwendung der Vitaminstoffe, die Verabreichung von entsprechenden Vitaminpräparaten den genannten Dysfunktionen positiv entgegenwirkt (Barden, 1977).

Unsere Erfahrungen bestärken uns aber zur systematischen Verabreichung von Vitaminmischpräparaten bei Kindern, Jungendlichen und Erwachsenen mit geistiger Behinderung und speziell mit Down Syndrom.

Die Verabreichung von Vitaminmegadosen bei behinderten Kindern und speziell bei Kindern mit Down Syndrom erfolgt nicht selten mit dem Hinweis, daß ein günstigerer Entwicklunsverlauf beim Kind zu erwarten wäre, ja sogar eine deutliche Verbesserung in den kognitiven Leistungen des Kindes hierdurch erzielt werden könnte (Harrell u.a., 1981). Diese irreführende Hoffnungsmacherei bei Eltern kann auch bei anderen „Heilmethoden" beobachtet werden, auf die wir noch an entsprechender Stelle zu sprechen kommen. Von einem seriösen wissenschaftlichen Standpunkt her kann die Behauptung, daß es direkte Zusammenhänge zwischen der Verabreichung von Vitaminpräparaten und dem kognitiven Leistungsniveau gäbe, als nicht haltbar eingestuft werden, ja sie muß entschieden abgewiesen werden. Die Studien von Smith u.a. (1984) und von Coleman u.a. (1985), beide im „double-blind" Design ausgeführt, können als aktuelle Belege hierfür angeführt werden.

Vielmehr gibt es für die Verabreichung von Vitaminen bei geistig Behinderten fachlich vertretbare Begründungen, die auf eindeutigen wissenschaftlichen Grundlagen basieren. So konnte nachgewiesen werden, daß Vitamin B-12, welches in mangelnder Konzentration bei Neuropathie, Demenz und bei geistig behinderten Kindern nachgewiesen werden konnte (Walton, 1977; Hoey u.a., 1982), neben der Folsäure eine bedeutende Rolle bei der Biosynthese von monaminergen Neurotransmittern spielen kann (Hamon u.a., 1986). Beide beschleunigen die Biosynthese von BH4 (tetrahydrobioterin), einem essentiellen Co-Faktor bei der Hydroxylierung von Tyrosin und Tryptophan, welche wiederum bei der Synthese der monoaminen Neurotransmitter benötigt werden (Leeming u.a., 1981).

– Sympathicomimetica

Blutdrucksteigernde Medikamente werden bei 5,7% (N = 9) der Patienten verabreicht, um die Hypotonie zu bekämpfen. Dabei werden die Präparate Amphodin und Heptylon verwendet; auch das Vasodilatantium Carnigen wird hierfür eingesetzt.

– Digitalispräparate

Bei schwacher Kontraktionskraft des Herzmuskels wurde auf Lanitop zurückgegriffen. Das gleiche Medikament wurde auch bei latenter

Herzinsuffizienz und bei altersschwachen Herzen eingesetzt. Insgesamt wurde es bei 4,5% (N = 7) der Patienten verwendet.

– *Glandula Pinealis Präparate*
Epiphysan, ein Präparat, welches aus Extrakten der Zwirbeldrüse besteht und zur Reduzierung von übersteigerten sexuellen Trieben eingesetzt wird, wurde bei insgesamt 36 Patienten (23,1%) verwendet.

– *Sedativa*
Bei keinem der Patienten wurde über den Gebrauch von Schlafmitteln (Sedativa) oder von Weckaminen berichtet. Entsprechende Präparate sind von uns noch bei keinem Patienten verordnert worden.

– *Schlußfolgerungen*
Die Verwendungshäufigkeit psychopharmakologischer Substanzen ist in unserer Gruppe deutlich niederiger, als dies aus den Angaben bezogen auf die Gruppe der geistig Behinderten von Day (1987) hervorgeht. Die Verwendung der verschiedenen anderen pharmakologischen Substanzen in der Untersuchungsgruppe entspricht in etwa jenen Häufigkeiten, die in der Überblicksarbeit zur Pharmakotherapie bei geistig Behinderten von Aman (1987) angeführt sind. Zur Psychopharmakologie bei geistig Behinderten bleibt zu sagen, daß bestimmtes Verhalten, welches bei Personen mit durchschnittlicher Intelligenz als pathologisch anzusehen ist, bei Personen mit geistiger Behinderung durchaus ihrem Entwicklungsniveau entspricht und eine Behandlung fragwürdig erscheinen läßt. Letzteres wird dadurch erhärtet, daß trotz entsprechender pharmakologischer Behandlung die gewünschten Therapieerfolge nicht erzielt werden (Reid, 1983; Murphy, 1983). Nach Meins (1989) soll die psychopharmakologische Behandlung bei geistig Behinderten und die Überwachung dieser Therapie in einem interdisziplinären Rahmen stattfinden. Dies ist eine Forderung, die bei allen Therapien, besonders wenn bei geistig behinderten Personen angewendet, gefordert werden soll, da nicht davon ausgegangen werden kann, daß die Behandlungen immer nach rationalen Gesichtspunkten erfolgen.

6.5. Spezielle Therapien

Unter besonderen Therapien wurden jene Behandlungen erfaßt, welchen die Patienten ab ihrem 17ten Lebensjahr unterzogen wurden. Dabei handelt es sich um Therapien wie Logopädie, Physiotherapie, orthopädische Therapien bzw. Psychotherapie. Die Methoden dieser Therapien basieren auf wissenschaftlichen Erkenntnissen, somit ist ihre Anwendung im richtig indizierten Fall notwendig und gerechtfertigt und wird auch von uns vertreten.

Dies steht im krassen Gegensatz zu anderen, durchaus modischen „Therpapien" bzw. „Heilmethoden", die auf keinem wissenschaftlichem Boden stehen und meistens aus geschäftssüchtigen Motiven von bestimmten Personen mit viel Hoffnungsmacherei den Betroffenen bzw. deren Angehörigen angeboten werden; hier ist vor allem die Frischzelltherapie gemeint (siehe Tabelle 26). Die Propagierung der positiven Effekte auf die Entwicklung bei behinderten Kindern, insbesonders deren geistige Entwicklung, hat nicht selten bei den Eltern zu der Reaktion geführt, daß sie sich, wie an einem „letzten Strohhalm haltend", an die Zelltherapie wandten. Bei den hohen Kosten, die eine Frischzelltherapie mit sich bringt, wird es verständlich, daß man eher dazu neigt, von einer positiven, ja sogar wundersamen, Wirkung der Therapie zu reden. Bereits 1960 haben wir die sogenannte Frischzelltherapie als histologischen Unsinn bezeichnet. Es gibt keine einzige auch nur annähernd seriöse Publikation über etwaige Therapieerfolge. In der BRD sind in den letzten Jahren einige Todesfälle bekannt geworden, die eindeutig auf die Injektion bei sogenannten „Firschzellkuren" zurückgeführt werden konnten. Daß sich die so sehr berechtigte Skepsis daraufhin auch in der BRD durchgesetzt hat, ist erfreulich.

Tabelle 26: Häufigkeit von sonstigen Therapien bei erwachsenen Patienten mit Down Syndrom (N = 156).
(Mehrfachnennungen möglich)

Therapieform	%	(N)
Logopädie	34,0	(53)
Physiotherapie	1,9	(3)
Orthopädie	0,6	(1)
Psychotherapie	0,6	(1)
Frischzelltherapie (erfolgten außerhalb der Klinik)	2,6	(4)
keine Sondertherapie	65,0	(101)

6.6. Zytogenetische Befunde

Bei den zytogenetischen Untersuchungen ging es darum, den exakten Chromosomensatz der Patienten zu bestimmen und hierdurch die Art der Trisomie 21 genau nachzuweisen. Auf der Grundlage von Blutzellen wurde eine Kultur dieser Zellen gezüchtet. Die sich teilenden Zellen wurden dann, durch Zugabe eines Spindelgiftes, genau zum Zeitpunkt der Metaphase in ihrem Teilungsprozeß gestoppt. Daraufhin

wurden die Chromosomen angefärbt und nach ihrer Größe, ihrer An-
färbbarkeit bzw. dem sich daraus ergebenden Bandenmuster und der
Lage des Zentromers klassifiziert.

Anhand dieser Klassifikation ließen sich die verschiedenen Arten
von Trisomie 21 bestimmen. In Tabelle 27 ist die Verteilung der Patienten hinsichtlich der Art der Trisomie 21 dargestellt. Die Zellkultur
wurde bei 159 (84,5%) Patienten erfolgreich durchgeführt. Bei 29 Patienten (15,4%) konnten wegen nicht vorhandener Zellkultur bzw.
nicht günstig gewachsener Zellkultur keine genauen Bestimmungen
bezüglich der Art der Trisomie 21 durchgeführt werden.

Tabelle 27: Verteilung der Arten von Trisomie 21 (N = 159).

Trisomieart	Häufigkeit	
	%	(N)
Non-Disjunction Trisomie	151	(93,6)
Translokations-Trisomie	5	(3,1)
Mosaik-Trisomie	3	(1,9)
Gesamt	159	(100)

Die Verteilung der Arten von Trisomie 21 in unserer Untersuchungsgruppe entspricht in etwa den aus der Literatur bekannten diesbezüglichen Häufigkeitsangaben. Diese Angaben schwanken für die Non-
Disjunction-Trisomie (freie Trisomie) zwischen 95 und 96 %. Bei der
Translokations-Trisomie werden Angaben zwischen 3,5 und 4,8 % gemacht. Und Häufigkeitswerte zwischen 1,2 und 2 % werden für die
Mosaik-Trisomieart angeführt (vergleiche Giraud und Mattei, 1975;
Yunis, 1977). Somit kann unsere Untersuchungsgruppe, nach zytogenetischen Gesichtspunkten betrachtet, als normalverteilt eingestuft
werden.

6.7. Klinisch-neurologische Statusuntersuchungen

6.7.1. Einleitung und Untersuchungsgruppe

a) Einleitung

Zuerst werden Beurteilungen zu medizinisch-morphologischen Kennwerten angeführt. Aus diesen Kennwerten können wertvolle diagnostische Hinweise für akute Erkrankungen bzw. Störungen von bestimmten hormonellen Systemen gewonnen werden (Rett und Seidler, 1981
b). Weiter werden Ergebnisse zu Untersuchungen bestimmter Parame-

ter des Herz–Kreislauf–Systems und die Ergebnisse von spezifischen neurologischen Untersuchungen angeführt. Bei letzteren handelt es sich vor allem um die klassischen neurologischen Reflexüberprüfungen.

Das Ziel dieses Untersuchungsteils ist eine Beschreibung der allgemeinen körperlichen Verfassung und des organischen Gesundheitszustand bei erwachsenen mongoloiden Personen. Umfassende Berichte und Angaben über den allgemeinen körperlichen und neurologischen Status sind uns, abgesehen von einigen Publikationen, die sich mit ausgewählten klinisch–medizinischen Variablen beschäftigen (e.g.: Loesch-Mdzewska, 1968), nicht für erwachsene Personen mit Down Syndrom bekannt.

Diese Untersuchungen wurden von erfahrenen Fachärzten durchgeführt und die Beurteilung der untersuchten qualitativen Parameter wurden in einen bezüglich der Operationalisierung der Parameter standardisierten Erfassungsbogen eingetragen. Die untersuchenden Fachärzte können alle auf jahrzehntelange gemeinsame Zusammenarbeit hinweisen. Aus dieser engen Zusammenarbeit kann man sagen, daß sich die Beurteilungskriterien, welche die einzelnen Ärzte für die Bewertung ihrer Untersuchungen anlegen, gegenseitig sehr angeglichen sind. Wir können also eine recht hohe Zuverlässigkeit in der Beurteilung zwischen den einzelnen Ärzten annehmen.

b) Untersuchungsgruppe

Die medizinischen Untersuchungen konnten bei 177 Patienten mit Down Syndrom durchgeführt werden. Die Verteilung nach Altersgruppen und Geschlecht dieser Patienten kann der Tabelle 28 entnommen werden.

Tabelle 28: Anzahl und Anteil der Personen mit Down Syndrom nach Altersklassen (N = 177).

Altersklasse	Alter (Jahre)	männlich N (%)	weiblich N (%)	gesamt N (%)
A1	17–21	24 (46,2)	28 (53,8)	52 (29,4)
A2	22–26	13 (48,1)	14 (51,9)	27 (15,3)
A3	27–31	15 (41,7)	21 (58,3)	36 (20,3)
A4	32–36	9 (37,5)	15 (62,5)	24 (13,5)
A5	37–41	9 (50,0)	9 (50,0)	18 (10,2)

Altersklasse	Alter (Jahre)	männlich N (%)	weiblich N (%)	gesamt N (%)
A6	≧ 42	11 (55,0)	9 (45,0)	20 (11,3)
Total		81 (45,8)	96 (54,2)	177 (100)

Aus der Gesamtuntersuchungsgruppe (N = 188) nahmen 94,1% der Patienten am medizinischen Untersuchungsabschnitt teil.

6.7.2. Habitus, Körpergewicht und Körpergröße

a) Habitus

Der Habitus der mongoloiden Personen wird in der Untersuchungsgruppe bei 30,8% der Patienten als „unauffällig" bezeichnet. Hierbei werden deutlich mehr Männer (41,8%) als Frauen (22,8%) vom Habitus her mit „unauffällig" beschrieben. Der nach der Typologie von Kretschmer am häufigsten vorkommende Habitus, der Pykniker, macht 50,4% der Personen der Untersuchungsgruppe aus. Diesem Typus können deutlich mehr Frauen (57,2%) als Männer (41,8%) zugeordnet werden (Chi-Quadrat = 6,71; df = 2; p < .05). Betrachtet man die Verteilung des Pyknikertyps über die verschiedenen Altersklassen, so kann man eine stete Zunahme von der jüngsten Altersgruppe, in der dieser Typus zu 50,0% vertreten ist, bis zur ältesten Altersgruppe beobachten, in welcher 68,4% der Patienten dem Pyknikertyp zugeordnet werden können. Dagegen kommt der athletische Typus bloß in den jüngsten Altersklassen vor; dies zwischen 4,2% und 5,7% je Altersklasse. In den drei höchsten Altersklassen ist dieser Typus nicht mehr vertreten. Anders steht es mit der Altershäufigkeitsverteilung für den asthenischen Typus, oder nach Kretschmer den Leptosomen. Dieser Körperbautyp kommt in allen Altersklassen relativ gleich häufig und relativ selten vor. Die Angaben hierfür variieren zwischen 8,3% in der jüngsten Gruppe und 15,3% in der ältesten Gruppe. Zwischen den Geschlechtern können keine Unterschiede beim leptosomen und athletischen Typus beobachtet werden. Daß es mit zunehmendem Alter zu einer Verschiebung zum gehäuften Auftreten des Pyknikertyps kommt, kann in Zusammenhang mit dem Ernährungsverhalten und dem daraus resultierenden Kennwerten wie Fettgewebe und Körpergewicht gesehen werden. Bei mongoloiden Personen kann aber eine konstitutionelle Überlegenheit, im Sinne von höherer Lebenserwartung, für den Pyknikertyp nicht ausgeschlossen werden.

b) Fettgewebe

Betrachtet man den relativen Anteil der verschiedenen Beurteilungs-
kategorien zur Beschreibung der Art des Fettgewebes über die gesamte Untersuchungsgruppe, so lassen sich je ein Drittel der Untersuchten den Kategorien „unauffällig",„vermehrtes Fettgewebe" und
„stark vermehrtes Fettgewebe" zuordnen. Wesentlich mehr Männer
(43,4%) als Frauen (25,3%) werden für diese Variable als „unauffällig"
bezeichnet. Und im Gegensatz dazu werden wesentlich mehr Frauen
(41,8%) als Männer (18,4%) mit „stark vermehrtem" Fettgewebe beobachtet (Chi-Quadrat = 6,29; df = 1; p < .05). Altersunterschiede
sind gleichwohl in diesen zwei Kategorien feststellbar. Sind noch
41,7% der 17- bis 21jährigen „unauffällig", so können bloß noch ein
Fünftel der über 42- jährigen in diese Kategorie eingestuft werden.
Und erwartungsgemäß nimmt die Beurteilungshäufigkeit für die Kategorie „stark vermehrtes" Fettgewebe mit dem Alter massiv zu. Sie
wächst von 18,8% der Patienten der jüngsten Altersgruppe auf 55,0%
der Patienten für die älteste Gruppe an (Chi-Quadrat = 4,27; df = 5;
p < .05). Ein deutlicher Schub im Anstieg der Häufigkeit der Beurteilung „stark vermehrtes" Fettgewebe, kann ab der Altersgruppe der 32
bis 36jährigen festgehalten werden. Patienten mit vermindertem Fettgewebe kommen in allen Altersklassen zu einem sehr geringen Anteil
vor, und zwar von 2,1% bis 5,0% zwischen der jüngsten bis hin zur ältesten Gruppe.

c) Körpergewicht und Körpergröße

Als „normalgewichtig" werden 26,3% der Patienten der Untersuchungsgruppe eingestuft, 32,5% sind „leicht übergewichtig", 39,2%
sind „stark übergewichtig" und mit „untergewichtig" werden 1,3% der
Untersuchten beurteilt. Männer sind deutlich häufiger (35,7%) normalgewichtig als Frauen (17,7%). Dagegen ist das Geschlechtsverhält-
nis für die Kategorien „leicht „ und „stark übergewichtig" markant
umgekehrt. Bei 79,1% der Frauen (N = 76) und bloß 62,7% der Männer
(N = 51) wird eine starke Übergewichtigkeit diagnostiziert (Chi-Quadrat = 6,12; df = 1; p < .05). Die Übergewichtigkeit nimmt auch mit
dem Alter stark zu (vergleiche Abbildung 3). Werden in den drei jüngsten Altersgruppen je etwa ein Drittel der Patienten dieser Kategorie
zugeordnet, so werden in der Gruppe der 32- bis 36jährigen schon
über die Hälfte (54,5%) und in der Gruppe der über 42 Jahren alten sogar 65,0% der Patienten als „stark übergewichtig" eingestuft. Unterge-
wichtige Personen sind nur in den Gruppen der 17- bis 31jährigen zu
finden. In einer Arbeit von Chumlea und Cronk (1981) wird von der
progressiven Entwicklung der Übergewichtigkeit vom Kleinkind bis
zum 18jährigen Jugendlichen mit Mongolismus äußerst nachdrücklich
berichtet.

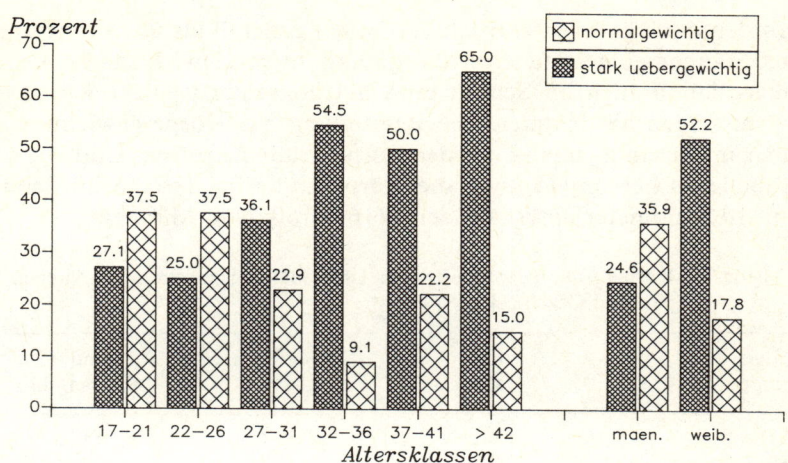

Abbildung 3: Häufigkeit der Kategorien „normalgewichtig" bzw. „stark übergewichtig" nach Altersklassen.

Die Unterschiede, welche eben in der Beurteilung zum Körpergewicht (qualitative Variable) hervorgehoben wurden, scheinen durch
die in der folgenden Tabelle 29 dargestellten Ergebnisse, die sich auf
die quantitativen Daten zum Körpergewicht beziehen, in einem gewissen Widerspruch zu stehen. Dieser scheinbare Widerspruch wird im
weiteren erläutert.

Tabelle 29: Körpergewicht der Untersuchungsgruppe, getrennt nach Altersgruppen und Geschlecht (in Kilogramm; N = 177).

Alters- gruppe	Alter (Jahre)	Mittel- wert	(Standard- abweichung)
A1	17–21	56,3	(11,3)
A2	22–26	62,4	(14,7)
A3	27–31	58,1	(10,0)
A4	32–36	65,6	(9,6)
A5	37–41	64,9	(12,5)
A6	> 42	64,9	(11,5)
Alle Patienten		61,1	(11,9)
männl. Pat.		63,9	(11,7)
weibl. Pat.		58,7	(11,6)

Das Höchstgewicht zeigte eine 39jährige Patientin mit 91,3 Kilogramm. Das niedrigste Körpergewicht wurde mit 22,6 Kilogramm bei
einem 17jährigen Patienten gemessen.

Auf den ersten Blick könnte man zur Annahme kommen, daß die
Gewichtsangaben im Widerspruch zu der Gewichtsbeurteilung stehen,

81

werden doch bei der Beurteilung Frauen generell als übergewichtiger als Männer eingestuft. Und die quantitativen Gewichtsdaten zeigen aber, daß Frauen im Schnitt etwa 5 Kilogramm weniger Körpergewicht zeigen als Männer. Die Beurteilung des Körpergewichts wird aber im Zusammenhang mit der Körpergröße getroffen. Und wie aus Tabelle 30 hervorgeht, liegt die Körpergröße bei Frauen im Schnitt um 10 Zentimeter unterhalb der Körpergröße von Männern.

Tabelle 30: Körpergröße (Zentimeter) der Untersuchungsgruppe nach Altersgruppen und Geschlecht (N = 177).

Alters- gruppe	Alter (Jahre)	Mittel- wert	(Standard- abweichung)
A1	17–21	152,1	(8,3)
A2	22–26	155,4	(9,3)
A3	27–31	151,0	(7,7)
A4	32–36	149,1	(7,6)
A5	37–41	151,3	(8,7)
A6	> 42	150,4	(7,6)
Alle Patienten		151,7	(8,2)
männl. Pat.		157,5	(6,3)
weibl. Pat.		146,5	(6,1)

Bei der Beurteilung der Körpergröße werden 68,9% der Personen der Untersuchungsgruppe der Kategorie „Kleinwuchs" zugeordnet, „minderwüchsig" werden 19,6% bezeichnet und „normalgroß" werden 11,2% klassifiziert. Wird die Beurteilung normal groß häufiger bei Männern (20,9%) gefunden, im Gegensatz zu 3,1% bei den Frauen, so wird der Minderwuchs für Frauen häufiger beurteilt (34,3%) als bei Männern (2,5%). Nach Altersklassen betrachtet fällt auf, daß der Typus des Minderwuchses gehäuft in den zwei ältesten Gruppen anzutreffen ist. Hier stehen 35,0% der Personen der ältesten Gruppe bloß 12,5% der Personen der jüngsten Altersgruppe gegenüber.

Ob die Zunahme der Personen mit kleineren Körpergrößen in den höheren Altersklassen allein durch Alterseffekte (e.g. Schrumpfen der Zwischenwirbelkörper) auf den Körperbau bedingt sind, oder ob es sich in den erwähnten Altersklassen vornehmlich um Personen handelt, welche auch in jüngeren Lebensjahren zu den kleinwüchsigeren Mongoloiden gehörten, kann auf Grund der vorhandenen Daten nicht bestimmt werden.

Aus der gemeinsamen Betrachtung des Körpergewichtes und der Körpergröße läßt sich die Beurteilung zur „Gewichtigkeit" ableiten. Die Bedeutung des sogenannten Übergewichts für Bewegung, Kreislauf und Belastbarkeit ist enorm. Der oft massive Bauch, nicht selten als Bauch-Schürze weit herunter hängend, führt praktisch immer zum

Zwerchfeld–Hochstand und dieser wieder zur Querlagerung des ohnehin „schwachen" Herzens. Daraus resultiert eine massive Herzleistungsschwäche. Auf das Skelett wirkt Übergewicht sich deutlich in Richtung einer immer stärker werdenden X- Beinstellung und daraus resultierend auf Platt-Knick- Fußstellung aus, was zu Schmerzen beim Gehen und Stehen führt, die die Bewegungsaktivität einengen. Hier beginnt der Teufelskreis von Gewicht und Inaktivität.

Daß Mongoloide viel essen und das Essen von den Angehörigen als sein einziges „Vergnügen" empfunden wird, ist bekannt. Es sind vorwiegend die kohlehydrathaltigen und fetthaltigen Nahrungsmittel (Brot und Schokolade), die hier geradezu zwangsläufig zur kontinuierlichen Gewichtszunahme führen. Es kann bei jungen erwachsenen Mongoloiden häufig beobachtet werden, daß Essen die Aktivität sein kann, um Langeweile und Passivität zu überwinden, und andererseits wird die Verabreichung von Nahrungsmitteln dazu eingesetzt, um diese Personen zu beruhigen (Rett und Seidler, 1981 a).

6.7.3. Morphologische Auffälligkeiten am Körper

a) Skelettsystem

Ein disproportionniertes Skelettsystem kommt häufiger bei Patienten der zwei ältesten Gruppen vor (vergleiche Tabelle AT3). Mit dem Begriff „disproportioniert" ist von uns vor allem jener Typus gemeint, bei dem auffallend kurze Oberarme und ebenso bemerkenswert kurze Unterschenkel zu beobachten sind. Eine Verkrümmung der Wirbelsäule ist fast ausschließlich in der Gruppe der 32- bis 37jährigen zu beobachten.

b) Haut

Bei den Mongoloiden können wir in den höheren Altersklassen gehäuft Auffälligkeiten der Haut feststellen, insbesonders Exantheme, Cutis ekzematosa und eine trockene Haut (vergleiche Tabelle AT4). Mit dem Alter sehen wir besonders um die Augen zunehmend linsengroße flache Adenome. Aknen sind nur bei Patienten der zwei jüngsten Altersklassen zu beobachten. Geschlechtsunterschiede können bei Exanthemen beobachtet werden, hiervon sind Frauen häufiger als Männer betroffen. Genau umgekehrt ist das Verhältnis für Hautinfektionen, worunter Männer wesentlich häufiger zu leiden haben als Frauen. Die trockene Haut bedarf intensiver Pflege, in der sich vor allem Silikon-haltige Salben bewährt haben. Beim Versuch, das Alter der Haut durch objektive Tests zu bestimmen und die Hautaltersangaben dem tatsächlichen Lebensalter gegenüberzustellen, kann bei erwachsenen Mongoloiden eine Differenz bis zu 20 Jahren zu Ungunsten des Hautalters beobachtet werden (Edwards, 1978).

c) Kopf- und Körperbehaarung

Die Kopfbehaarung wird mit zunehmendem Alter dünner und schütterer. Eine Alopecia androgenetica kann vor allem bei Frauen beobachtet werden (femininer Typ). Im fortgeschrittenen Alter kann sowohl eine Gruppe von 15% der Patienten mit einer schütteren Kopfbehaarung beobachtet werden, als auch eine gleich große Gruppe mit sehr schütterer Körperbehaarung (vergleiche Tabelle AT5).

Die nicht selten zu beobachtende Alopecia areata kommt oft innerhalb weniger Tage zum Vorschein. Dabei kann eine völlige Kahlheit des Schädels inklusive der Augenbrauen entstehen. Häufig sind wie ausgebrannt scheinende Areale mit äußerst glatter Haut beobachtbar. Die Alopecien können jedoch auch spontan wieder verschwinden. Eine exakte Ursache für das Verschwinden und Wiederwachsen der Haare kennen wir nicht.

d) Schädel, Gesicht und Gesichtsausdruck

Schädelform und Gesicht zeigen über das Alter und zwischen dem Geschlecht keine Variationen. Dagegen wird der Gesichtsausdruck, die Mimik, mit zunehmendem Alter häufiger als starrer und undifferenzierter beurteilt (vergleiche Tabelle AT6).

e) Ohrmuschel und Gehörgang

Fehlstellungen an der Ohrmuschel können häufiger in den drei jüngsten Altersgruppen beobachtet werden. Der Gehörgang wird mit dem Alter immer auffälliger, meistens bedingt durch Cerumenpfropfen, welche das sich abschwächende Hörvermögen noch zusätzlich beeinträchtigen (vergleiche Tabelle AT7). Als Gründe hierfür können einerseits eine Abnahme im Hygieneverhalten bei älteren Mongoloiden und andererseits ein Absinken in der Sorgfalt der Pflege durch dritte Personen angeführt werden. Gleichfalls kann auch eine mit dem Alter zunehmende Auffälligkeit am Trommelfell beobachtet werden.

f) Augen

Bei den älteren Patienten konnte deutlich seltener ein Epikanthus und gleichfalls seltener ein Hypertelorismus, beides fakultative Symptome beim Mongolismus, beobachtet werden (vergleiche Tabelle AT8). Es besteht die Vermutung, daß zwischen der Anzahl der fakultativen Symptome und deren Ausprägungen, ein Zusammenhang mit dem Schweregrad des Mongolismus bestehen könnte (Rett u.a, 1969). Es stellt sich hierbei die Frage, in wiefern die Anzahl der Symptome bzw. auch nur einige bestimmte dieser Symptome im Zusammenhang mit einer erniedrigten oder erhöhten Lebenserwartung für diese Patienten stehen könnte. Jüngere Patienten sind dafür gehäuft mit chronisch entzündeten Konjunktiven geplagt.

In Tabelle AT9 ist die Verteilung der Untersuchungsgruppe nach den Irisfarben wiedergegeben. Es zeigte sich in diesen Verteilungen keine „Auslese" einer bestimmten Irisfarbe in den älteren Untergruppen.

In den höheren Altersklassen kann deutlich häufiger eine Verengung von rechter und linker Pupille festgestellt werden (vergleiche Tabelle AT10). Weiter sind in dieser Tabelle auch die Ergebnisse zur Lichtreaktion der Pupille wiedergegeben. Bei diesem Parameter konnten keine Unterschiede zwischen den Altersklassen und auch nicht zwischen den Geschlechtern festgestellt werden.

g) Mund, Mundhöhle, Rachenhinterwand, Hals und Schilddrüse

Wie aus Tabelle AT11 ersichtlich, kann bei den Patienten aus den Altersklassen 1 bis 5, also der 17- bis 41jährigen, deutlich häufiger im Vergleich zu den ältesten Patienten, den über 41jährigen, die Auffälligkeit eines permanent offen stehenden Mundes beobachtet werden. Bei den Patienten der älteren Gruppen kann weniger häufig ein offen stehender Mund beobachtet werden. Demgegenüber zeigen die ältesten Patienten doppelt bis dreifach häufiger einen Speichelfluß.

Bei der Untersuchung der Mundhöhle wird bei den älteren Patienten häufiger eine Makroglossie beurteilt. Diese Makroglossie ist zudem häufiger bei Männern als bei Frauen festzustellen. Der harte Gaumen zeigt sich in den jüngeren Altersgruppen häufiger als auffällig (vergleiche Tabelle AT12).

Bei den über 36jährigen Patienten ist die Rachenhinterwand häufiger verschleimt (vergleiche Tabelle AT13). Bei den Patienten der drei jüngsten Altersgruppen wurde bei durchschnittlich 55,3% eine Tonsillektomie, gegenüber 40,4% der Patienten aus den drei ältesten Gruppen, durchgeführt. Dieser Unterschied könnte auf eine mit der Zeit veränderte Einstellung zur Indikation der Tonsillenentfernung hinweisen und wäre somit durch einen Kohorteneffekt zu erklären.

In Tabelle AT14 sind die Ergebnisse der Untersuchungen zu Hals, Schilddrüse und Thorax resümiert, welche insgesamt ohne Befund für die Fragestellung der Alters- bzw. der Geschlechtsunterschiede sind.

h) Zahnproblematik

Die Bezahnung kann nicht selten beim erwachsenen Mongoloiden zum größeren Problem werden. Neben den bekannten typischen Stellungsanomalien, kommt es im Erwachsenenalter zu Kariesproblematiken. Diese scheinen nicht nur auf mangelnde Pflege zurückgeführt werden können, sondern hier sind auch genetische Überlegungen in Betracht zu ziehen. Weiter kann mit zunehmendem Alter ein auffallend hoher Anteil an Paradontopathien festgestellt werden. Diese Probleme haben als Konsequenz meistens eine totale Zahnextraktion. So ist es, daß wir in der Gruppe der 31- bis 36jährigen schon ein Drittel mit totaler Zahnextraktion finden, bei den über 37jährigen steigt der Anteil sogar auf die Hälfte der Patienten. Der Großteil der Patienten trägt keine Zahnprothesen. Die Konsequenzen hiervon reichen über Ernährungsverhalten und Körpergewicht bis hin zur sozialen Ablehnung. An vielen Stellen wurde auf die Zahnproblematik bei Kindern mit Down Syndrom hingewiesen (Rett und Rothbauer, 1980); es ist bekannt, daß Kinder mit Down Syndrom eher kariesresistent sind (Vigild, 1986). Dies scheint sich, wie die vorliegenden Untersuchungen gezeigt haben, beim erwachsenen Mongoloiden völlig anders zu verhalten.

i) Wirbelsäule

Besondere anatomisch-morphologische Auffälligkeiten in der Wirbelsäule, welche ausgeprägte Haltungsschäden als Folge haben, sind schon ab der jüngsten Altersgruppe und bis hin zu den ältesten Patienten zu vergleichbaren Anteilen festzustellen. Es handelt sich hierbei vor allem, wie aus Tabelle AT15 ersichtlich, um Fälle mit Kyphosen, dem sogenannten Buckel, oder anders ausgedrückt, eine abnorme dorsale Krümmung der Wirbelsäule, und Fälle mit Skoliose, d.h. einer seitlichen Verkrümmung der Wirbelsäule mit Drehung der einzelnen Wirbelkörper und Versteifung in diesem Abschnitt. Daß diese Haltungsschäden schon in jungen Jahren hervortreten, kann zum Teil auf die generell hypotone Muskulatur der Mongoloiden zurückgeführt werden.

j) Bauchregion und Geschlechtsmerkmale

Hier ist die schon im Zusammenhang mit der Übergewichtigkeit erwähnte Bildung einer Bauchschürze zu nennen, welche vornehmlich in den beiden ältesten Gruppen anzufinden ist (vergleiche Tabelle AT16). In den weiteren morphologischen Variablen bleibt die Bauchregion unauffällig. Letzteres gilt gleichfalls für die primären wie auch die sekundären Geschlechtsmerkmale, deren Beurteilungen in Tabelle AT17 nach dem Geschlecht zusammengefaßt sind.

k) Extremitäten

Die Vierfingerfurche, eines der fakultativen Symptome beim Down Syndrom, welches ein- oder beidhändig auftreten kann, ist in den älteren Gruppen deutlich weniger häufig zu beobachten als in den jüngeren Gruppen (vergleiche AT18). Dies könnte eine weitere morphologische Variable sein, welche zum Ausprägungsgrad des Schweregrades von Bedeutung sein könnte, und somit, wie schon weiter unten erwähnt, im Zusammenhang mit der Lebenserwartung in Betracht gezogen werden könnte.

In der oberen Extremität wurde bei keinem der Patienten ein hypertoner Muskeltonus festgestellt (vergleiche Tabelle AT19). In knapp der Hälfte aller Patienten wird eine normale Spannung der Muskulatur festgestellt, welche mit normoton bezeichnet wird. Über die Hälfte der Patienten zeigt eine sogenannte hypotone Muskulatur in der oberen Extremität. Hier ist der Ruhetonus des Muskels oder der betreffenden Muskulatur herabgesetzt ist. Dies tritt vor allem bei Funktionsschäden des extrapyramidalen Systems, des Kleinhirns, der Hinterstrangbahnen des Rückenmarks auf.

Bei den ältesten Patienten kann eine Verminderung der in der Trophik der oberen Extremität im Vergleich zu den jüngeren Gruppen hingewiesen werden. Unter Trophik wird der allgemeine Ernährungszustand eines Gewebes, Organes und des betreffenden Stoffwechselzustandes verstanden und beurteilt. Frauen zeigen häufiger eine vermehrte Trophik in Ober- und Unterarm. Bei den Frauen hat die Muskulatur auch häufiger einen hypotonen Tonus, und sie ist auch durch eine häufig verminderte Kraftleistung gekennzeichnet.

Ein Drittel der ältesten Patienten zeigt eine verminderte Trophik und eine verminderte Kraftleistung in der unteren Extremität. Frauen zeigen häufiger als Männer eine vermehrte Trophik, eine hypotone Muskulatur und eine verminderte Kraftleistung (vergleiche AT20). Auch an der unteren Extremität konnte bei keinem Patienten ein hypertoner Muskeltonus festgestellt werden.

An den Füßen kann die sogenannte „Mongolenzehe" häufiger bei Männern als bei Frauen beobachtet werden. Der Spitzfuß ist häufiger bei den jüngeren Patienten zu sehen. Sonst können keine Variationen zwischen den Altersgruppen bei den, trotz allem, häufig anzutreffenden Fußanomalien beobachtet werden (vergleiche Tabelle AT21).

6.7.4. Stellungnahme zu den heute üblichen kosmetischen Operationen im Bereich von Augen, Nase, Zunge und Ohren.

Da mit der Hoffnung der Menschen noch immer viel Geld verdient wird, ist die Hoffnung vieler Eltern, das Aussehen ihrer Kinder könne kosmetisch korrigiert und damit „normalisiert" werden, ein weites Feld.

a) Verkürzung der Zunge

Anlaß für eine Verkürzung der Zunge ist nicht selten das Herausstrekken der Zunge bzw. die Vermutung, daß die Kinder sich nachher sprachlich besser artikulieren könnten. Beides kann als eindeutig widerlegt angesehen werden (Parsons u.a., 1987).

Daß Mongoloide häufiger die Zunge aus dem Mund strecken, bzw. eine geringere Kontrolle über das Zungenstrecken als Gesunde aufzeigen, ist bekannt. Dies ist jedoch nicht auf eine übergroße Zunge zurückzuführen, vielmehr ist dies ein typisches Verhaltensmuster, das vielfach von außen provoziert wird. Die Zunge der Mongoloiden wird mit dem Erlernen des Essens und des Sprechens zunehmend in der Mundhöhle belassen und nur bei extremer Müdigkeit oder „geistigem Abschalten" herausgestreckt. Eine weitere Möglichkeit zum Erlernen der Kontrolle über die Zungenbewegungen scheint uns über den Weg der sogenannten „Video–Feedback–Methode" zu bestehen (Rudrud u.a., 1984). Operative Verkürzungen, bis zu 5 cm, unter Vorgabe, das Kind würde dann „besser" sprechen, sind medizinisch nicht begründbar.

b) Anheben des Nasensattels

Das Anheben des Nasensattels bringt außer besserem Sitz von Brillen nichts. Das operierte Gesicht von Mongoloiden wirkt nach dem Eingriff eher starr und dysharmonisch. Viele Eltern glauben allerdings, daß man ihrem Kind „den Defekt dann weniger ansehe". Wir lehnen solche Eingriffe als sinnlos und quälend ab.

Man kann nicht davon ausgehen, daß es meistens die Eltern sind, die von sich aus auf kosmetische Gesichtsoperationen bei ihren mongoloiden Kindern drängen. Viel häufiger sind Ärzte, nämlich 63%, als Eltern, lediglich 28%, der Meinung, daß das sogenannte „Wegoperieren" des mongoloiden Gesichtsausdruckes einen positiven Effekt auf die soziale Entwicklung des Kindes haben könnte (Pueschel u.a., 1986). Von den hier befragten Ärzten waren 44% der Meinung, daß kosmetische Operationen beim mongoloiden Kind durchgeführt werden sollten. Dem gegenüber steht die gleiche Meinung von nur 13% der Eltern. Die Diskrepanz zwischen elterlicher und ärztlicher Einstellung in diesem Bereich ist eklatant und verlangt vom diesbezüglich beratenden Arzt Respekt vor einer unterschiedlichen Einstellung, da medizinische Indikationen für derarte operative Eingriffe nicht gegeben sind.

6.7.5. Bewegungsauffälligkeiten

Die Beurteilung der Bewegungsauffälligkeiten beruhen auf motoskopischen Untersuchungen.

a) obere Extremität

Jüngere Patienten zeigen im Vergleich zu älteren Patienten häufiger eine markante Verlangsamung der Bewegungsabfolgen in der oberen Extremität (vergleiche Tabelle AT22). Weibliche Patienten zeigen etwas häufiger als Männer eine Verlangsamung in den Bewegungen.

In den motoskopischen Untersuchungen der oberen Extremität, welche durch den Neurologen erfolgten und in Tabelle AT22 zusammengefaßt sind – es handelt sich hierbei um die Bestimmung der Diadochokinese, des Trommelns auf den Oberschenkeln und der Beurteilung des Finger–Nase Versuches – kann als Hauptergebnis festgehalten werden, daß in den drei oberen Altersklassen und noch deutlicher in den zwei ältesten Untergruppen die verschiedenen Untersuchungen nicht mehr durchgeführt werden können (vergleiche AT22). Als Grund ist vor allem mangelnde Kooperationsbereitschaft für Bewegungsübungen, aber auch in einigen Fällen mangelndes Instruktionsverständnis anzuführen. Auch der Aufforderung zur Nachahmung dieser Bewegungsversuche wird bei älteren Patienten, ganz im Gegensatz zu jüngeren Patienten, nicht mehr nachgekommen. Bei Frauen waren die motoskopischen Untersuchungen seltener durchführbar als bei Männern.

b) untere Extremität

Mit zunehmendem Alter kann häufiger eine Verlangsamung in den Bewegungen der unteren Extremität, begleitet von einer deutlichen Abnahme des freien Gehens, beobachtet werden (vergleiche Tabelle AT23). Wesentlich häufiger kann eine X- Bein-Stellung bei älteren Personen als bei jüngeren Personen beobachtet werden. Dies könnte, wie bereits weiter vorne erwähnt, in Zusammenhang mit der Übergewichtigkeit gesehen werden. Frauen zeigen diese Beinstellungsanomalie häufiger als Männer.

Die motoskopischen Untersuchungen an der unteren Extremität, es handelt sich hierbei um bestimmte Belastungsuntersuchungen wie Stehen auf einem Bein, Zehenspitzengang, Fersengang, Gehen auf einer Linie oder Hinsetzten und Aufstehen, zeigen eine deutliche Abnahme der Durchführbarkeit der Übungen bei den Patienten mit zunehmendem Alter (vergleiche Tabelle AT24). Es kann auf jene Gründe verwiesen werden, die weiter oben schon für die Untersuchungen der oberen Extremität genannt wurden. Die erwähnte Kooperationsbereitschaft ist in vielen Fällen dadurch bedingt, daß der Patient genau weiß, daß er die gewünschte Bewegungsüberprüfung kaum noch befriedigend bzw. überhaupt nicht mehr durchführen kann.

Aus diesen Bewegungsuntersuchungen wird die mit zunehmendem Alter steigende Reduzierung in den motorischen Fertigkeiten, der motorischen Geschicklichkeit und zum Teil auch die Einschränkungen in der Fortbewegung deutlich. Oft ergibt sich bei den Patienten der Eindruck und das nicht nur während der Untersuchung, daß es ihnen zu anstrengend ist, daß es ihnen zu viel ist, ja daß sie uns in dieser Weise eigentlich mitteilen wollen, daß sie bereits resigniert haben. Die medizinische Folge dieser altersbedingten zunehmenden Bewegungseinschränkung ist die Zunahme der Serumlipide, welche wiederum nicht selten zu dramatisch verlaufenden koronaren Herzererkrankungen führen kann. Die Arbeit von Campaigne und Glueck (1985) zeigt diesen Zusammenhang fürs Kindesalter auf. An dieser Stelle erscheint es wichtig, auf die Wechselwirkung zwischen Körpertraining und Konzentration der Blutfette hinzuweisen.

6.7.6. Vegetative und physiologische Auffälligkeiten

a) Vegetative Stigmen

Vegetative Stigmen, auch noch vegetative Dystonie genannt, sind Fehlregulationen innerhalb des Sytems, welches vom Nervus vagus und Nervus sympathicus gebildet werden. Es handelt sich hier vornehmlich um Zeichen wie Herzklopfen, Herzbeklemmung, Unruhe, Schwindelgefühl und feuchtkalte Hände. In der jüngsten Altersgruppe, also der Patienten, welche zwischen 17 und 21 Jahre alt sind, kommt dieses klinische Erscheinungsbild am häufigsten vor, und zwar bei 70,9% der Untersuchten. Mit zunehmendem Alter ist ein Rückgang in diesen Symptomen zu beobachten. Nur noch 45% der Patienten über 42 Jahre zeigen solche vegetative Stigmen. Es besteht eine bekannte enge Beziehung zwischen vegetativer Dystonie, Erlebnistyp, Persönlichkeit und Reaktionsart des Patienten. Zwischen den Geschlechtern können keine Unterschiede bezüglich der relativen Häufigkeiten von vegetativen Stigmen nachgezeigt werden.

b) Herz-Kreislauf

Die Beurteilung des Pulses wird bei 80,2% der Patienten mit „unauffällig" angeführt. Bei 10,2% der Patienten können erhöhte Pulswerte beobachtet werden. Eine echte Bradykardie dagegen konnte nur bei 6,6% und eine deutliche Arrhythmie in der Pulsfolge bei 3,0% der Patienten gefunden werden. Es konnten in dieser Variable keine Unterschiede zwischen den Altersklassen und auch keine Unterschiede zwischen den Geschlechtern nachgezeigt werden (vergleiche Tabelle AT25).

Die Beurteilung der Herzgeräusche zeigen keine Unterschiede zwischen den Altersklassen. Bedeutend mehr Männer (42,3%) als Frauen (31,9%) zeigen systolische Auffälligkeiten der Herzgeräusche (vergleiche AT25).

Die Veränderungen in den Pulswerten und den Blutdruckwerten zwischen den Altersgruppen und dem Geschlecht sind in Tabelle AT26 dargestellt. Die durchschnittlichen Pulswerte liegen im Normbereich und somit überdeckt sich dieses Ergebnis mit den Angaben zur Beurteilung des Pulses. Bleiben die Werte des diastolischen Blutdruckes zwischen den Alterklassen und auch zwischen den Geschlechtern relativ invariant, der Mittelwert für alle Patienten liegt hier bei 66,6 mm Hg, so zeigen sich doch deutliche Unterschiede in den Messungen des systolischen Blutdruckes und das sowohl zwischen den Altersklassen als auch zwischen den Geschlechtern. Hierbei kommt es zu einer markanten Steigerung der Werte des Blutdrucks sowohl in den älteren Patientengruppen, von Mittelwerten zwischen 106,5 mm Hg bei der jüngsten Gruppe und 121,9 mm Hg in den älteren Gruppen, als auch bei der männlichen Gruppe, Mittelwert von 115,2 mm Hg im Vergleich zu einem Mittelwert von 109,5 mm Hg bei den Frauen. Es ist bekannt, daß der Blutdruck generell mit dem Alter steigt, besser korreliert er jedoch mit der Körpergröße. Der Faktor Körpergröße zeigte sich aber bei den hier untersuchten Personen invariant gegenüber dem Blutdruck.

Knapp unter der Hälfte aller Patienten sind bezüglich der arteriellen Tension unterhalb des Normbereiches einzustufen, d.h. befinden sich in einem Grenzbereich zur Hypotonie. Echte hypotone Patienten sind vor allem in den jüngeren Altersklassen anzutreffen; dagegen konnten in den zwei höchsten Altersklassen keine echten Hypotoniker mehr ausfindig gemacht werden. Hier zeigt vielmehr ein Teil der Patienten Blutdruckwerte, welche dem Grenzbereich der Hypertonie zuzuordnen sind. Die Beobachtung, daß es mit zunehmendem Alter zu einer Verlagerung der Fälle von Hypotonie zu Gunsten von Fällen mit Hypertonie kommt, ist in Übereinstimmung mit der Arbeit von Richards und Enver (1979). Als den Blutdruck beeinflußende Variablen können neben dem Alter sowohl erbliche Faktoren bzw. Ursachen, welche direkt in Zusammenhang zum Down Syndrom stehen, als auch Umwelteinflüße angesehen werden.

c) Lungenaktivität

In der Beurteilung der Lungenaktivität (siehe Tabelle AT27) konnten keine bedeutungsvollen Unterschiede sowohl zwischen den Altersklassen als auch zwischen dem Geschlecht aufgezeigt werden. Die Lungenaktivität wurde in 92,3% der Personen mit „askulatorisch unauffällig" beschrieben.

6.7.7. Reflexüberprüfungen

a) Gesichtsreflexe

Hier wurden der Glabellareflex, der Masseterreflex und das Chvostek-Zeichen überprüft. Eine fehlende Auslösung des Glabellareflexes läßt auf eine Nervus facialis Lähmung schließen. Ist diese Reaktion aber gesteigert, so liegt eine Übererregbarkeit des Nervus facialis vor. Beim Masseterreflex, zu dessen Überprüfung bei halb geöffnetem Mund ein Schlag unterhalb der Lippen ausgeführt wird, wobei dann ein Schließen des Mundes erfolgen soll, deutet eine Steigerung dieser Reaktion auf einen Klonus hin. Ein positives Chvostek-Zeichen, ausgelöst durch Beklopfen der Wange zwischen Mundwinkel und Ohr, deutet eine Übererregbarkeit des Nervus facialis an. In Tabelle AT28 sind die Ergebnisse dieser Überprüfungen zusammengefaßt.

Bei diesen Überprüfungen konnten keine relevanten Unterschiede zwischen den Altersgruppen festgestellt werden. Dagegen wurden aber Unterschiede zwischen den Geschlechtern aufgezeigt. Bei Männern ist das Chvostek-Zeichen häufiger vorhanden, d.h. positiv, als bei Frauen. Gleichfalls konnte in der männlichen Gruppe deutlich häufiger eine gesteigerte Reaktion beim Masseterreflex beobachtet werden.

b) Reflexe der oberen Extremität und Bauchdeckenreflex

Die Tabelle AT29 zeigt die Ergebnisse der Reflexüberprüfungen an der oberen Extremität und die Ergebnisse zur Überprüfung des Bauchdeckenreflexes.

Die Überprüfung des Bizeps-, Trizeps- und Brachioradialreflexes werden bei etwa 63%, bezogen auf alle Patienten, mit „normal" beurteilt. Bei etwa 32% der Patienten wird die Reaktion mit „lebhaft beschrieben. Der Knipsreflex ist lediglich in 12,8% aller Fälle vorhanden und kommt in den drei älteren Gruppen nur noch vereinzelt vor (vergleiche Abbildung 4). Männer zeigten deutlich häufiger „lebhafte" Reaktionen in diesen Refelexüberprüfungen als Frauen. Es konnten keine Unterschiede in der Reaktionsart dieser Refelexe zwischen den Altersklassen beobachtet werden.

Bei der Überprüfung des Bauchdeckenreflexes konnte bei jüngeren Patienten häufiger ein Abwehrspannung bei der Reizung der Bauchdecke festgestellt werden. In den höheren Altersklassen konnte der Bauchdeckenreflex deutlich seltener ausgelöst werden als in den drei jüngsten Patientengruppen (vergleiche Abbildung 4).

c) Reflexe der unteren Extremität

An der unteren Extremität wurden der Patellar–Sehnen–Reflex (PSR), der Achilles–Sehnen–Reflex (ASR) und das Chaddock– Zeichen, ein Pyramidenbahnzeichen, überprüft; die Ergebnisse aus den Beurteilungen werden in Tabelle AT30 wiedergegeben.

Es können bei den verschiedenen Reflexüberprüfungen keine deutlichen Unterschiede in der Häufigkeitsverteilung der Beurteilung der Reflexreaktionen zwischen den Altersgruppen beobachtet werden. Mehr als die Hälfte der Patienten zeigen in allen Überprüfungen „normale" Reaktionen und etwa ein Drittel der Patienten zeigt „lebhafte" Reflexantworten. Dagegen zeigen Männer häufiger als Frauen „lebhafte" bzw. „gesteigerte" Reflexreaktionen. Die Chaddock Überprüfung fällt generell negativ aus. Es können hier weder Alters- noch Geschlechtsunterschiede nachgewiesen werden.

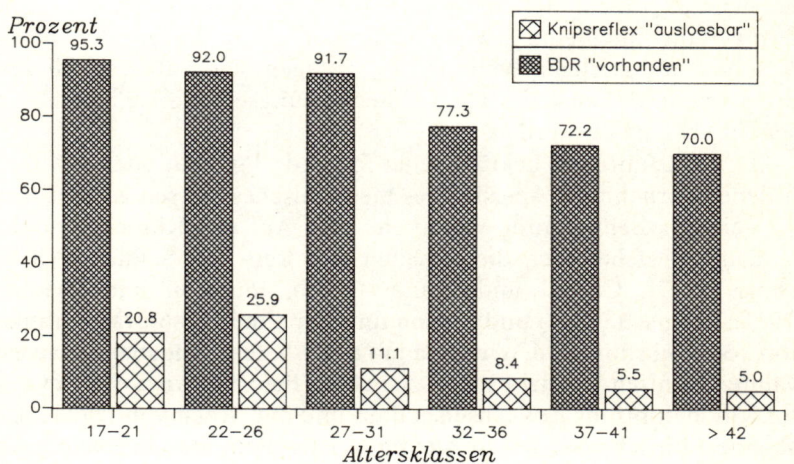

Abbildung 4: Beurteilung des Knipsreflexes und BDR nach Altersklassen.

6.7.8. Schlußbemerkungen

Die Ergebnisse der vorhergehenden Seiten decken eine Vielzahl an medizinischen Problemen auf. Probleme, die einerseits bei der Mehrzahl der Patienten unabhängig von ihrem Alter auftreten, andererseits handelt es sich um Auffälligkeiten, die vornehmlich bei einem Geschlecht festgestellt werden konnten; wiederum andere Auffälligkeiten werden besonders bei Personen im fortgeschrittenen und höheren Erwachsenenalter prominent.

Durch diese detaillierten medizinischen Untersuchungen, dies gilt auch noch für die folgenden Kapitel, welche medizinische Bereiche zum Inhalt haben, soll aber nicht die Stellung der medizinischen Durchuntersuchungen im Rahmen der generellen Lebensbetreuung von Erwachsenen mit geistiger Behinderung besonders hervorgehoben und aufgebläht werden. Die betroffenen Menschen scheinen vielmehr, gleichwohl wie nicht behinderte Menschen, ein Anrecht auf präventiv- medizinische Durchuntersuchungen zu haben, deren Bedeutung in der Medizin heute von keinem mehr bestritten werden kann. So, wie jeder Mensch die individuelle Verantwortung für den eigenen Lebensstil und folglich auch für seinen eigenen Gesundheitszustand hat, kann beim Menschen mit geistiger Behinderung diese individuelle Verantwortung nur begrenzt wahrgenommen werden. Sicherlich gilt es auch im Bereich der Gesundheitspflege, soweit wie möglich die Eigenständigkeit des Behinderten zu fördern. Daneben wird eine begleitende Flankierung, sei es durch die Eltern oder durch die Betreuer, stets notwendig bleiben. Die Abnahme dieser verantwortungsvollen Arbeit im Bereich der Gesundheitspflege zu Gunsten von Dritt–Personen beinhaltet nicht bloß bestimmte moralische Voraussetzungen, sondern verlangt auch eine gewisse medizinische Kundigkeit, die auf die Personen mit geistiger Behinderung bezogen sein sollte. In diesem Sinne wollen die medizinischen Untersuchungsergebnisse aus diesem Bericht verstanden werden.

Als weiterführende Lektüre seien folgende Publikationen erwähnt, in denen vornehmlich spezifisches medizinisches Wissen zu Personen mit geistiger Behinderung vermittelt wird. Auf das Kindes- und Jugendalter beziehen sich die Arbeiten von Rett und Seidler (1981b), Yunis (1977), Giraud und Mattei (1975), Pueschel und Rynders (1982), Trogisch (1981) und Larson und Lapointe (1986). Die Publikation von Tolksdorf und Wiedemann (1981) liefern Angaben zu ausgewählten klinisch–medizinischen Aspekten beim Down Syndrom von der Kindheit bis ins Erwachsenenalter, und die Arbeit von Day (1987) ist eine klinische Studie zu älteren geistig Behinderten, welche im Krankenhaus leben.

6.8. Elektroenzephalographische Untersuchungen

6.8.1. EEG-Untersuchung

Die EEG-Aufzeichnungen bei „normalen" älteren Personen traditionell abgeleitet, zeigen in der Regel typische altersbedingte Veränderungen, welche aber als nicht- pathologische Veränderungen bezeichnet und dementsprechend als im Rahmen der Altersnorm liegend angesehen werden (Obrist und Busse, 1965). Kommen die gleichen Veränderungen aber bei jüngeren erwachsenen Probanden vor, können sie zum Teil als pathologisch betrachtet werden. In jüngeren Personengruppen können diese Veränderungen einerseits auf strukturelle Anomalien im Gehirn hindeuten, andererseits können auch Verschiebungen in biochemischen Mechanismen, welche zu elektrophysiologischen Auffälligkeiten führen, angenommen werden. Daß strukturelle, biochemische und metabolische Veränderungen und Verschiebungen sich im Zentralnervensystem von älteren Personen abspielen, kann angenommen werden (Frolkis, 1982). Nicht immer lassen sich die im klinischen EEG manifesten Auffälligkeiten nachweislich auf die erwähnten Veränderungen zurückführen. Das heißt, die elektrophysiologischen Auffälligkeiten können nicht immer, und dies trifft besonders bei älteren Menschen zu, auf klare Symptome, die zentralnervösen Ursprung haben, zurückgeführt werden. Mit den Provokationsmethoden, Hyperventilation und Flackerlichtstimulation, kann jedoch eine sehr gute Diskriminierungen bei älteren Personen, die noch keine manifeste zentralnervösen Symptome zeigen, erzielt werden. Hier zeigt sich eine bedeutend größere Reagibilität bei jenem Teil der Personen, bei denen zu einem späteren Zeitpunkt manifeste zentralnervöse Symptome auftreten (Torres u.a., 1983).

Aus Untersuchungen, in denen das EEG konventionell abgeleitet wurde, geht hervor, daß die Beurteilung „normales" oder „altersgemäßes" EEG bei etwa 60% der Patienten mit Down Syndrom erst im jungen Erwachsenenalter angeführt wird (Gibbs u.a., 1964; Gregoziades und Pampiglione, 1966; Tangye, 1979). Frühmann und Roth (1963) konnten zeigen, daß normabweichende EEG-Verläufe häufiger den schwereren Graden von Mongolismus zuzuordnen sind und die normalen EEGs eher bei den leichten Fällen von Mongolismus beobachtet werden können (Schweregrad I). Da die Symptomzuordnung der einzelnen Schweregrade nicht auf überprüfbaren Gewichtungen erfolgte (vergleiche Rett, 1980), bleibt die Aussage sicherlich kontrovers.

Ziel der vorliegenden Untersuchung ist, bei unterschiedlich alten Personengruppen, EEG-Beurteilungen durchzuführen, um mögliche, altersbedingte, Unterschiede nachzuweisen.

6.8.2. Untersuchungsgruppe

Für die Berechnung der vorliegenden Ergebnisse wurden jene Personen mit Down Syndrom aus der Untersuchungsgruppe ausgeschlossen, bei welchen aus der Anamnese epileptische Anfälle bekannt waren. Von insgesamt 153 Personen, bei denen die EEG- Untersuchungen erfolgreich durchgeführt werden konnten, mußten 17 Personen aus diesem Grunde von der Berechnung der Ergebnisse ausgeschlossen werden.

Von der gesamten Untersuchungsgruppe sind demnach von 81,4% der Patienten EEG- Aufzeichnungen vorhanden. Die statistischen Analysen beziehen sich, nach Ausschluß der Patienten mit Epilepsie, auf 72,3% der Patienten der gesamten Untersuchungsgruppe.

Bei 35 Personen (18,6%) konnten keine EEG- Registrierungen durchgeführt werden, da die Patienten diese Untersuchung ablehnten, bedingt aus zu großer Reaktanz gegenüber Elektroden und Elektrodenhaube.

Von den 17 Personen mit Epilepsie (9,1%; N = 188) waren 5 (29,4%) männlichen und 12 (70,6) weiblichen Geschlechts. Zu den drei jüngsten Altersgruppen gehörten 14 (82,5%) dieser Patienten und die restlichen 3 (17,5%) kamen aus den drei ältesten Gruppen (siehe Tabelle 31). Tabelle 32 zeigt die Verteilung jener Patienten, welche in der EEG-Auswertung berücksichtigt wurden nach Alter und nach Geschlecht.

Tabelle 31: Altersverteilung der Patienten mit Epilepsie (N = 17).

Alters-gruppe	Alter Jahre	N	(%)
A1	17–21	4	(23,5)
A2	22–26	6	(35,3)
A3	27–31	4	(23,5)
A4	32–36	2	(11,8)
A5	37–41	–	–
A6	$\geq$ 42	1	(5,9)

Tabelle 32: Anzahl und Anteil der Personen mit Down Syndrom ohne Epilepsie nach Altersklassen und Geschlecht in der EEG Untersuchung.

Altersklasse	Alter (Jahre)	männlich N (%)	weiblich N (%)	gesamt N (%)
A1	17–21	19 (45,2)	23 (54,8)	42 (30,9)
A2	22–26	10 (58,8)	7 (41,2)	17 (12,5)
A3	27–31	14 (50,0)	14 (50,0)	28 (20,6)
A4	32–36	7 (41,2)	10 (58,8)	17 (12,5)
A5	37–41	7 (46,6)	8 (53,4)	15 (11,0)
A6	$\geq$ 42	10 (58,8)	7 (41,2)	17 (12,5)
Total		67 (49,2)	69 (50,8)	136 (100)

6.8.3. Registriermethode

Die Ableitung erfolgte mit einem 16-Kanal Siemens Minograph EEG-Registrierapparat. Die Zeitkonstante war auf 0,3 Sekunden eingeschaltet und die obere Grenzfrequenz auf 70 Hz bei 3 dB gesetzt. Die Eingangsimpedanz der Verstärkerkanäle betrug 100 Mega-Ohm. Der Papiervorschub war bei der Aufzeichnung des EEGs mit 15mm/ Sek eingestellt.

Bei den Ableitungselektroden handelte es sich um nicht polarisierbare, mit einem Silber/Silberchlorid Block versehene Elektroden. Dieser Block ist mit einem in destilliertem Wasser getränkten Schwämmchen überzogen. Die Elektroden wurden mittels Elektrodenriemenhaube nach dem internationalen 10-20-System am Schädel plaziert (Jasper, 1958).

In Abbildungen 5 sind die drei verschiedenen, bei jedem Patienten durchgeführten, Elektroden Ableitungsanordnungen wiedergegeben. Weiter wurde eine Quellenableitung, auch noch toposelektive Ableitung genannt, durchgeführt. Es handelt sich hierbei um eine Referenzableitung, bei der die Potentialdifferenz zwischen dem Potential der Quellenelektrode und einem für diese Elektrode speziell errechneten Mittelwert aufgezeichnet wird. Dieser Mittelwert ergibt sich aus den gewogenen Beiträgen, zusammengesetzt aus den die Quellenelektrode umgebenden Elektroden. Durch diese Ableitung, welche nur in indi-

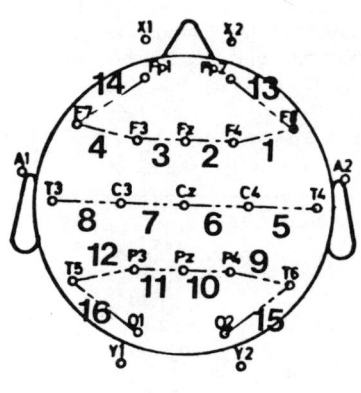

a)

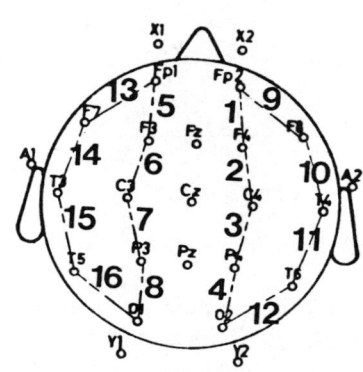

b)

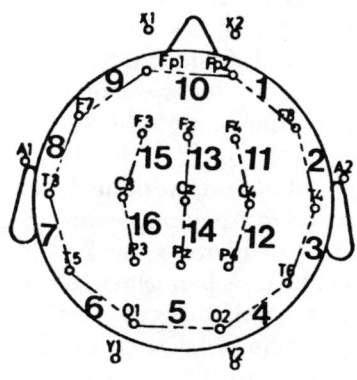

c)

Abbildung 5: Ableitungsanordnungen bei der EEG-Untersuchung (a. Querableitung, b. Längsableitung, c. Rundableitung)

zierten Fällen durchgeführt wurde, kommt es zu einer zuverlässigeren Darstellung von Herdphänomenen.

Das EEG wurde bei allen Patienten im Wachzustand abgeleitet. Es wurden sowohl EEG-Aufzeichnungen mit offenen Augen als auch mit geschlossenen Augen durchgeführt, soweit die Patienten diese Instruktion verstanden und sich auch entsprechend kooperativ zeigten.

Als Provokationsmethoden, sie dienen dazu, in der Ableitung eine möglichst hohe Präsenz an pathologischen Mustern zu bekommen, wurden neben der Hyperventilation auch noch die gleichzeitige Photo- und Phonostimulation verwendet. Die Hyperventilationsphase dauerte 3 Minuten und kombinierte Flackerlicht- und Tonstimulation wurde während 2 Minuten präsentiert.

6.8.4. Untersuchungsergebnisse und Interpretation

Die EEG-Auswertung und -Befundung erfolgte nach den Richtlinien der Deutschen EEG-Gesellschaft (Bätz u.a, 1985), in zwei nacheinander folgenden Schritten.

Im ersten Schritt wurde eine generelle Beschreibung der Grundaktivität, nach Frequenz, Amplitude, Häufigkeit, Symmetrie und Reagibilität, durchgeführt. Hier wurde beurteilt, ob es sich um einen altersentsprechenden Rhythmusverlauf handelt, oder ob die Kurven sich als altersgemäß dysrhythmisch oder verlangsamt zeigten.

Im zweiten Schritt wurden die klinisch relevanten Auffälligkeiten im EEG berücksichtigt. Bei pathologischen Veränderungen wurden zunächst Allgemeinveränderungen, dann die Herdbefunde und anschließend die paroxysmalen Aktivitäten beschrieben. Weiter wurde nach dem Vorkommen von generalisierenden Gruppen, der Ausbreitungstendenz jener sowie den typischen epileptiformen Mustern analysiert und beurteilt.

Soweit wir auf frühere, an der Klinik durchgeführte, EEG- Auswertungen und -Beurteilungen zurückgreifen konnten, wurden die aktuellen EEG-Ableitungen mit den früheren Ergebnissen verglichen und beurteilt.

Von den Ableitungen waren 59,5% mit Artefakten durchsetzt. Viele Patienten waren nicht in der Lage, auch nach feinfühliger Instruktion, die Hyperventilations- Provokationsmethode über die gewünschte Zeit durchzuführen. Bei 52,2% der Patienten war dies nicht möglich. Dagegen konnte die Flackerlicht- und Ton- Provokationsmethode nur bei 7,6% der Patienten nicht angewendet werden.

– Grundrhythmus, EEG-Befund und pathologische Veränderungen

In Tabelle AT31 sind die Ergebnisse zum Grundrhythmus, dem EEG-Befund und den elektrophysiologisch pathologischen Veränderungen zusammengefaßt. Der Grundryhthmus wird in den zwei jüngsten Altersgruppen bei knapp über der Hälfte der Patienten mit verlangsamt angegeben; dagegen wird bei durchschnittlich drei Viertel der Personen der zwei ältesten Gruppen eine entsprechende Verlangsamung im EEG- Grundrhythmus angeführt (vergleiche auch Abbildung 6). Diese Verlangsamung im EEG wird leicht häufiger bei Frauen (66,7%) als bei Männern (53,7%) gefunden.

Der Befund des EEGs, hier wurde die Norm beurteilt, wird in knapp über einem Drittel der Patienten mit „im Rahmen der Norm" beurteilt. „Grenzwertige" und „leicht diffuse" EEG- Beurteilungen treffen bei kanpp über der Hälfte aller Patienten zu. In nur sehr seltenen Fällen (1,6% oder 3,2%) wird das EEG als „mäßig diffus" bzw. „diffus abnorm" bewertet. „Deutlich abnorme" EEGs kamen in den Beurteilungen zum EEG nicht vor. Entgegen den Erwartungen konnten in den Beurteilungen zum EEG-Befund keine altersabhängigen Unterschiede beobachtet werden. Bei Frauen fällt die Beurteilung etwas häufiger negativ aus als bei Männern.

Bei den pathologischen Veränderungen können über alle Altersklassen in 50 bis 60% der Fälle steile Wellen beobachtet werden. Dabei werden „steile Wellen" bei 71,0% der Frauen gefunden, gegenüber 50,7% bei Männern. In der Beurteilung „Ausbreitung" und in der Beurteilung „langsame Wellen" werden deutlich mehr Personen der drei bzw. zwei älteren Personengruppen entsprechend bewertet (in Pro-

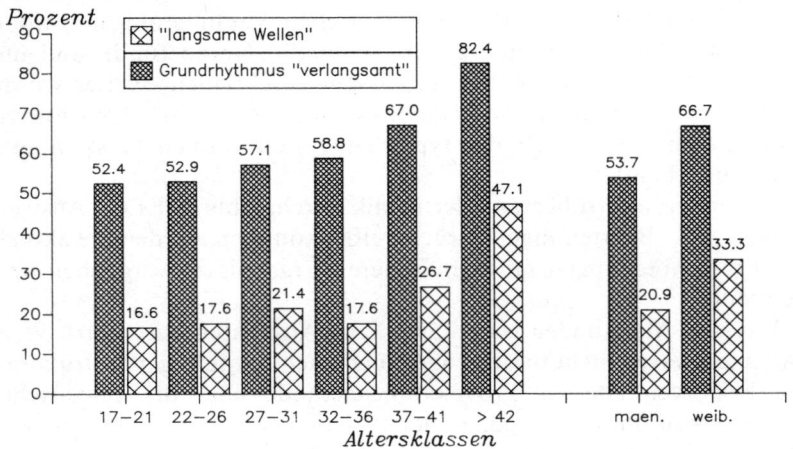

Abbildung 6: Verlangsamter EEG-Grundrhythmus nach Altersgruppen.

100

zentwerten), als dies in den Altersklassen bis zu den 31jährigen der Fall ist.

Pathologische Veränderungen im Wellenmuster, wie Paroxysmen, konstante, inkonstante oder wechselnde Herzzeichen, aber auch Slow-Wave Varianten, irreguläre Slow-Wave-Sequenzen oder drei Herz Slow-Wave-Muster kommen in keiner Altersklasse vor. Gleichwohl können auch keine scharfen Wellen beobachtet werden.

Die folgenden Abbildungen 7 und 8 zeigen einen Ausschnitt eines für erwachsene Mongoloide, je für einen Mann und eine Frau, typi-

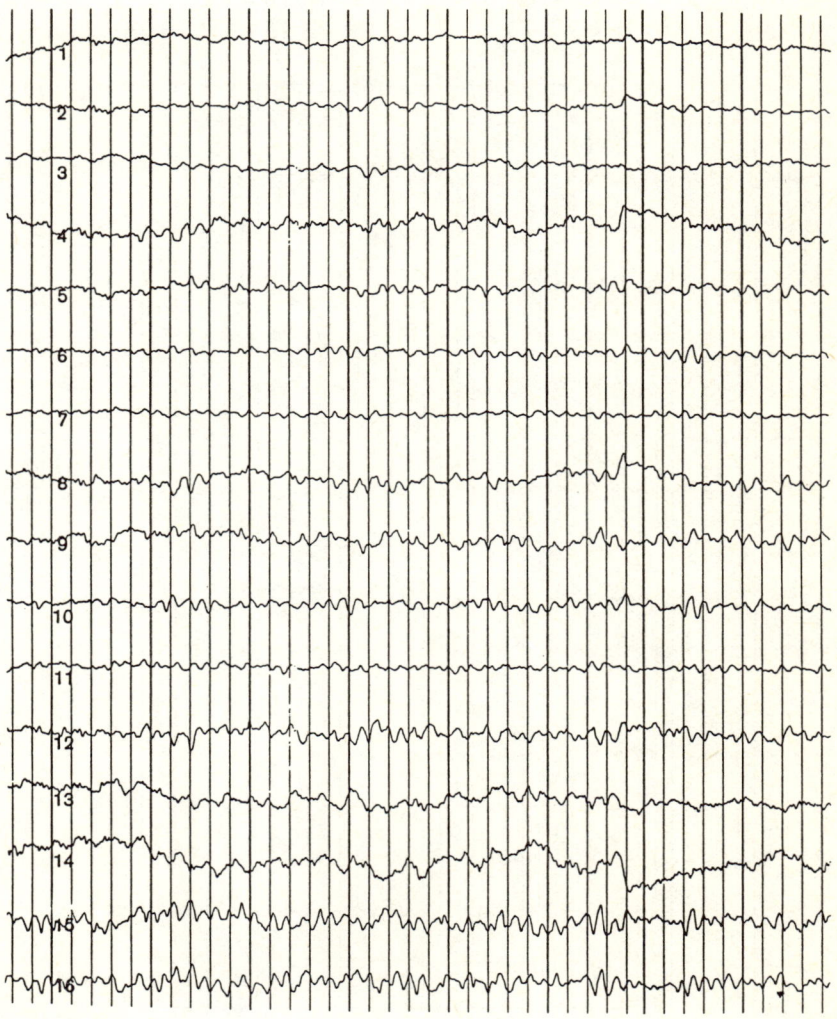

Abbildung 7: EEG- Aufzeichnungen eines 35jährigen Patienten.

schen EEG-Verlaufes. Die Kanäle-Elektroden- Zuordnung entspricht in beiden Abbildungen der in Abbildung 5a gezeigten Ableitungsanordnung, nämlich:

1:	F8 – F4	9:	T6 – P4
2:	F4 – Fz	10:	P4 – Pz
3:	Fz – F3	11:	Pz – P3
4:	F3 – F7	12:	P3 – T5
5:	T4 – C4	13:	F8 – Fp2
6:	C4 – Cz	14:	F7 – Fp1
7:	Cz – C3	15:	T6 – O2
8:	C3 – T3	16:	T5 – O1

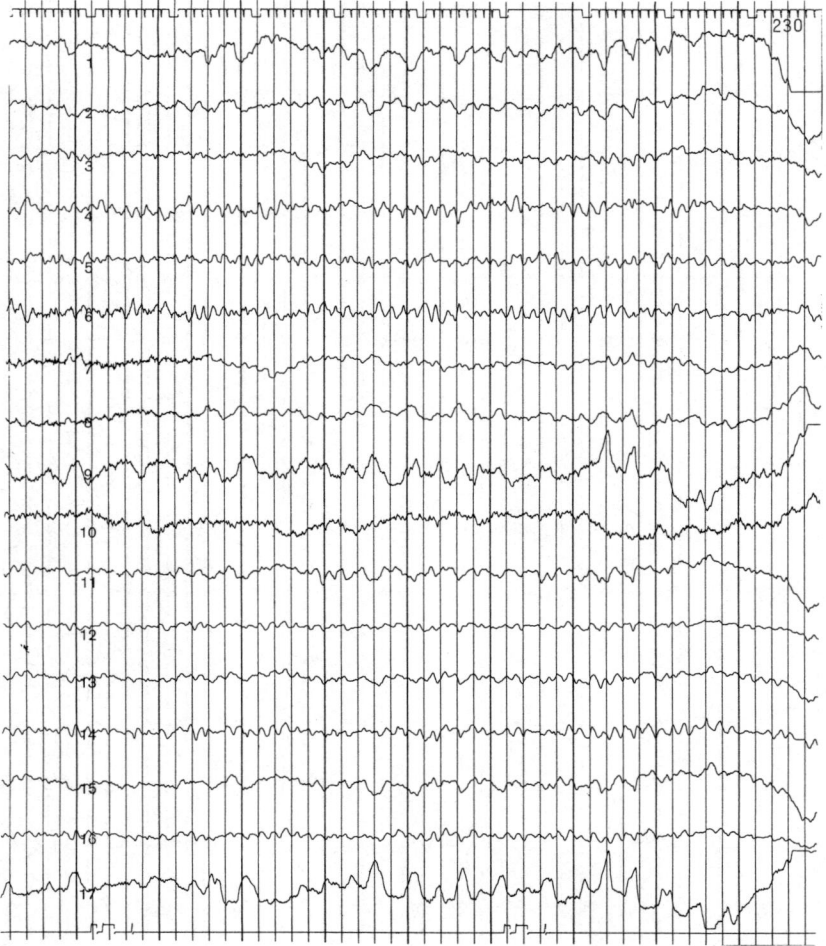

Abbildung 8: EEG- Aufzeichnungen einer 45jährigen Patientin.

- Vergleiche mit älteren EEG-Befunden

Bei 96 Patienten, das sind 70,6% der Personen der EEG- Untersuchungsgruppe, konnte auf einen klinikinternen, früher durchgeführten EEG-Befund zurückgegriffen werden. 52% der archivierten EEG-Aufzeichnungen stammen von männlichen und die restlichen 48% von weiblichen Patienten. Die früher erstellten Befunde waren durchschnittlich 5,7 Jahre alt (SA 3,7). Tabelle 33 zeigt die Vergleichsstellung zwischen den Ergebnissen aus der aktuellen und früheren EEG-Untersuchungen auf der Grundlage des Befundes.

Tabelle 33: Vergleich zwischen aktuellen und früheren EEG- Aufzeichnungen nach Altersgruppen und Geschlecht. (N = 96).

Gruppen	A1 %	A2 %	A3 %	A4 %	A5 %	A6 %	m %	w %	Alle %
(N)	(37)	(14)	(18)	(9)	(12)	(6)	(50)	(46)	(96)
Vergleich zu früheren Befunden									
gleich	45,9	56,8	16,6	33,3	25,0	50,0	44,0	32,6	38,5
gebessert	45,9	43,2	66,8	0,0	0,0	0,0	32,0	45,4	38,5
schlechter	0,0	0,0	16,6	66,7	50,0	50,0	18,0	11,0	15,6
wechselnd	8,2	0,0	0,0	0,0	25,0	0,0	6,0	11,0	8,4

In den drei jüngsten Gruppen können Besserungen im aktuellen EEGs, verglichen zu früheren Ableitungen, festgestellt werden und dies bei durchschnittlich 50% der Patienten, bezogen auf jene drei Gruppen. Das bestätigt das am Anfang dieses Kapitels angeführte Forschungsergebnis, daß bei Mongoloiden erst gehäuft im jungen Erwachsenenalter „normale" EEG-Verläufe feststellbar sind. Das heißt, daß eine zeitlich verzögerte „EEG-Maturität" bei ungefähr der Hälfte der mongoloiden Personen die Regel ist. Frauen können gegenüber Männern leicht häufiger Besserungen aufzeigen.

Dagegen können in den drei ältesten Gruppen keine Verbesserungen des EEGs zu vorherigen Befunden aufgezeigt werden. In diesem Alter konnten wir bloß noch Verschlechterungen in der Befundung des aktuellen EEGs im Vergleich zu älteren Ableitungsbefunden konstatieren, und dies in knapp über der Hälfte der Patienten. Eine EEG-Verschlechterung kommt häufiger bei Männer als bei Frauen vor.

An manchen Stellen wird ein Zusammenhang zwischen Alter von Personen mit Down Syndrom, in der Regel bei über 35 Jahren, und der Demenz, hier der senilen Demenz vom Alzheimer Typ (SDAT), gesehen. Diese Theamtik wird ausführlich in Kapitel 9. dargestellt. EEG-Untersuchungen bei Personen mit SDAT, aber auch mit seniler Demenz vom vaskulären Typ, zeigten, daß in der Regel spezifische

Veränderungen in den EEG- Kurven bei diesen Erkrankungen auftreten (Soininen u.a., 1982; Striano u.a., 1981). Vor allem findet sich eine markante Verlangsamung des Grundrhythmus (Obrist, 1979), deren Ausprägung in etwa dem Ausmaß der psychischen und kognitiven Veränderungen bei diesen Personen entspricht (Obrist u.a., 1962; Obrist, 1975; Mersky u.a., 1980). Bei mäßigem Demenzgrad sind aber unauffällige EEGs nicht auszuschließen. Auch noch bei deutlichen Zeichen der Demenz konnten ganz unauffällige EEG-Aufzeichnugen beobachtet werden (Logar u.a., 1987). Die elektrophysiologischen Veränderungen, hier vor allem die typische Verlangsamung im Grundrhythmus, treten, so die Ergebnisse der Literatur, erst mit den stark ausgeprägten psychischen und kognitiven Symptomen der Demenz auf. Das heißt, die traditionellen EEG- Ableitungen erlauben nur beschränkt bzw. kaum prädikative und prognostische Aussagen zur senilen Demenz. Differentialdiagnostisch lassen sich mittels dieser EEG-Registrierungen die Unterscheidung von SDAT und Muliinfarktdemenz anstellen. Die SDAT, das ganze Gehirn betreffend, zeigt auch die besagten Verlangsamungen über alle Ableitungsorte hinweg. Demgegenüber sind bei der Multiinfarktdemenz die Verlangsamungen an jener Hemisphäre prominent, an der auch die Herde lokalisiert sind (Harrison u.a., 1979).

Aus den eben angeführten Erkenntnissen erscheint es einleuchtend, daß eine Aussage zur Prävalenz der Demenzpatienten aus unserer Down Syndrom Patientengruppe, basierend allein auf den EEG- Beurteilungen, wenig zuverlässig sein würde. Die Vermutung kann aber festgehalten werden, daß mit zunehmendem Alter vermehrt mit Veränderungen in psychischen Bereichen zu rechnen ist, da die Häufigkeit der Personen, die ein deutlich verlangsamtes EEG aufzeigen, mit aufsteigenden Altersklassen zunimmt. Daneben kann auch abgeleitet werden, daß nicht alle Personen der höheren Alktersklassen, so wie es oft in der Literatur dargestellt wird, an einer deutlichen Form der SDAT leiden. Weiters müssen auch andere Faktoren für die Verlangsamung im EEG angenommen werden, als jene die im Zusammenhang mit der SDAT zu nennen sind.

Die EEG-Verlangsamungen sind charakteristisch bei älteren Personen mit Down Syndrom, wie auch diese Veränderungen bei SDAT Patienten charakteristisch sind. Die Veränderungen können aber nicht als pathognomonisch bezeichnet werden, d.h. die Veränderungen sind mit fortschreitendem Alters- und/oder Krankheitsprozeß nicht eindeutig. Die qualitativen EEG-Beurteilungen können aber als eine wichtige Flanke bei der Bestätigung einer Diagnose betrachtet werden. Aufschlußreichere elektrophysiologische Aussagen zur Diagnose der Demenz bei Patienten mit Down Syndrom sind nur über den Einsatz von moderneren EEG-Methoden beim erwachsenen Mongoloiden zu erwarten. Diese Vermutung läßt sich begründen durch aussage-kräftige Resultate, gewonnen in Untersuchungen an jüngeren Personen mit Down Syndrom unter Einsatz von neueren EEG-Techniken, wie z.B. der Registrierung von evozierten Potentialen (e.g.: Schafer und Peeke, 1982), oder der Aufzeichnung von Hirnstammpotentialen (e.g.: Yellin u.a., 1980; Widen u.a., 1987). Diese EEG-Techniken ermöglichen nicht nur, Zusammenhänge zwischen bestimmten elektrophysiologischen Parametern und spezifischen psychologischen Variablen wie z.B. der Informationsverarbeitung und der Aufmerksamkeit darzulegen, sondern ermöglichen höchstwahrscheinlich, wie dies aus den rezenten Arbeiten von Blackwood u.a. (1988) und Muir u.a. (1988) hervorgeht, daß der Beginn der Alzheimer- ähnlichen Demenzproblematik bei Patienten mit Down Syndrom in seiner allerersten Phase belegt werden kann. Die P300, eine der bedeutungsvollsten Komponenten des akustisch evozierten Potentials, zeigt eine deutliche Zunahme in der Latenz bei den Personen mit Down Syndrom, die einem frühzeitigen Alterungsprozeß ausgesetzt sind. Andererseits wird diese Vermutung durch die Erkenntnisse, die die Anwendung dieser EEG Methoden im Bereich der Demenzforschung brachten, begründet (Visser, 1985).

6.9. Serologische und urologische Untersuchungen

Bei den Patienten wurden Blut- und Harnproben abgenommen, welche anschließend routinemäßigen Laboranalysen unterzogen wurden. Als zentrale Frage stand auch hier, etwaige Unterschiede zwischen den Altersklassen bzw. zwischen dem Geschlecht aufzudecken.

6.9.1. Untersuchungsgruppe

Serologische und urologische Befunde standen von 180 Patienten der verschiedenen Altersgruppen zur Auswertung zu Verfügung. Von der Gesamtuntersuchungsgruppe konnten 95,7% der Patienten in diesem Untersuchungsteil berücksichtigt werden. Die genaue Verteilung der Patienten, getrennt nach Altersgruppen und Geschlecht, ist der Tabelle 34 zu entnehmen.

Tabelle 34: Anzahl und Anteil der Personen mit Down Syndrom nach Altersklassen und Geschlecht in der serologischen Untersuchung (N = 180).

Altersklasse	Alter (Jahre)	männlich N (%)	weiblich N (%)	gesamt N (%)
A1	17–21	24 (46,2)	28 (53,8)	52 (28,9)
A2	22–26	13 (48,1)	14 (51,9)	27 (15,0)
A3	27–31	16 (44,4)	20 (55,6)	36 (20,0)
A4	32–36	10 (38,5)	16 (61,5)	26 (14,4)
A5	37–41	9 (50,0)	9 (50,0)	18 (10,0)
A6	$\geq$ 42	11 (52,4)	10 (47,6)	21 (11,7)
Total		83 (46,1)	97 (53,9)	180 (100)

6.9.2. Untersuchungsmethoden

Zu Beginn des Untersuchungstages erfolgte die Blutabnahme und die Harnabgabe. Folgende routinemäßigen Analysen wurden im klinikeigenen Labor durchgeführt:

– Blutbefund

Im Blutbefund, in der Tabelle mit Kontrollblutbild (KBB) bezeichnet, wurde der Anteil der Erythrozyten, Leukozyten und Thrombozyten sowie der Hämoglobingehalt bestimmt. Auf der Basis folgender Normwerte wurde die Beurteilung des Kontrollblutbildes erstellt:

	Männer M	(SA)	Frauen M	(SA)
a) Hämoglobin (g%)	16,0	(2)	14,0	(2)
b) Erythrozyten (Mill./mm3)	5,4	(0,8)	4,8	0,6)

	Männer + Frauen M
c) Leukozyten	4 – 9.000/ul
d) Thrombozyten	200 – 300.000/ul

– Blutsenkung

Die Bestimmung der Blutkörperchensenkung (SKg) erfolgte nach der Methode von Westergren. Als Normwerte galten für Männer nach einer Stunde 3 bis 8 mm, bei Frauen 6 bis 11 mm und nach zwei Stunden bei Männern 5 bis 18 mm und bei Frauen 6 bis 20 mm.

– Differentialblutbild

Das Differentialblutbild, also die Bestimmung des jeweiligen Anteils an Leukozytenarten, rundete den Blutbefund ab. Kommen pathologische Zellformen vor, wie dies etwa bei der Leukämie der Fall ist, so führt dies zu einer gesonderten Registrierung. Die Verteilungsnormwerte für die Leukozytenarten beim Differentialblutbild waren wie folgt festgelegt:

Auf 100 Leukozyten kamen:

0 – 1% Basophile
2 – 4% Eosinophile
0% Myelozyten
0% Jugendliche
2 – 5% Stabkernige
50 – 70% Segmentkernige
25 – 40% Lymphozyten
2 – 6% Monozyten

– GOT und GPT

Die Serumanalysen zur Glutamat Oxalacetat Transanimase (GOT), auch noch Aspartat Aminotransferase (AST) genannt, und zur Glutamat Pyruvat Transaminase (GPT) wurden durchgeführt. Hiermit werden die durch Zellverfall freigesetzten Enzyme bestimmt.

– Harnstoff

Die Konzentration des Urea Stickstoffes, des Harnstoffes, im Serum wurde durch die halbquantitative Bestimmungsmethode festgehalten. Als Normwert diente ein Konzentrationsverhältnis von 10 – 50 mg / 100ml.

- Harnsäure

Im Serum wurde auf enzymatischem Weg weiter die Harnsäure bestimmt. Der Normwert lag für Männern zwischen 2,2 - 7,5mg / 100ml und für Frauen zwischen 1,5 - 6,6 mg / 100ml.

- Kreatinin

Die Kreatinin-Bestimmung wurde nach der enzymatischen Methode im Serum durchgeführt. Dabei galt für Männer der Normbereich von 0,6 - 1,1 mg/100ml und für Frauen zwischen 0,5 - 0,9 mg/100ml.

- ASL

Die Antistreptolysin-Bestimmung (ASL), auch noch Latex- Test genannt, ermöglichte einen Nachweis spezifischer Antikörper gegen Streptokokken, womit ein Hinweis auf akute Erkrankungen gegeben wurde.

- Cholesterin

Die Bestimmung der Cholesterinkonzentration erfolgte über den enzymatischen Farbtest. Die Normwerte, die dieser Bestimmung zu Grunde lagen, lagen bei,

Männer:

| bis 30 Jahre | 260mg/100ml |
| über 30 Jahre | 280mg/100ml |

Frauen:

| bis 40 Jahre | 250mg/100ml |
| über 41 Jahre | 280mg/100ml |

- Triglyceride

Die Triglyceride wurden im Serum bestimmt. Als Serumnormwert wurde 40 - 150mg/100ml gesetzt. Die hiermit bestimmte Fettsäurekonzentration ergibt bei erhöhten Werten ein Risikofaktor für koronare Herzerkrankungen. Niedrige Triglyceridwerte deuten dagegen auf eine Störung des Lipoproteinstoffwechsels hin.

– Blutzucker

Der Gehalt an Glukose im Blutserum ergibt den Blutzuckerwert, welcher mit der enzymatischen Bestimmungsmethode gemessen wurde. Die zur Beurteilung verwendeten Normwerte lagen zwischen 70 und 110 mg%.

– Harnprobe

Bei der Beurteilung der Harnprobe wurden folgende Variablen berücksichtigt: Harnfarbe, Reaktion, Albumengehalt, Urobilinogen, Hämoglobingehalt, Bilirubingehalt, Zuckergehalt, Ketongehalt, Nitritgehalt sowie das Sediment.

6.9.3. Untersuchungsergebnisse

Die Ergebnisse der serologischen und urologischen Untersuchungen sind in Tabelle AT32 zusammengefaßt. Unterschiede zwischen den Alterklassen lassen sich für pathologische Befunde in der Blutsenkung und bei der Bestimmung der Triglyceride feststellen. Bei der Blutsenkung wurden in den drei ältesten Gruppen und bei den Triglyceridwerten in den zwei ältesten Gruppen deutlich häufiger pathologische Werte beobachtet. Weiter wurden Unterschiede zwischen dem Geschlecht für die GPT, die Harnsäure und Kreatinin–Werte zu Ungunsten für Männer beobachtet. Das Verhältnis von pathologischen Werten war für die Bestimmung der Harnprobe und des ASL Tests bei Frauen ungünstiger, d.h. deutlich höher als bei Männern (Abbildung 9).

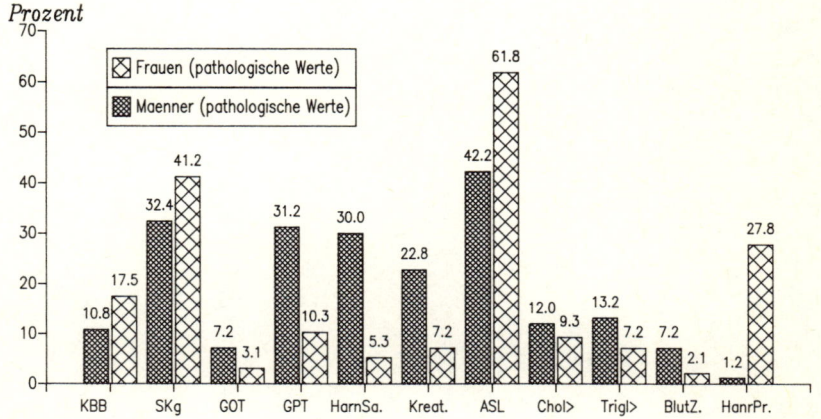

Abbildung 9: Pathologische Laborbefunde nach Geschlecht.

Bezogen auf die gesamte Untersuchungsgruppe konnten für KBB, SKg, Differentialblutbild, GPT, Harnsäure Kreatinin ASL, Cholesterin, Triglyceride und Harnprobe pathologische Werte bei mehr als 10% der Patienten gefunden werden. Beim ASL wurde ein Anteil von 55,5% und beim GPT ein Anteil von 20,8% gefunden. Neben den echten pathologischen Werten sollen in der Praxis aber auch jene Ergebnisse reflektiert werden, die ein mäßiges bzw. ein hohes Risiko für die betreffenden Personen bedeuten, sollten die Werte in den entsprechenden Parametern über längere Zeit die entsprechenden Werte zeigen. Als Beispiel sei hier der Cholesteringehalt angeführt, der bei vielen Patienten erhöht ist, aber bei lediglich knapp über 10% der Patienten echte pathologische Werte aufzeigt. Die Bedeutung der chronisch leicht erhöhten Blutfettwerte für im späteren Leben auftretende coronare Erkrankungen darf auch bei mongoloidien Menschen nicht unterschätzt werden. In diesen Fällen erscheint eine diätische Prophylaxe sinnvoll.

7. Wahrnehmungsuntersuchungen

Die Entwicklung und Ausreifung der Wahrnehmungsfunktionen im
Seh- und Hörbereich sind bei Kindern mit geistiger Behinderung Ge-
genstand einer großen Anzahl von Untersuchungen. Somit gelten die
Entwicklungsdynamik und die Probleme bezüglich der Sinnesmodalitäten in diesem Alter als gut dokumentiert. Auf dieser Grundlage
konnten auch die Wechselwirkungen in der Entwicklung der auditiven
Leistungen und der Entwicklung der Sprache aufgedeckt werden.
Hieraus ist weiter bekannt, daß schon in der Kindheit vorhandene
Hör- und Sehstörungen massive negative Auswirkungen auf die Entwicklung der kognitiven Funktionen und die damit zusammenhän-
gende Intelligenz auch im späteren Alter haben können (Libb u.a.,
1985).

Es ist aber kaum bekannt, in welchem Verhältnis und in welchem
Ausmaß Veränderungen in diesen Sinnesmodalitäten mit fortschreitendem Alter bei geistig Behinderten, hier bei Mongoloiden, in Erscheinung treten. Durch die langjährige Arbeit mit geistig Behinderten
kann angenommen werden, daß die Leistung in den primären Wahrnehmungsfunktionen bei erwachsenen Menschen mit geistiger Behinderung besonders früh in ihrem Leben einem Einbruch ausgesetzt
sind.

7.1. Audiologische Untersuchungen

7.1.1. Untersuchungsziel und Untersuchungsgruppe

Neben den massiven Hörstörungen, welche meistens schon von der
Umgebung des Patienten festgestellt werden können, ging es bei diesen Untersuchungen zusätzlich um die Bestimmung von minimalen
Veränderungen im Hörvermögen. Diese Veränderungen bleiben von
der Umwelt sehr oft unbemerkt, beeinflußen aber die Aufnahme von
akustischen Reizen nicht unwesentlich. Von den Ergebnissen wird erwartet, daß sie Aufschluß über den Zeitpunkt des Beginns der Verschlechterung im Hörbereich bringen, und sich somit das diesbezüglich zu erwartende kritische Lebensalter nachweisen läßt. Auffälligkeiten im Hörvermögen und otologische Probleme zeigen schon über
70% der Kinder mit Down Syndrom (Brooks u.a., 1972). An otologi-

schen Problemen können neben den häufig vorzufindenden Cerumen, diverse anatomisch- pathologische Erscheinungsformen am äußeren Ohr, dem Mittelohr und auch dem Innenohr angeführt werden (Storm, 1986 b). Die schalleitungsbedingten Hörstörungen sind im Kindesalter beim Down Syndrom am häufigsten zu beobachten (Dahle und McCollister, 1986). Als Inzidenzzahlen werden für Hörverlust in der Literatur Werte zwischen 7% und 57% genannt, bezogen auf geistig behinderte Personen (Lloyd und Reid, 1965; Fulton und Lloyd, 1968). Diese Variation läßt sich zum Teil durch die in den verschiedenen Untersuchungen verwendeten Kriterien zur Definition von Hörverlust erklären.

Audiologische Untersuchungen konnten bei 179 Patienten, das sind 95,2% der gesamten Untersuchungsgruppe, durchgeführt werden. Tabelle 35 zeigt die Altersstruktur und die Geschlechtsverteilung von jenen Patienten, die einer Hörprüfung unterzogen wurden. Die fehlenden 9 Patienten konnten wegen mangelnder Kooperationsbereitschaft nicht an dieser Untersuchung teilnehmen.

Tabelle 35: Alters- und Geschlechtsverteilung der Personen mit Down Syndrom in der audiologischen Untersuchung.

Altersklasse	Alter (Jahre)	männlich N (%)	weiblich N (%)	gesamt N (%)
A1	17–21	23 (45,1)	28 (54,9)	51 (28,5)
A2	22–26	13 (48,1)	14 (51,9)	27 (15,1)
A3	27–31	15 (41,6)	21 (58,4)	36 (20,1)
A4	32–36	10 (38,4)	16 (61,6)	26 (14,5)
A5	37–41	9 (50,0)	9 (50,0)	18 (10,1)
A6	≥ 42	11 (52,3)	10 (47,7)	21 (11,7)
Total		81 (45,2)	98 (54,8)	179 (100)

7.1.2. Untersuchungsmethode

Die audiologische Untersuchung wurde in einem schallisolierten Raum am sogenannten Biesalsky-Tisch durchgeführt. Je nach Gegebenheit, d.h. Instruktionsverständnis und Kooperationsbereitschaft des Patienten, wurde das Hörvermögen mit der Methode der Erwachsenen-Audiometrie oder mit der Freifeldmethode bestimmt. In der Luftleitungsüberprüfung wurde die Hörschwelle für unterschiedliche Frequenzen ermittelt. Hierbei wurde für jede zu untersuchende Frequenz der Schallpegel (in dB) so lange verändert, bis der Ton für den Patienten hörbar wurde.

Vom Prüfer wurde bei diesen Untersuchungen eine besondere Beobachtungsgabe, gepaart mit einem großen Einfühlungsvermögen, verlangt. Erst unter dieser Voraussetzung können zuverlässige Untersuchungsergebnisse erzielen werden. Die Bestimmungen der Hörstörungen erfolgte nach dem Schema von Davies (siehe Tabelle 36).

Tabelle 36: Beurteilungsschema der Hörstörung nach Davies.

Wahrgenommener Dezibelbereich	Hörstörung
0 – 12	unauffällig
13 – 17	minimalst
18 – 24	minimal
25 – 40	leicht
41 – 55	gering
56 – 70	auffallend
71 – 90	schwer

Um eine mögliche, durch die Untersuchungsmethode bedingte Seitendifferenz in der Hörstörung auszuschalten, wurde bei jedem Patienten zuerst das rechten Ohr getestet. Nach Überprüfung des linken Ohres wurde dann noch einmal die rechte Seite getestet. Durch diese Prozedur lassen sich durch Anpassungs- und Gewöhnungseffekte eventuell hervorgerufene Unterschiede feststellen und können ausgeglichen werden.

7.1.3. Untersuchungsergebnisse

Die Methode der Erwachsenen-Audiometrie konnte bei 78,2% (N = 140) der Patienten angewendet werden. Eine Freifelduntersuchung, sie war indiziert, wenn der Patient die Instruktionen zur Erwachsenen-Audiometrie nicht befolgen konnte, wurde bei 21,8% (N = 39) der Patienten durchgeführt. Das Alter der Patienten hatte keinen signifikanten Einfluß auf die zur Anwendung kommenden Untersuchungsmethode.

Vom Untersucher werden 76,7% (N = 137) der Patienten als „gut testbar" eingestuft. Diese Beurteilung wird leicht häufiger für jüngere Patienten gegeben.

– Beurteilung des schlechteren Ohres

Das linke Ohr wird im Vergleich zum rechten Ohr signifikant häufiger (Chi–Quadrat = 6,23; df = 1; p < .05), bezogen auf die gesamte Untersuchungsgruppe, als das schlechtere Ohr bezeichnet. Beide Ohre werden mit steigendem Alter häufiger mit„schlechter" beurteilt (vergleiche Tabelle AT33).

– Beurteilung des Hörvermögens nach Davies

Die Ergebnisse der qualitativen Beurteilung des Hörvermögens nach Davies für das rechte wie auch das linke Ohr sind in Tabelle AT34 zusammengefaßt. Das Hörvermögen wird bei nur 6% der Patienten, bezogen auf die Gesamtgruppe, mit „unauffällig" beurteilt. Eine „leichte" Hörstörung kann zu einem gleiche Anteil bei etwa 30 bis 40% der Patienten in allen Altersklassen sowohl für das rechte als auch das linke Ohr festgestellt werden. Bei der Beurteilung „marked loss", also einem deutlichen („auffallendem") Verlust des Hörvermögens, kann ein sprungartiger Anstieg bei den über 37jährigen Patienten festgestellt werden. Der Häufikeitsanteil steigt von durchschnittlichen 7% bei den bis 36 Jahre alten Patienten auf bis zu 26% bei den über 37 Jahre alten Patienten. In der Beurteilung nach Davies können keine Geschlechtsunterschiede festgestellt werden.

– Störungsart im Hörvermögen

Bei der Art der Hörstörung kann zwischen einer Schalleitungs– und einer Schallempfindungsstörung unterschieden werden. Beide Störungsarten können auch in kombinierter Form auftreten. In Tabelle AT35 sind die Ergebnisse der Beurteilung der Störungsart für rechtes und linkes Ohr dargestellt. Mit zunehmendem Alter kann gehäuft eine Schallempfindungsstörung diagnostiziert werden. In den jüngeren Jahren treten etwas häufiger Schalleitungsstörungen auf. In den verschiedenen Arten von Störungen im Hörvermögen lassen sich keine Geschlechtsunterschiede feststellen. Es lassen sich auch keine Unterschiede zwischen den beiden Ohren nachweisen.

Als Ursache für die Schalleitungsstörungen läßt sich die von den Begleitpersonen angeführte Zusatzinformation, daß 14,4% der Patienten auffallend oft an an Mittelohrentzündungen gelitten haben, anführen.

Als andere Ursachen für Schalleitungsstörungen lassen sich weiter die weiter vorne angeführten Erkrankungshäufigkeiten wie, Rhinitis, Otitis oder auch die Verletzung des Trommelfells anführen.

Eine weitere Wirkung auf das Hörvermögen üben unbestreitbar Ceruminalpfropfen aus. Auffallend häufig zeigen Patienten von Cerumen verstopfte äußere Gehörgänge. Bei den 17- bis 21jährigen können bei 8,3% derartige Auffälligkeiten nachgewiesen werden, und bei den über 41 jährigen Patienten sind es schon 26,3% der Patienten, bei denen Cerumenpfropfen beobachtet werden konnten.

– Lokalisation der Hörstörung

Die Lokalisation einer Hörstörung läßt sich über den Frequenzbereich eines Tones bestimmen. Ein spezifischer Frequenzbereich bringt die Härchen in einem bestimmten Bereich des Cortischen Organes, einem Teil des Innenohres, in Vibration. Über die vibrierenden Härchen werden die Schallwellen dann in elektrophysiologische Signale umgewandelt, welche alsdann erst vom Zentralnervensystem als akustisches Signal „verstanden" werden können. Jeder Ort des Cortischen Organs kann nur von einem bestimmten zeitlichen Reizmuster in Schwung gesetzt werden. Ist eine Stelle im Cortischen Organ nicht mehr vibrationsfähig so hat dies eine spezifische Hörstörung als Folge. Einen Überblick zur Lokalisation der Hörstörungen für rechtes und linkes Ohr, getrennt nach Altersklassen und Geschlecht, liefert Tabelle AT36.

Die Ergebnisse zeigen, daß in etwa 60% aller Fälle irgendeine frequenzspezifische Hörstörung festgestellt werden konnte, dagegen kann bei etwa 15% der Patienten eine frequenzunabhängige Störung nachgewiesen werden. Bei 20% der Patienten konnte keine Beurteilung erfolgen.

Der Verlauf der Frequenz- und Schallpegel-abhängigen Hörschwelle, getrennt für rechtes und linkes Ohr, über alle Patienten, sowie getrennt nach Geschlecht und getrennt nach den sechs Altersgruppen, ist aus den Abbildungen 10 bis 18 ersichtlich. Die Ergebnisse dieser Aufzeichnungen wurden alle mit der Methode der Luftleitung gewonnen. Es zeigen sich mit zunehemendem Alter deutliche Veränderungen im Verlauf der Hörschwelle über die einzelnen Frequenzbänder und Schallpegel. Bei den in den Abbildungen eingetragenen Werte handelt es sich um Mittelwerte des Hörverlustes in Dezibel (dB) der jeweiligen Personengruppen.

Der Hörverlust in Dezibel liegt bezogen auf alle untersuchten Personen bei etwa 20 dB für den Frequenzbereich bis zu 1500 Hertz. In der Altersklasse der über 37jährigen erreicht der Verlust einen Mittelwert von fast 30 dB. Ein mittlerer Hörverlust von über 20 dB bei Frequenzen unter 1500 Hertz wird in einer nicht geistig behinderten Personengruppe erst im Alter von über 80 Jahren erreicht (Langenbeck, 1978).

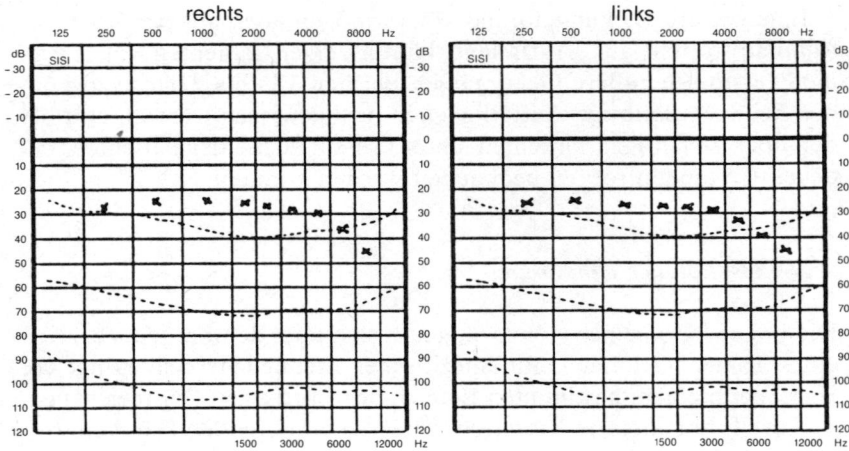

Abbildung 10: Luftleitung Audiogramm (Gesamtgruppe N = 140)

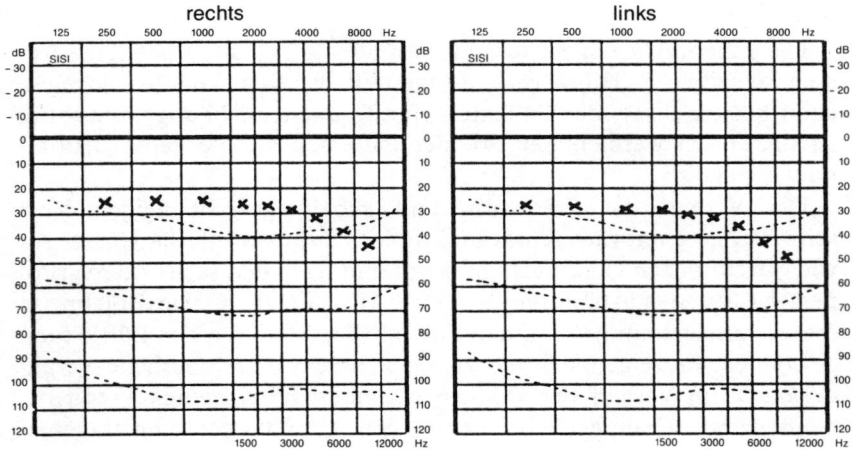

Abbildung 11: Luftleitung Audiogramm (Männlich, N = 61).

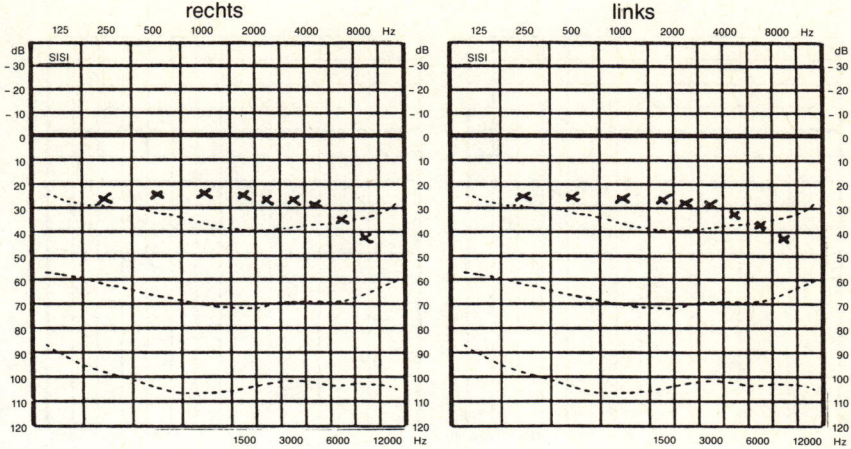

Abbildung 12: Luftleitung Audiogramm (weiblich, N = 79).

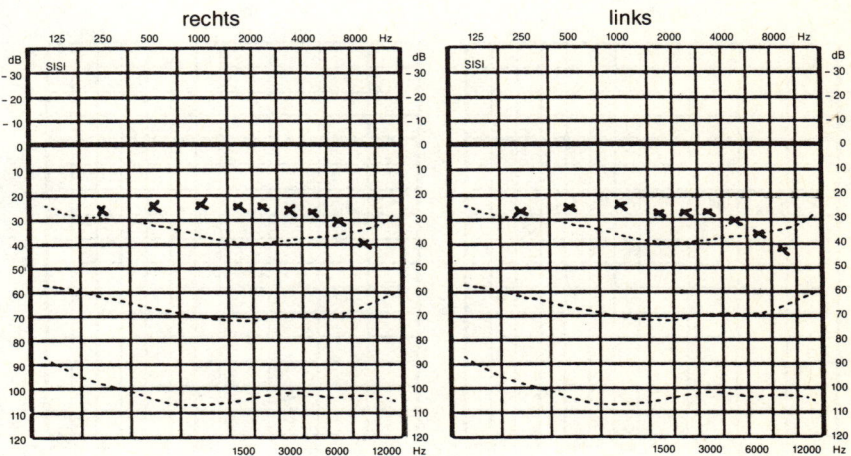

Abbildung 13: Luftleitung Audiogramm (17 bis 21 Jahre, N = 43).

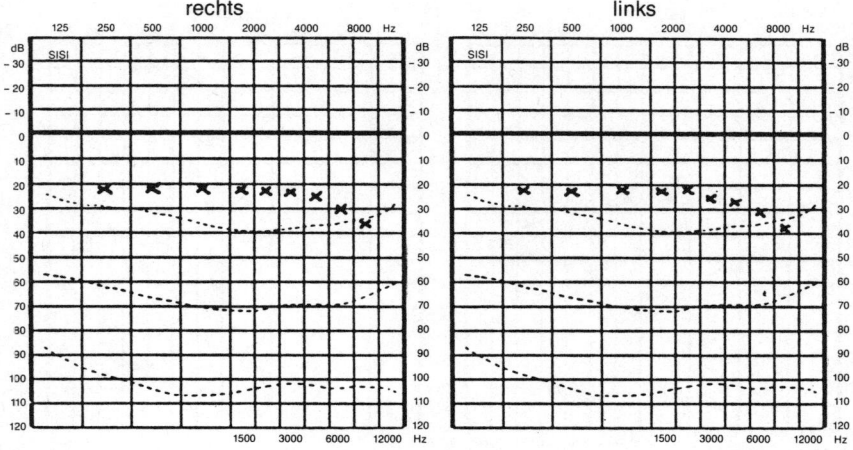

Abbildung 14: Luftleitung Audiogramm (22 bis 26 Jahre, N = 18)

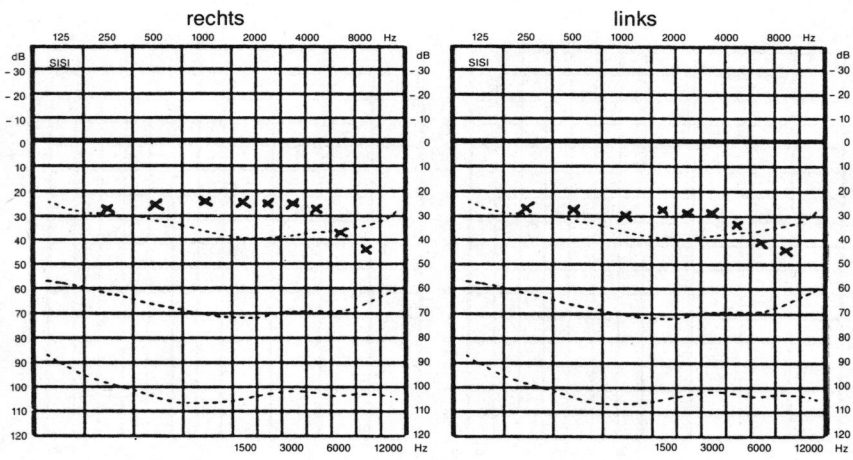

Abbildung 15: Luftleitung Audiogramm (27 bis 31 Jahre, N = 26).

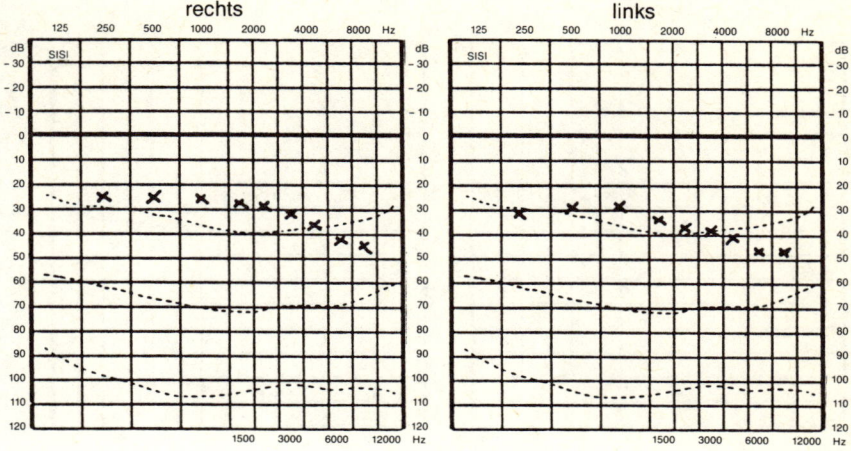

Abbildung 16: Luftleitung Audiogramm (32 bis 36 Jahre, N = 21).

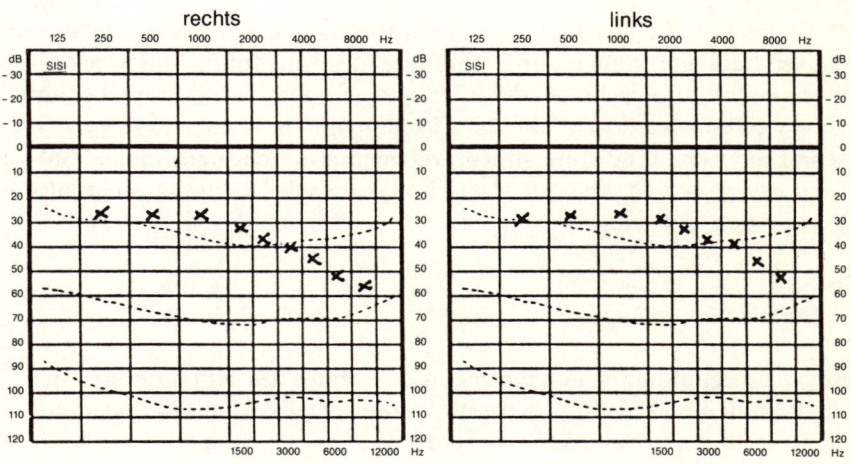

Abbildung 17: Luftleitung Audiogramm (37 bis 41 Jahre, N = 15).

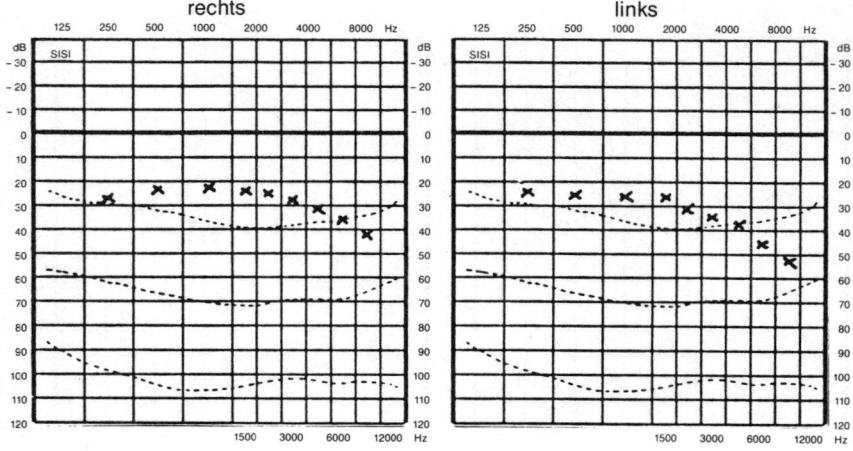

Abbildung 18: Luftleitung Audiogramm (> 42 Jahre, N = 17).

Der Hörverlust in den Frequenzbereichen über 1500 Hertz steigt linear zwischen den Altersgruppen an und liegt deutlich über den diesbezüglichen Durchschnittswerten von altersmäßig vergleichbaren nicht geistig behinderten Personen. Als Ursache für die frühzeitige Presbyakusis, die altersbedingte Schwerhörigkeit, können arteriosklerotisch bedingte Mangeldurchblutungen des Innenohrs, Stoffwechselkrankheiten, otoxische Medikation und gelegentliche Lärmbelastungen angeführt werden. In diesem Zusammenhang können aber spezifische genetische Prädispositionen, welche mit der chromosomalen Störung zu sehen sind, aber auch psychodynamische Faktoren nicht ausgeschlossen werden.

– Freifelduntersuchungen

Mit der Freifelduntersuchungsmehtode konnte das Hörvermögen bei 21,8% Patienten (N = 39) überprüft werden. Dabei kam ein sogenannter Reaktiometer, der Töne von 60 dB produzierte, zum Einsatz. Beurteilt wurde die Reaktion der Patienten auf diese Töne. Daneben wurde die Reaktion des Patienten auf Pfeiftöne überprüft. Weiter wurden Sinustöne dargeboten welche sowohl in der Frequenz als auch vom Schallpegel her variiert wurden. Der Zeitpunkt der Reaktion der Patienten wurde hierbei beobachtet und beurteilt.

Auf den Reaktiometer reagierten 95,7% der Patienten der drei jüngsten Altersklassen, wogegen nur noch 78,5% der über 31jährigen Patienten reagierten. Bei diesen älteren Patienten ist auffällig, daß die

120

Altersgruppe der 32– bis 36jährigen am schlechtesten bei diesem Test reagierten, nämlich lediglich 66,7%.

Das Reaktionsverhalten auf den Pfeifton zeigte ähnliche, ja sogar noch prägnantere Ergebnisse. Alle Patienten der zwei jüngsten und zwei ältesten Altersgruppen reagierten auf diesen Ton. Bei den 27– bis 31jährigen waren es noch 90% und bei den 32– bis 36jährigen nur 77,8% die reagierten.

Für die erfolgreiche Reaktion auf die Sinustöne mußte der Schallpegel mit zunehmendem Alter der Patienten erhöht werden. Genügte ein Durchschnitt von 35 dB (SA 5,0) für die jüngste Altersgruppe, so wurden durchschnittliche 47 dB (SA 8,3) für die Gruppe der über 41jährigen benötigt.

Bei den Freifelduntersuchungen ließen sich keine Geschlechtsunterschiede nachweisen. Von den mit der Freifelduntersuchungmethode beurteilten Personen konnten 20% als „hörauffällig" bezeichnet werden.

An dieser Stelle ist darauf hin zuweisen, daß es sich bei den Patienten, die mit der Freifelduntersuchung erfaßt wurden, um jene Patienten handelt, welche wegen mangelndem Instruktionsverständnis und fehlendem Kooperations– sowie Kommunikationsverhalten, nicht am Biesalski–Tisch untersucht werden konnten. Wir vermuten, daß es sich bei den in der Freifelduntersuchung schlecht abschneidenden Patienten genau um jene Patienten handelt, die auch in anderen Untersuchungsbereichen sehr schlecht liegen und die die auffälligsten psychopathologischen Veränderungen aufweisen. Wir kommen an späterer Stelle noch einmal auf diese Personengruppe zurück.

– *Informationen aus früheren audiologischen Untersuchungen*

Bei 41,4% der Patienten (N = 74) aus der Untersuchungsgruppe waren aus früheren audiologischen Untersuchungen, durchgeführt an der Klinik, entsprechende Befunde vorhanden. Dabei konnten wir wesentlich häufiger auf ältere Befunde aus den drei jüngsten Altersgruppen zurückgreifen (50,6%) als aus den älteren Patientengruppen (20,2%).

Aus den alten Befunden ging hervor, daß eine Hörstörung bei 20,2% der Patienten (N = 36), bezogen auf die Untersuchungsgruppe (N = 179), schon bekannt war. Keine Hörstörung lag bei 46,6% der Patienten vor und keine näheren Angaben über eine etwaige Hörstörung hatten wir von 33,3% der Patienten. Aus der vorliegenden Untersuchung konnten aber bloß bei 5,2% der Patienten keine Hörstörung diagnostiziert werden und bei 28,2% konnten wir keine Beurteilung machen. Das heißt aber auch, daß 66,7% der Patienten eine Hörstörung zum Untersuchungszeitpunkt manifestierten.

Bei der Dynamik des Hörvermögens, also dem Vergleich zwischen den aktuellen und älteren Untersuchungsergebnissen, konnte eine deutliche Zunahme in der Häufigkeit der Hörstörungen für die Untersuchungsgruppe festgestellt werden. Bei 35,5% der Patienten hatte sich das Hörvermögen verschlechtert. Gleichbleibend blieb es bei 20,1%; eine Verbesserung zum alten Befund konnte bloß für 2,9% der Patienten beobachtet werden. Ergebnisse, welche zwischen den einzelnen Befunden schwankten, konnten nur bei 1,7% der Patienten nachgewiesen werden.

Im Bereich des Hörens sind nicht selten starke Schwankungen in der Beurteilung durch die Angehörigen und den Untersucher festzustellen. Wir meinen, daß bei stärkerer Motivation zum Hören, d.h. besserer Zuwendung des Patienten zur Schallquelle, auch eine deutlich bessere Hörfähigkeit entsteht. Das absolute „Hörvermögen" erscheint vorwiegend psychisch bedingt, d.h. vom Interesse der jeweiligen Person abhängig zu sein.

Zum Abschluß soll hervorgehoben werden, daß in allen Altersklassen zu einem nicht unbedeutenden Teil massive Hörstörungen diagnostiziert werden konnten. Die rapiden Verschlechterungen der Sinnesmodalitäten können mit den ebenfalls bei erwachsenen Personen mit Down Syndrom gehäuft auftretenden Kommunikationsproblemen in Zusammenhang gesehen werden. Keiser u.a. (1981) konnten eine breite Variabilität in den Hörauffälligkeiten bei erwachsenen Personen mit Down Syndrom nachweisen. Insgesamt 74% der untersuchten Personen zeigten irgendwelche Probleme im Hörbereich. Weiter konnte eine bedeutende negative Korrelation zwischen dem Grad der Hörauffälligkeit und der Leistung in einem Wortverständnis-Test beobachtet werden; dies erfordert eine adäquate audiologische Therapie für ältere Personen mit Down Syndrom. Diese Forderung kann von uns nur nachhaltig unterstrichen werden, verfügten bei den von uns untersuchten Patienten lediglich 4 (1,7%) über ein ihr Hördefizit ausgleichendes, Hörgerät. Ein normalisiertes Hörvermögen erscheint in vielerlei Hinsicht Voraussetzung für Kommunikation und folglich für ein möglichst normales Sozialverhalten.

7.2. Ophthalmologische Untersuchungen

7.2.1. Untersuchungsziel und Untersuchungsgruppe

Ähnlich wie bei der Hörfunktion gilt auch für die Sehfunktion, daß die das Syndrom im Kindes- und Jugendalter begleitenden Auffälligkeiten hinreichend bekannt und beschrieben sind (Gnad und Rett,

122

1979; Millis, 1985). Die Ergebnisse aus einer rezenten Studie belegen einerseits die Vielfalt und andererseits die Häufigkeit von ophthalmologischen Störungen beim Down Syndrom: Blepharitis bei 46% der untersuchten Patienten, Strabismus bei 43%, Nystagmus bei 9%, Irisauffälligkeiten bei 81%, Keratokonus bei 15%, Katarakt bei 13%, starkes Schielen bei 27% und Astigmatismus mit mehr als 3 Dioptrien bei 25% der untersuchten Patienten (Shapiro und France, 1985). Keine empirischen Anhaltspunkte gibt es jedoch bezüglich der Veränderungen in der visuellen Wahrnehmung bei jüngeren und älteren erwachsenen Mongoloiden, auch liegen keine Angaben zu weiteren Auswirkungen dieser Veränderungen im Sehbereich vor.

An den ophthalmologischen Untersuchungen nahmen 180 Patienten oder 95,7% der gesamten Untersuchungsgruppe teil. Acht Patienten konnten wegen mangelnder Kooperation nicht untersucht werden. Tabelle 37 zeigt die Alters- und Geschlechtsverteilung dieser Untersuchungsgruppe.

Tabelle 37: Alters- und Geschlechtsverteilung der der Personen mit Down Syndrom bei der ophthalmologischen Untersuchung.

Altersklasse	Alter (Jahre)	männlich N (%)	weiblich N (%)	gesamt N (%)
A1	17–21	24 (46,1)	28 (53,9)	52 (28,9)
A2	22–26	13 (48,1)	14 (51,9)	27 (15,0)
A3	27–31	15 (41,6)	21 (58,4)	36 (20,0)
A4	32–36	10 (38,4)	16 (61,6)	26 (14,4)
A5	37–41	9 (50,0)	9 (50,0)	18 (10,0)
A6	≥ 42	11 (52,3)	10 (47,7)	21 (11,2)
Total	82	98 (45,6)	180 (54,4)	(100)

7.2.2. Untersuchungsmethode

Die ophthalmologischen Untersuchungen wurden in der klinikeigenen Augenambulanz, in der ein den heutigen Erfordernissen entsprechendes Instrumentarium (Firma Rodenstock) zur biomikroskopischen Untersuchung der Augen, zur applanatorischen Messung des intraokularen Druckes sowie zur Bestimmung der objektiven Refraktion und der Sehschärfe zur Verfügung steht. Die Sehschärfeprüfung wurde mit einem Zeichenprojektor durchgeführt. Weiter können Bestimmungen des Gesichtsfeldes durchgeführt werden.

7.2.3. Untersuchungsergebnisse

- Frühere augenärztliche Untersuchungen

Bei 68,8% (N = 124) von den 180 untersuchten Patienten wurde zu einem früheren Zeitpunkt mindestens eine augenärztliche Untersuchung durchgeführt. Noch nie beim Augenarzt waren 13,3% der Patienten (N = 24). Der Anteil der Patienten, die noch nie beim Augenarzt waren, ist über alle Altersgruppen in etwa gleich.

- Augenkrankheiten und Augenverletzungen

Bei 97,6% der Patienten (N = 176) waren zum Zeitpunkt der Untersuchung keine Augenkrankheiten bekannt. Zwei Patienten litten unter Keratopathie und eine weitere Patientin trug ein Glasauge. Eine Augenverletzung, in Folge eines Traumas, konnte nur bei einem Patienten beobachtet werde.

- Augenoperationen

Augenoperationen wurden bei 7,7% der Patienten (N = 14) durchgeführt. Die Operationen, die zur Regulierung von links- und rechtsseitigem Strabismus dienten, wurden alle im zweiten Lebensjahrzehnt der Patienten durchgeführt. Die später durchgeführten Augenoperationen betrafen Hornhauttransplantationen und erfolgten alle nach dem 31sten Lebensjahr. Bei einer Patientin erfolgte wegen eines Traumas die völlige Entfernung des linken Auges. Sie trug ein Glasauge.

- Sehkorrektur durch Brille

Bei über der Hälfte der Patienten (53,9%; N = 93) wurde zur Sehkorrektur eine Brille verordnet. In den drei jüngsten Altersgruppen bekamen 59,7% und in den drei ältesten Patientengruppen 42,7% der Mongoloiden eine Brille verordnet.

Von jenen Patienten, denen eine Brille verordnet wurde, trugen aber nur 55% eine solche. Dabei ist auffallend, daß unter diesen nicht Brille Tragenden die Frauen deutlich überwiegten (63,4%).

124

- Dioptrienwerte

Die Dioptrienwerte der veordneten Brillengläser sind in Tabelle AT37 für alle Altersklassen, das Geschlecht und die Untersuchungsgruppe berücksichtigend, angeführt. Bei den Werten handelt es sich um Mittelwerte, bezogen auf die jeweilige Gruppe.

- Visus (Sehschärfe)

Die Prüfung der Sehschärfe wurde mittels Sehzeichenprojektor durchgeführt. Es wurde hierbei, je nach Fähigkeit des Patienten, Bilder-, Zahlen- und Buchstabenmaterial verwendet. Bei bloß 12,8% der Patienten ($N = 23$) konnten die Untersuchungen zur Bestimmung des Nah- und Fernvisus nicht durchgeführt werden. Die Ergebnisse der Nah- und Fernvisusbestimmungen, getrennt für rechtes und linkes Auge, nach Alter und Geschlecht, sind in Tabelle AT38 angeführt. Mit zunehemendem Alter der Patienten können zum Teil Verschlechterungen in den verschiedenen Visuswerten beobachtet werden.

- Ishihara Prüfung

Die Ishihara Prüfung dient zur Erkennung von Farbwahrnehmungsstörungen, setzt aber die sichere Kenntnis von Farbbegriffen voraus. Drei Viertel der Patienten sind bezüglich der Farbwahrnehmung als unauffällig zu bezeichnen. Nicht testbar waren 16,7% der Patienten ($N = 30$). Weitere 4,4% der Patienten ($N = 8$) waren nicht testbar und die Eltern konnten keine Auskunft bezüglich der Farbwahrnehmung des Patienten geben. Bei 2,2% der Patienten ($N = 4$) konnte eine ausgeprägte Rot–Grün–Störung erkannt werden. Farbenblindheit wurde nicht diagnostiziert.

- Strabismus (Schielen)

Eine genaue Strabismusuntersuchung konnte nur bei 24,4% der Patienten ($N = 44$) durchgeführt werden. Alle anderen Patienten wehrten die Untersuchung ab. Bei 54,5% wird der Strabismus am linken Auge und in 45,5% der Fälle am rechten Auge festgestellt.
Der alternierende Strabismus convergens mit 38,6% ($N = 17$) und der konstriktorische Strabismus convergens mit 36,3% ($N = 16$) stellen die häufigsten Formen eines Strabismus dar. Bei 13,6% der Patienten ($N = 6$) kann ein alternierender Strabismus divergens festgestellt wer-

125

den. Je 4,6% der Patienten (N = 2) zeigen ein laterales Schielen (Heterophorie) bzw. weitere weniger häufigere Strabismusarten (Strabismus conc. sursumvergens, Strabismus conc. deorsumvergens).

- *Nystagmus*

Auch hier konnten die genauen Untersuchungen nur bei 24,4% der Patienten (N = 44) durchgeführt werden. Alle anderen Patienten wehrten diese Untersuchung ab.

Das rechte Auge zeigte bei 32,8% der Patienten (N = 14) einen sogenannten Spontannystagmus und bei 68,2% (N = 30) wurde ein Lagenystagmus festgestellt. Die Art der Nystagmusbewegungen wurde in 31,8% der Fälle (N = 14) mit Rucknystagmus und in den 68,2% der Fälle (N = 30) mit Pendelnystagmus beschrieben. Die Richtung des Nystagmus war bei fast allen Patienten (93,1%; N = 41) horizontal.

Für das linke Auge konnte für die Nystagmusart die gleiche Verteilung wie beim rechten Auge beobachtet werden, 68,2% (N = 30) Lagenystagmus und 31,8% Spontannystagmus (N = 14). Das gleiche gilt auch für die Art der Nystagmusbewegungen: in 68,2% der Fälle (N = 30) Pendelbewegungen und in 31,8% (N = 14) Rucknystagmus. Die Richtung des Nystagmus am linken Auge war gleich der Verteilung für das rechte Auge, in 93,1% der Fälle (N = 41) horizontal. Hinsichtlich des optokinetischen Nistagmus konnten keine altersbedingten Effekte nachgewiesen werden.

- *Lichtreaktion*

Für die Auswertung der Lichtreaktion standen uns wieder die Untersuchungsergebnisse von 180 Patienten zur Verfügung.

Die Reaktion von rechtem und linkem Auge auf eine direkte Lichtquelle wurde in knapp über 92,2% der Patienten (N = 166) mit „prompt" beurteilt. Lediglich 7,8% der Patienten (N = 14) reagierten auf die direkte Lichtquelle verlangsamt.

Ähnliche Beobachtungen konnten auch bei der Untersuchung zur konstriktorischen Lichtreaktion für rechtes und linkes Auge beobachtet werden. In jeweils knapp über 92,2,% der Fälle (N = 166) wurde die Reaktion mit „prompt" und in etwa 7,8% der Fälle (N = 14) mit „verlangsamt" beurteilt.

- *Motilität*

Die Motilität, also der Grad der Beweglichkeit des Augapfels, wurde für rechtes und linkes Auge je zu über 97,8% (N = 176) mit „uneingeschränkt" bezeichnet.

- *Pupille*

Als „unauffällig" wird die Pupille in etwa 94,9% der Fälle (N = 171) für rechtes und linkes Auge befundet. Die wenigen auffälligen Pupillen werden mit „eng" und „entrundet" beschrieben.

- *Iris*

Die Iris wird bei 69,4% der Patienten (N = 125) mit unauffällig beschrieben. Die für Patienten mit Down Syndrom typischen sogenannten Brushfieldspots (Brushfield, 1924), waren bloß bei 28,9% der Patienten (N = 52) zu sehen. In der Literatur findet man aber generell höhere Zahlen zur Häufigkeit von Brushfield–Flecken bei Personen mit Down Syndrom (Lowe, 1949; Chutko, 1965). Dabei ist anzumerken, daß diese Angaben sich auf Kleinkinder und Kinder mit Down Syndrom beziehen. Die vorliegenden Ergebnisse stärken aber die Hypothese von Donaldson (1961), daß die Brushfieldspots mit zunehmendem Alter verschwinden könnten. Betrachtet man nämlich das Vorkommen von diesen Flecken über die sechs Altersgruppen, so sieht man, daß ihre relative Häufigkeit mit zunehmendem Alter abnimmt. Die Verschiebungen bleiben dabei jedoch statistisch nicht signifikant.

- *Hornhaut*

Am rechten und linken Auge wird die Hornhaut bei je 94,9% der Patienten (N = 171) mit „unauffällig" beschrieben. Die beobachteten Auffälligkeiten sind hierbei meistens den drei jüngsten Altersgruppen zuzuordenen. In den drei älteren Gruppen ist neben der schon früher erwähnten Patientin mit Glasauge lediglich bei 2 Patienten (3,1%) eine Keratoplastik vorgenommen worden. Die Häufigkeit eines Keratokonus bei Personen mit Down Syndrom ist deutlich höher als in der Normalbevölkerung und wird in der Literatur mit 8% angeführt (Walsh, 1981). Bei unseren Patienten kam es zu einer geringeren Häufigkeit von Fällen mit Keratokonus. Dagegen läßt sich bei 5,2% der jüngeren Patienten (N = 6) eine Trübung der Hornhaut feststellen und bei 1,6% der Patienten (N = 2) dieses Alters wird ein ein ausgeprägter Keratokonus befundet.

- *Linse*

Bei knapp über der Hälfte der Patienten (52,7%; N = 95) wird die Linse gleichwohl für rechtes und linkes Auge mit „unauffällig" angegeben. Eine beidseitige Trübung der Linse wird in 42,7% der Fälle

(N = 77) beobachtet. Die Trübung der Linse nimmt mit dem Alter deutlich zu. Bei 3,3% der Patienten (N = 6) konnte keine Beurteilung der Linse erfolgen.

– Ciliarkörper (Glaskörper)

Der Glaskörper des Augapfels wird bei allen diesbezüglich beurteilbaren Patienten (N = 151), das sind 83,9%, für beide Augenseiten mit unauffällig beschrieben.

– Blindheit

In der Literatur wird berichtet, daß 5% der Patienten mit Down Syndrom an Erblindung leiden, und daß es sich dabei meistens um Patienten über 30 Jahre handelt (Cullen, 1963; Walsh, 1981). In der vorliegenden Untersuchungsgruppe konnte bei keinem Patienten Blindheit festgestellt werden. Diese sich widersprechenden Beobachtungen könnten auf Artefakte in der Stichprobenzusammensetzung zurückgeführt werden. Tatsächlich wurden die Personen aus den zwei zitierten Arbeiten exklusiv aus Heimen für Schwerstbehinderte rekrutiert.

– Dynamik des Sehvermögens

Die Beurteilung der Sehdynamik, also der Veränderung des Sehvermögens über die Zeit, setzte das Vorhandensein von früheren Augenbefunden voraus. Da die Klinik erst seit etwa 10 Jahren über die entsprechenden augenärztlichen Untersuchungsinstallationen verfügt, liegen besonders häufig bei den älteren Patienten keine Befunde vor, aus denen eine objektive Bestimmung der Veränderung des Sehvermögens getroffen werden könnte. Somit beschränken wir uns bei dieser Vergleichsanstellung auf die zwei jüngsten Altersgruppen (N = 79). Hier konnten wir bei 86,1% der Patienten (N = 68) auf klinikeigene augenärztliche Befunde zurückgreifen. Das Sehvermögen kann bei 70,6% der Patienten (N = 48) als unverändert eingestuft werden. Dagegen geht eine eindeutige objektive Verschlechterung des Sehvermögens aus der Vergleichanstellung der Befunde bei 29,4% der Patienten (N = 20) hervor. Interessant ist hier die Angabe der Eltern. So geben bloß 41,2% der Eltern (N = 28) an, daß sie bei ihren „Kindern" seit der letzten ophthalmologischen Untersuchung keine Verschlechterung im Sehvermögen feststellen konnten. Das heißt, daß die Eltern häufiger der Meinung sind, daß eine stärkere Verschlechterung im Sehvermögen stattgefunden hat, als dies objektive Untersuchungsmethoden nachweisen können.

Zur Dynamik des Sehvermögens bleibt, ähnlich wie bei den auditiven Fähigkeiten, zu vermerken, daß bei besonders starker Motivation die Sehbereitschaft und damit auch die Sehfähigkeit angehoben werden kann, was die Diskrepanzen zwischen der Beurteilung des Sehvermögens durch die Angehörigen bzw. den Tester erklären könnte.

8. Psychologische Untersuchungen

8.1. Verhaltensauffälligkeiten in verschiedenen Lebensphasen

Zur kurzen Beschreibung spezifischer Verhaltensmuster und Verhaltensprobleme aus früheren Lebensphasen, Vorschulalter und Schulalter, der mongoloiden Patienten können wir auf die diesbezüglichen elterlichen Angaben aus der Anamnese zurückgreifen. Ebenso werden Verhaltensprobleme aus der Gegenwart dargestellt, welche ebenfalls auf der Grundlage von Elternaussagen beruhen, die im anamnestischen Gespräch erfaßt wurden. Diese Befragungen bezogen sich auf 156 Patienten. Es handelt sich dabei um den gleichen Personenkreis wie in Kapitel 5.

Tabelle 38 zeigt Verhaltensauffäligkeiten der Kinder aus der Vorschul- und der Schulzeit, einerseits für die gesamte Gruppe sowie getrennt nach Geschlecht, und andererseits getrennt nach jüngeren, bis 31 Jahre alten Patienten und älteren, über 31 Jahre alten Patienten. Innerhalb der Variable Vorschul- bzw. Schulzeit wurde für jeden Patienten die für ihn in dieser Zeit markanteste Eigenschaft, d.h. jene, die aus der Sicht der Eltern damals im Vordergrund stand, für die Auswertung berücksichtigt. Pro Patient erfolgte demnach pro Variable lediglich eine Eintragung. Folglich können noch andere Auffälligkeiten beim einzelnen Patienten vorgekommen sein, die aber als nicht primär von den Eltern angesehen worden sind.

Tabelle 38: Verhaltensauffälligkeiten der Patienten im Kindergarten und in der Schule getrennt nach Geschlecht und Alter (N = 156).

	Alle (N = 156) % (N)	männl. (N = 73) % (N)	weibl. (N = 83) % (N)	< 32 (N = 108) % (N)	> 31 (N = 48) % (N)
Verhalten der Kinder im:					
Vorschulalter					
unauffällig	64,6 (101)	64,5 (47)	64,8 (54)	69,3 (75)	54,4 (26)
Kontaktschwierigkeiten	4,5 (7)	2,7 (2)	6,1 (5)	2,9 (3)	8,3 (4)

130

	Alle (N = 156) % (N)	männl. (N = 73) % (N)	weibl. (N = 83) % (N)	< 32 (N = 108) % (N)	> 31 (N = 48) % (N)
unkonzentriert	1,3 (2)	3,0 (2)	–	1,3 (2)	–
ängstlich	2,6 (4)	–	4,8 (4)	–	8,3 (4)
antriebsarm	2,6 (4)	3,0 (2)	2,5 (2)	1,8 (2)	4,1 (2)
unruhig	2,6 (4)	3,0 (2)	2,5 (2)	2,9 (3)	2,1 (1)
aggressiv	1,3 (2)	3,0 (2)	–	–	4,2 (2)
andere Auffälligkeiten	20,5 (32)	22,0 (16)	19,3 (16)	21,3 (23)	18,7 (9)
Schulalter					
unauffällig	64,6 (101)	64,5 (47)	64,8 (54)	60,1 (63)	79,4 (38)
Kontaktschwierigkeiten	10,3 (16)	4,1 (3)	15,7 (13)	12,9 (14)	4,1 (2)
unkonzentriert	7,1 (11)	8,2 (6)	6,1 (5)	7,5 (8)	6,2 (3)
ängstlich	0,6 (1)	–	1,2 (1)	0,9 (1)	–
antriebsarm	2,6 (4)	–	4,9 (4)	2,8 (3)	2,1 (1)
unruhig	3,9 (6)	8,2 (6)	–	3,8 (4)	4,1 (2)
aggressiv	1,9 (3)	4,1 (3)	–	2,8 (3)	–
andere Auffälligkeiten	9,0 (14)	10,9 (8)	7,3 (6)	11,2 (12)	4,1 (2)

Die hervorstechenden Ergebnisse sind, daß fast 70% der Eltern der unter 31jährigen von ihren Kindern angeben, im Vorschulalter unauffällig gewesen zu sein, gegenüber 54% der Eltern der über 32jährigen. Im Schulalter wurden dann von den jüngeren Patienten nur noch 69% mit unauffällig im Verhalten bezeichnet, die älteren Patienten wurden in dieser Lebensphase gehäuft, in 79%, als unauffällig bezeichnet. Für diese Unterschiede könnten die Veränderungen und Fortschritte, welche den Bereich der Förderung von geistig behinderten Kindern und Jugendlichen die letzten drei Jahrzehnte gekennzeichnet hat, in Betracht gezogen werden. Weiter konnte aufgezeigt werden, daß im Schulalter bei wesentlich mehr Mädchen als Burschen Kontaktschwierigkeiten angegeben wurden.

Bei der Beschreibung des aktuellen Verhaltens wurden die Eltern zur Affektivität, Aktivität und zu Verhaltensauffälligkeiten bei ihren Kindern befragt. Für die Variablen „Affektivität" und „Aktivität" wurde, vergleichbar mit den Variablen der Tabelle 38, nur eine Eintragung pro Patient und Variable vorgenommen. Dagegen waren bei der Variable „Verhaltensauffälligkeiten" Mehrfachantworten pro Patient möglich. Diese Ergebnisse sind in Tabelle 39 zusammengefaßt.

Tabelle 39: Aktuelle Verhaltensauffälligkeiten der Patienten aus der Sicht der Mütter, getrennt nach Geschlecht und Alter (N = 156).

	Alle (N = 156) % (N)	männl. (N = 73) % (N)	weibl. (N = 83) % (N)	< 32 (N = 108) % (N)	> 31 (N = 48) % (N)
Aktivität					
aktiv	40,9 (64)	39,8 (29)	42,2 (35)	48,0 (52)	25,0 (12)
unruhig	7,1 (11)	9,6 (7)	4,8 (4)	8,4 (9)	4,2 (2)
erethisch	1,3 (2)	2,7 (2)	–	1,9 (2)	–
ruhig	31,5 (49)	27,4 (20)	34,8 (29)	26,9 (29)	41,6 (20)
antriebsarm	17,9 (28)	17,8 (13)	18,2 (15)	12,9 (14)	29,2 (14)
andere Auffäl.	1,3 (2)	2,7 (2)	–	1,9 (2)	–
Affektivität					
unauffällig	38,4 (60)	42,4 (31)	34,8 (29)	42,7 (46)	29,2 (14)
leicht erregbar	10,9 (17)	12,3 (9)	9,7 (8)	12,0 (13)	8,3 (4)
gehemmt	23,7 (37)	26,1 (19)	21,7 (18)	19,4 (21)	33,4 (16)
ängstlich	11,6 (18)	5,5 (4)	16,9 (14)	12,0 (13)	10,4 (5)
andere Auffäl.	15,4 (24)	13,7 (10)	16,9 (14)	13,9 (15)	18,7 (9)
Verhaltensauffälligkeiten (Mehrfachantworten möglich)					
keine	23,1 (36)	24,7 (18)	21,7 (18)	25,9 (28)	16,7 (8)
Stereotypien	15,4 (24)	13,2 (10)	16,9 (14)	16,7 (18)	12,5 (6)
aggressiv	3,8 (6)	8,2 (6)	–	4,6 (5)	2,1 (1)
autoaggressiv	1,9 (3)	1,4 (1)	2,4 (2)	–	6,3 (3)

132

	Alle (N = 156) % (N)	männl. (N = 73) % (N)	weibl. (N = 83) % (N)	< 32 (N = 108) % (N)	> 31 (N = 48) % (N)
autistische Symptome	7,1 (11)	5,5 (4)	8,4 (7)	7,4 (8)	6,3 (3)
distanzlos	2,6 (4)	–	4,8 (4)	2,8 (3)	2,1 (1)
Geschwisterprobleme	2,6 (4)	1,4 (1)	3,6 (3)	3,7 (4)	–
verm. Sozialkontakt	32,1 (50)	34,2 (25)	30,1 (25)	31,5 (34)	33,5 (16)
andere Auffäl.	5,1 (8)	4,1 (3)	6,1 (5)	3,7 (4)	8,3 (4)

Deutlich mehr jüngere (48%) als ältere Patienten (25%) werden mit „aktiv" von den Eltern beurteilt. Vergleichbare Ergebnisse werden auch für die Kategorien „ruhig" und „antriebsarm" gefunden. Auffallend ist, daß kaum Patienten als „unruhig" oder „erethisch" beschrieben werden.

Als affektiv unauffällig werden etwas mehr Männer als Frauen bezeichnet, und die älteren Patienten werden seltener als die jüngeren Patienten als unauffällig in ihrer Affektivität beschrieben. Die älteren Patienten werden im Vergleich zu den jüngeren Patienten deutlich häufiger als „gehemmt" bezeichnet.

Ältere Patienten werden im Vergleich zu den jüngeren seltener als unauffällig im Verhalten beschrieben. Autoaggressives Verhalten wird nur in der Gruppe der 32-jährigen und älteren Patienten von den Eltern beobachtet, dies aber nur in wenigen Fällen. Sonstiges aggressives Verhalten wird ausschließlich bei Männern angeführt und diese Fälle können fast ausschließlich, bis auf einen, der jüngeren Gruppe zugeordnet werden. Demgegenüber wird die Kategorie „distanzlos" nur bei Frauen gefunden, dies aber auch nur in wenigen Fällen. Über alle Gruppen wird von etwa einem Drittel der Eltern angeführt, daß die Patienten ein Verhalten zeigen, welches verminderten Sozialkontakt als Folge hat.

Personen mit Down Syndrom sind als gutmütige Menschen bekannt, was nicht sagen will, daß sie sich nicht in bestimmten Situationen zur Wehr setzen können und dickköpfiges Verhalten zeigen, und sie fallen, im Gegensatz zu anderen Personen mit geistiger Behinderung, nur selten durch deutlich aggressives Verhalten auf. Offene aggressive Verhaltensweisen gelten schlechthin als Möglichkeit zur Bewältigung von Frustrationen. Dieses Ausdrucksmittel scheint für vielen Personen mit geistiger Behinderung die übliche Form in der Bewältigung von alltäglichen zwischenmenschlichen und persönlichen Problemen zu sein (Bruckmüller, 1985). Personen mit Down Syndrom fallen häufiger auf durch sich zurückziehendes Verhalten. Diese eher für mongoloide Menschen typische Verhaltensweise erscheint uns nicht unwesentlich dazu beizutragen, daß viele von ihnen im Erwachsenenalter durch resignatives bzw. schwer depressives Verhalten auffallen. Daraus resultiert nicht selten ein psychotisches klinisches Bild, was von der Verhaltensseite her nur schwer abgrenzbar von dementem Verhalten erscheint und vice versa. Auf diese Problematik kommen wir später noch zurück.

8.2. Psychomotorische Untersuchungen (Bo Olsson)

8.2.1. Motorische Entwicklung im Kleinkindalter

Als ein bedeutender Meilenstein in der motorischen Entwicklung des Kleinkindes gilt das Alter, in dem freies Gehen, d.h. Gehen ohne Unterstützung durch Drittpersonen, erreicht wird. In der motorischen Entwicklung von Kindern mit Down Syndrom gibt es eine Reihe von Auffälligkeiten, wie etwa grobe, abgehackte Bewegungsformen, motorische Plumpheit und Ungeschicklichkeit. Der niedrige Muskeltonus steht sicherlich hiermit in Zusammenhang, ebenso wie die relativ klein ausgeprägten neuroanatomischen Strukturen, welche in direktem Zusammenhang mit der Motorik stehen, wie etwa das Kleinhirn und der Hirnstamm (Anwar, 1981).

Die hier angeführten Daten beziehen sich auf die elterlichen Angaben, gewonnen in der anamnestischen Erhebung (N = 156), und beziehen sich auf die ersten drei Lebensjahre des Kindes.

Laut Bericht der Eltern konnte kein Kind bis zum vollendeten ersten Lebensjahr „frei gehen". Bis zum vollendeten zweiten Lebensjahr konnten 59,5% (N = 95) Kinder frei gehen. Die restlichen 40,5% (N = 65) erlernten erst nach dem zweiten Lebensjahr, die meisten davon im vollendeten dritten Lebensjahr freies, selbständiges Gehen. Bis zum zweiten Lebensjahr konnten etwas mehr Knaben 66,6% (N = 49) als Mädchen 52,8% (N = 44) ohne fremde Hilfe Gehen. Getrennt nach den jüngsten und ältesten Patienten, den bis 31 Jahre alten und jenen, die 32 Jahre und älter sind, kann beobachtet werden, daß in der jüngeren Gruppe 64,4% (N = 70) bis zum zweiten Lebensjahr frei gehen konnten. Demgegenüber sind in der ältesten Gruppe weit weniger Patienten zu finden, welche bis zum zweiten Lebensjahr gehen konnten, nämlich 43,7% (N = 21). Das heißt, bei den Patienten der ältesten Gruppe lernten mehr als die Hälfte das freie Gehen nach dem zweiten

Lebensjahr. Bei einem Kind werden Gangstörungen berichtet. Es handelt sich hierbei um einen Knaben mit einer geburtstraumatisch bedingten leichten Form von Cerebralparese.

Generell kann gesagt werden, daß die motorische Entwicklung bei Patienten mit Down Syndrom im Vergleich zur gleichaltrigen Population deutlich nachhinkt. Dies scheint bei Mädchen stärker ausgeprägt zu sein als bei Knaben.

8.2.2. Untersuchungsziel und Untersuchungsgruppe

Ziel der psychomotorischen Untersuchung ist, die Häufigkeitsverteilungen der verschiedenen Ausprägungen der Variable Händigkeit und einiger weiterer bedeutender psychomotorischer Variablen bei jugendlichen und erwachsenen Mongoloiden zu erfassen. Dabei sind vor allem die Unterschiede in den Verteilungen zwischen den verschiedenen Altersklassen und dem Geschlecht von Interesse. Eine Beschreibung der motorischen Auffälligeiten im Laufe des Erwachsenenalters erscheint vor allem deswegen von Relevanz, weil die motorische Entwicklung im Kleinkind- und im Kindesalter durch deutliche Behinderungen gekennzeichnet ist.

Aufgrund des Stellenwertes der Linkshändigkeit in der Heilpädagogik wird eine Untersuchung der Seitigkeit, der Lateralität, durchgeführt. In der neuropädiatrischen Praxis sind Linkshändigkeit und Legasthenie häufig vorkommende und wichtige heilpädagogische Probleme, die nicht selten mit einander verknüpft sind (Rett, Kohlmann und Strauch, 1973; Rett, 1976; Annett, 1981; Olsson und Rett, 1989).

Untersuchungen an mongoloiden Personen haben ergeben, daß die Seitigkeit ihrer Großhirnfunktionen eine niedrigere Streuung aufweist als die anderer Personen (Rett, Kohlmann und Strauch 1973; Wunderlich 1965). Es soll relativ wenige Linkshänder unter den Mongoliden geben, und diese Personen sollen eine weniger stark ausgeprägte Seitigkeit der Großhirnfunktionen haben. Letzteres deutet auf eine weniger ausgeprägte, d.h. schwächere Entwicklung der funktionellen Spezialisierung in den Großhirnhemisphären bei mongoloiden Personen hin.

Es gibt auch Fälle mit zerebralen Bewegungsstörungen und bzw. oder zerebralen Krampfanfällen unter den mongoloiden Patienten. Diese klinischen Symptome gehören aber nicht zu dem „normalen" Erscheinungsbild von Personen mit Down Syndrom. Deshalb sind diese Fälle in den folgenden Auswertungen ausgeschlossen.

135

In der psychomotorischen Untersuchung wurden 179 Patienten beurteilt, von denen 17 aus dem nachfolgenden Auswertungteil wegen Epilepsie und zerebraler Parese ausgeschlossen wurden. Diese in den Auswertungen nicht berücksichtigten Personen sind ident mit jenen, die in Tabelle 31 angeführt wurden. Die folgende Tabelle 40 zeigt die Verteilung jener Patienten, nach Alter und Geschlecht, auf die sich die Auswertungen beziehen, das sind 162 Personen oder 90,4% aller psychomotorisch untersuchten Patienten.

Tabelle 40: Verteilung der Personen nach Alter und Geschlecht in der psychomotorischen Untersuchung.

Altersklasse	Alter (Jahre)	männlich N (%)	weiblich N (%)	gesamt N (%)
A1	17–21	24 (50,0)	24 (50,0)	48 (29,6)
A2	22–26	10 (47,6)	11 (52,2)	21 (13,0)
A3	27–31	13 (40,6)	19 (59,4)	32 (19,8)
A4	32–36	10 (41,7)	14 (58,3)	24 (14,8)
A5	37–41	9 (50,0)	9 (50,0)	18 (11,1)
A6	≥ 42	11 (57,9)	8 (42,1)	19 (11,7)
Total		77 (47,5)	85 (52,5)	162 (100)

8.2.3. Untersuchungsmethoden

Außer auf die traditionellen neurologischen Untersuchungsmethoden der motorischen Funktionen (Göllnitz, 1954) kann auf neuere Methodenansätze in der Bestimmung der Psychomotorik zurückgegriffen werden. Die bedeutensten dieser Methoden sind einerseits die motometrische Methode von Kiphard (1969) und Schilling (1973) und andererseits die motoskopischen Methoden, wie sie Wigglesworth (1961), Köng (1963), Hochleitner (1971) und Lesigang (1973a; 1973b) beschrieben haben.

Lesigang (1974) betrachtete die Motodiagnostik als eine Ergänzung der neurologischen Untersuchungstechnik. Er kritisiert die motometrischen Verfahren, weil sie für die medizinisch-neurologische Arbeit kaum gültige Aussagen geben können.

Schilling (1973) kritisiert die Motoskopie aufgrund ihrer mangelnden Objektivität und weil sie weder vergleichbar noch wiederholbar, und daher im wissenschaftlichen Bereich nur begrenzt verwendbar ist. Die Motometrie hat sicher ihr größte Verwendbarkeit im wissenschaftlichen Bereich, wo quantifizierbare Daten, die sich durch relativ große Reliabilität, d.h. Stabilität und Objektivität, auszeichnen, erhoben werden sollen.

In den medizinischen Normierungsbereichen , welche zwischen den Endpunkten „optimal" und „hochgradig pathologisch" liegen, hat sicherlich die Motoskopie die gößere Gültigkeit (Validität). Mit motoskopischen Methoden können Seitendifferenzen zwischen den Extremitäten aufgrund pathologischer Einwirkungen festgestellt werden. Die pathologischen Bewegungs- und Haltungsmuster werden, gemäß traditionellen Einteilungen von zerebralen Bewegungsstörungen aus Neurologie und Neuropädiatrie (Köng, 1963; Lesigang, 1973a), in Kategorien gefaßt.

Die Untersuchung der bevorzugten Hand kann als eine psychologische Aufgabe betrachtet werden, da sie, analog zu der Erfassung der Intelligenz, als das Endprodukt des Zusammenspiels zwischen Umweltvariablen (Förderung, Übungsgelegenheiten, soziokulturellen Einflüssen sowie exogenen Noxen) und den biologischen Analagevariablen zu sehen ist. Die Motometrie und die psychologischen Aspekte der Händigkeit gehören laut Schilling (1973) zu den Aufgaben der Motologie.

In den von uns durchgeführten Untersuchungen wurden sowohl auf motoskopische wie auch auf motometrische Verfahren zurückgegriffen.

a) Motoskopische Verfahren

Die motoskopische Untersuchung, die die Erfassung von minimal ausgeprägten Symptomen zerebraler Bewegungsstörungen als Gegenstand hat, kann als eine wichtige Ergänzung der neuropaediatrischen Untersuchungsmethodik gesehen werden (Berger, 1977; Lesigang, 1973a; 1973b; 1977). Dabei ist die aktive Mitarbeit des Kindes notwendig, damit die zu beurteilenden pathologischen Bewegungs- und Haltungsmuster in der Untersuchung provoziert werden können. Dadurch bieten die motoskopischen Methoden auch eine Ergänzung zu den Verhaltensbeobachtungen der Kinder, die in der modernen Neuropädiatrie an Bedeutung gewonnen haben (Göllnitz, 1973; Touwen und Prechtl, 1970).

Unter minimalen zerebralen Bewegungsstörungen, die bei der Motoskopie festgestellt werden können, versteht man vom zentralen Ner-

137

vensystem ausgehende Störungen der Motorik, die nicht zu einer Invalidisierung im Sinne eines unmittelbar erkennbaren Handikaps führen (Touwen, 1974). Die motorischen Besonderheiten der Betroffenen sind zunächst unauffällig; erst bei größeren Anforderungen an die motorische Leistungsfähigkeit und bei genauer Beobachtung zeigt sich, daß die Bewegungen keineswegs glatt und geordnet ablaufen, sondern Auffälligkeiten zeigen. Sie werden ungeschickt, unbeholfen, langsam, unsicher, steif, unkoordiniert, manchmal ausfahrend. Diese Auffälligkeiten können u.a. in drei Symptomgruppen gegliedert werden: Spastizität, Hyperkinesien und Ataxien (Lesigang, 1973b).

In dieser Untersuchung geht es aber nicht darum, zerebrale Paresen zu diagnostizieren, sondern die Haltungs- und Bewegungsmuster, die Lesigang (1977) für die Motoskopie beschrieben hat, in ihren verschiedenen Ausprägungsgraden zu kategorisieren. Wir lassen deshalb die Frage offen, inwieweit es sich um eine stationäre zerebrale Bewegungsstörung aufgrund einer prä-, peri- oder postnatalen Hirnschädigung handelt bzw. um eine progrediente Bewegungsstörung oder um eine erst im höheren Alter sich entwickelte Bewegungsstörung.

- Bevorzugte Hand

Jeder Patient sitzt vor einem Tisch, auf dem das Material in der Mittellinie vor ihm plaziert wird:

- Eine kleine Flasche und eine Tube mit Schraubverschlüssen sollen auf- und zugedreht werden. Dieses Auf- und Zumachen wird zweimal wiederholt.
- Mit einer kleinen Bürste soll der Patient die Nägel bürsten; nachdem die Nägel der einen Hand gebürstet sind, sollen die der anderen Hand gebürstet werden. Diese Aufgabe wird einmal wiederholt.
- Eine leere Zündholzschachtel soll geöffnet werden. Danach wird die Schachtel mit der „Schublade" auf die Hülle der Schachtel vor die Versuchsperson gelegt und soll zugemacht werden. Das Zumachen wird - mit der Schublade neben der Hülle (zur Versuchsperson hin) - wiederholt. Das beschriebene Auf- und Zumachen wird noch zweimal wiederholt.
- 6 große Holzperlen sollen aus einer offenen Schachtel genommen und aufgefädelt werden (die Perlen und der Faden stammen aus dem Stanford-Binet-Intelligenztest). Der Patient soll zuerst den Faden nehmen; mit dem Startsignal wird die Zeit des Perlenfädelns gestoppt. Diese Prüfung wird einmal wiederholt.

Für die Beurteilung der Variable „Bevorzugte Hand" wurde beim Auf- und Zumachen der Flasche, der Tube und der Schachtel, beim

Nägelbürsten mit der bevorzugten Hand und der anderen Hand, beim Einfädeln und beim Durchziehen des Fadens beim Perlenauffädeln eine der folgenden Kategorien vergeben:

- Die linke Hand bewegt sich eindeutig mehr als die rechte = 1
- Die linke und die rechte Hand bewegen sich etwa gleich viel = 2
- Die rechte Hand bewegt sich eindeutig mehr = 3

Es wird dann zusammengezählt, wie häufig diese Beurteilungen vergeben worden sind. Für die Variable „Bevorzugte Hand" ergeben sich dann die folgenden Kategorien:

- Jedesmal die linke Hand mehr bewegt als die rechte = 1
- Die linke Hand häufiger mehr bewegt als die rechte = 2
- Die linke Hand etwa gleich häufig bewegt bzw. gleich häufig mehr bewegt wie die rechte = 3
- Die rechte Hand häufiger mehr bewegt als die linke = 4
- Die rechte Hand jeweils mehr bewegt = 5

- Graphomotorik

Ein Papier mit großen Blockbuchstaben in alphabetischer Reihenfolge wird dem Patienten vorgelegt und er soll mit einem Bleistift auf einem senkrecht in der Mittellinie vor ihm liegenden Papier die großen Blockbuchstaben abschreiben. Falls der Patient nicht schreiben kann, zeichnet der Versuchsleiter auf dem Schreibpapier senkrechte Striche, wonach das Papier wieder senkrecht in der Mittellinie vor den Patienten gelegt wird, mit der Aufforderung oder Bitte an ihn, solche Striche mit dem Bleistift zu zeichnen. Falls der Patient die linke Hand für das Schreiben bevorzugt, muß er nachher zusätzlich auch ein paar Buchstaben bzw. Striche mit der rechten Hand zu zeichnen.

Bei der Beurteilung der Graphomotorik wurden folgende Variablen berücksichtigt: Für die Variable „bevorzugte Schreibhand" wurde beobachtet, welche Hand für die graphomotorische Probe bevorzugt wurde:

- linke Hand = 1
- abwechselnd einmal die linke und einmal die rechte Hand = 2
- die rechte Hand = 3

Bei der Variable „Stiftneigung" wurde beobachtet, welche Neigung der Schreibstift hatte, wenn der Patient mit der rechten Hand die graphomotorische Probe machen sollte:

- Stift neigt sich vom Patienten weg = 1
- Stift hat keine eindeutige Neigung vom Probanden weg oder zum Patienten hin = 2
- Stift neigt sich in Richtung Patient (normale Neigung oder Haltung des Stiftes) = 3

Bei der Variable „Schriftneigung" wird beobachtet, in welche Richtung die mit der rechten Hand gezeichneten Buchstaben bzw. Striche neigen:

- vorwiegend nach links neigende Buchstaben = 1
- keine Neigung sicher feststellbar = 2
- vorwiegend nach rechts neigende Buchstaben = 3

- Motoskopie der Extremitäten

Bei der Motoskopie der oberen Extremitäten soll der Patient, dem Versuchsleiter gegenüberstehend, die vom Versuchsleiter vorgegebenen Haltungen und Bewegungen nachahmen:

- Händeklatschen: Der Patient soll mit gestreckten Fingern so schnell wie möglich mit den Händen klatschen, wobei die Unterarme etwa senkrecht zu den Oberarmen gehalten werden und die Hände sich in der Mittellinie des Körpers auf der Höhe des Kinns oder des Gesichts treffen sollen.
- Diadochokinese: Der Patient hält die Unterarme senkrecht zu den vorgestreckten Oberarmen und dreht die Hände in Schraubenbewegungen zuerst langsam und dann so schnell wie möglich. Bei diesen Bewegungen handelt es sich um Pronation und Supination der Unterarme. Danach wird abwechselnd eine Hand allein gedreht, wobei die andere obere Extremität an der Körperseite frei senkrecht herunterhängen soll.

Bei der Beurteilung der Variable „Seitigkeit der Diadochokinese" wurde in der beidhändigen Prüfung (dies ist die Standard-Prüfung für die Diadochokinese) und in den einhändigen Prüfungen festgestellt, welche Hand sich schneller und weiter bewegte bzw. drehen konnte. Pathologische Muster hierbei wurden nicht berücksichtigt. Meistens war eine Seitendifferenz nur in der einhändigen Prüfung zu sehen, weil in der beidhändigen Prüfung die Bewegungen der beiden oberen Extremitäten miteinander gut koordiniert waren (intaktes extrapyramidal-motorische System). Bei den Patienten mit Hypodiadochokinese und Pronationstendenzen der Unterarme waren jedoch immer Seitendifferenzen zu sehen (pathologisch Diadochokinese). Folgende Kategorien wurden verwendet:

- Die linke obere Extremität zeigte schnellere Bewegungen = 1
- Keine Unterschiede zwischen den oberen Extre- mitäten feststellbar = 2
- Die rechte obere Extremität zeigte schnellere Bewegungen = 3

- Hände und Finger vorstrecken: Die oberen Extremitäten sollen horizontal mit ausgestreckten Fingern so weit vorgestreckt werden, wie möglich. Danach sollen die Unterarme senkrecht zu den Oberarmen gehalten werden und der Patient soll, die Handflächen zum Versuchsleiter gedreht, die Finger voll flektieren (Faust machen) und anschließend die Finger wieder voll ausstrecken (Hand voll aufmachen). Dieser Vorgang wird dreimal wiederholt.
- Die Hände hochstrecken: Die oberen Extremitäten sollen so senkrecht wie möglich und mit ausgestreckten Fingern hochgehalten werden.

- *Bevorzugtes Auge*

Der Versuchsleiter hält einen kleinen Schirm mit einem Loch und demonstriert, den Schirm mit gestreckten Armen haltend und mit beiden Augen offen, daß man von einer gewissen Entfernung aus durch das Loch schauen kann. Der Patient soll dann gleichfalls mit vorgestreckten Armen den Schirm halten und, wenn möglich beide Augen offen durch das Loch das Gesicht (die Nase) des Versuchsleiters anschauen. Falls der Patient das nicht kann, soll er versuchen, durch das Loch wie in eine Kamera zu schauen.

Die Beurteilung der Variable „bevorzugtes Auge" erfolgt durch Feststellen, welches Auge des Patienten von dem gegenüber ihm stehenden Versuchsleiter in dem Loch des Schirmes zu sehen war (es ist nicht möglich, mit beiden Augen durch das Loch zu sehen):
- Das linke Auge (höchstens einmal das rechte) = 1
- Zweimal das linke und zweimal das rechte Auge = 2
- Das Rechte Auge (höchstens einmal das linke) = 3

- *Einbeinhüpfen*

Das Einbeinhüpfen wird zunächst, dem Patienten im Profil gegenüberstehend, kurz demonstriert. Der Patient soll dann viermal auf dem Bein seiner Präferenz hüpfen und dabei eine Strecke von, wenn möglich, 4 Meter zurücklegen. Im zweiten Durchgang soll der Patient viermal auf dem vom Versuchsleiter vorgegebenen Bein hüpfen. Falls der Patient diese Aufgabe nicht schafft, soll er versuchen, vom Versuchsleiter gestützt, auf einem Bein zu hüpfen oder zumindest auf einem Bein zu stehen. Der Versuch des Einbeinhüpfens wird in zwei Durchgängen insgesamt achtmal ausgeführt.

Die Beurteilung der Variable „Einbeinhüpfen" erfolgte je nachdem, ob der Patient auf einem Bein hüpfen konnte oder nicht:

- Einbeinhüpfen   = 1
- nicht möglich   = 2

Bei der Beurteilung der Variable „bevorzugte untere Extremität für das Einbeinhüpfen" wurde darauf geachtet, welches Bein für das Einbeinhüpfen bevorzugt wurde und – falls der Patient diese Aufgabe nicht schaffte und vom Versuchsleiter gestützt werden mußte – auf welchem Bein er zu hüpfen versuchte (auch wenn er dabei nur auf einem Bein stehenblieb):

- mindestens sechs von acht Versuchen auf dem linken
  Bein   = 1
- mindestens drei Versuche auf jedem Bein   = 2
- mindestens sechs von acht Versuchen auf dem rechten
  Bein   = 3

b) Motometrische Verfahren

In einem sogenannten motometrischen Verfahren werden, gleich den motoskopischen Verfahren, Beurteilungen der Beobachtungen nach einem standardisierten Vorgehen durchgeführt bzw. Messungen gemacht; aber sie unterscheiden sich letztlich von den motoskopischen Methoden, insofern die erzielten Scores an Normwerten verglichen werden.

– Scheibenprobe

In der Scheibenprobe (nach Walther), welche der visuomotorischen Leistungsüberprüfung dient, werden 2 quadratische Bretter (30 x 30 cm) unmittelbar nebeneinander, mit der Spalte zwischen ihnen, in der Mittellinie vor dem Patienten plaziert. Auf dem Brett der linken Seite liegen 41 Scheiben (23 mm in Durchmesser und 10 mm hoch) in 5 mm tiefen Löchern. Bevor die Probe beginnt, soll der Patient 15 dieser Scheiben von dem linken auf das rechte Brett übertragen, damit er sich an die Bewegungsmuster gewöhnt („warming–up"). In der Scheibenprobe sollen zuerst mit der rechten Hand so schnell wie möglich alle Scheiben einzeln in die etwas tieferen Löchern des rechten Brettes

142

transziert werden. Die Zeit wird gestoppt. Danach werden die Plätze der Bretter getauscht und derselbe Vorgang wird in umgekehrter Richtung wiederholt. Der Patient soll nun mit der linken Hand die Scheiben so schnell wie möglich und einzeln von rechts nach links transportieren. Schließlich sollen immer zwei Scheiben synchron, eine in jeder Hand, von dem nun wieder links plazierten Brett mit den 5 mm tiefen Löchern zum rechten Brett übertragen werden. Gemäß den Normierungen (nach Walther) werden die Zeiten für die linke und die rechte Hand und für die beidhändige Prüfung zu einer score summiert, für welche es Altersnormen (Prozentränge) gibt.

Die Beurteilung der Variable „schnellere Hand", zu welcher festgestellt wurde, welche Hand in der Scheibenprobe die schnellere war, wurde das Kategoriensystem von Walther verwendet:

- Der Proband brauchte mit der linken Hand mindestens 3 Sekunden weniger Zeit als mit der rechten Hand = 1
- Die linke und die rechte Hand brauchten etwa die gleiche Zeit = 2
- Die rechte Hand brauchte mindestens 3 Sekunden weniger Zeit als die linke Hand = 3

Zur Beurteilung der Variable „visuomotorische Schnelligkeit" wurden die Prozentränge der Summen aus den linkshändigen, rechtshändigen und den beidhändigen Prüfung beim Scheibenbrett für die betreffenden Altersgruppen ermittelt Die Prozentränge laut Altersnormen sind:

- unter dem 10. Prozentrang = 1
- zwischen 11. und 30. Prozentrang = 2
- über dem 30. Prozentrang (zumindest in der Norm) = 3

c) Klinische Aspekte in den psychomotorischen Untersuchungen

Die Beobachtungen aus den motoskopischen und motometrischen Untersuchungen können auch für klinische, pathologische Beurteilungen herangezogen werden. Diese Beurteilungsebenen und ihre entsprechenden Kategoriensysteme werden im folgenden dargestellt.

- Psychomotorisches Entwicklungsniveau

Es ist bekannt, daß Patienten mit Down Syndrom fein- und kleinmotorische Aufgaben den grob- und großmotorischen vorziehen, zumindest wenn es sich um fein- oder kleinmotorische Aufgaben handelt, die ohne Zeitdruck erfolgen. Langsam auszuführende, visuell-räumliche, fein- und kleinmotorische Aufgaben, die auch als psychomotorische Aufgaben bezeichnet werden können, bewältigen sie leichter als entsprechende Aufgaben unter Zeitdruck.

Die ersten psychomotorischen Aufgaben waren das Auf- und Zudrehen von kleinen Flaschen und Tuben und das Öffnen und Schließen von Zündholzschachteln. In solchen „Zweihandaufgaben" wird eine Hand mehr oder weniger als die bevorzugte (z.b.: für das Auf- und Zumachen) und die andere als die unterstützende für das Halten der Objekte eingesetzt. Unter anderem wurde bei diesen Items beobachtet, ob die Patienten versuchten, die Schraubverschlüsse der Flaschen und Tuben in die korrekte Richtung zu öffnen bzw. zu schließen, und ob sie die Zündholzschachtel richtig auf- bzw. zuschieben konnten.

Die visuell räumliche Gestalterfassung mongoloider Kinder und Jugendlicher ist ungenügend entwickelt, was auch zu Problemen in der Bewältigung von fein- und kleinmotorischen Aufgaben führen kann. Die meisten Patienten mit Down Syndrom arbeiten manuell sehr langsam und zögernd und wirken bei Aufgaben, die schnell bewältigt werden sollen, gehemmt.

Eine visomotorische Aufgabe unter Zeitdruck, somit eigentlich auch eine psychomotorische Aufgabe, ist das beidhändig synchrone Übertragen der Scheiben von den Löchern der einen Platte in die Löcher der anderen in der Scheibenprobe nach Walther. Nach unserer Erfahrung haben vor allem zwei große Gruppen von behinderten Jugendlichen speziell in der beidhändigen Koordinationsaufgabe in der Scheibenprobe große Probleme. Es sind die Patienten mit zumindest mittelgradigen intellektuellen Retardierungen (Entwicklungsrückständen) sowie die Patienten mit zerebralen Bewegungsstörungen. Im letzteren Fall handelt es sich um Patienten mit primärem Pyramidenbahnstörungen nach Großhirnläsionen (mit oder ohne sichtbare extrapyramidale Komponenten der Bewegungsstörungen).

Es wurde bei dieser Aufgabe beobachtet, ob die Patienten die Scheiben beidhändig synchron übertragen konnten oder nur jeweils zögernd eine Scheibe, d.h. ob sie die beiden Hände miteinander visuell koordinieren konnten oder nicht.

Kinder und Jugendliche mit Down Syndrom sind aufgrund ihrer motorischen Ungeschicklichkeit in Kombination mit ihren sozialen Abhängigkeiten häufig grob- und großmotorisch gehemmt und üben relativ selten grob- und großmotorische Fertigkeiten. Sie wirken psychomotorisch auf dieser Ebene zurückhaltend und entwickeln wahrscheinlich deshalb eine Vorliebe für fein- und kleinmotorischen Aufgaben, in denen sie relativ erfolgreich sind. Das Material wird hierbei in der Regel nahe an die Augen geführt, damit die Aufgabe bewältigt werden kann (vergleiche Kapitel 7.2.).

Die grob- und großmotorischen Fertigkeiten wurden mit den Aufgaben Einbeinstand und Einbeinhüpfen untersucht. Es wurde beurteilt, ob die Patienten die Übungen zögernd oder sicher beginnen konnten. Nicht alle mongoloiden Patienten konnten auf einem Bein hüpfen, obwohl sie im übrigen keine Symptome einer zerebralen Bewegungsstörung boten (vergleiche Kapitel 6.7.5.).
Wir haben die Kategorien der Variablen „psychomotorisches Entwicklungsniveau" folgendermaßen definiert:

- Alle die erwähnten Aufgaben ohne Fehler oder Zögerungen bewältigt   = 0
- Der Patient bewältigt kleinmotorische Aufgaben, aber großmotorische Aufgaben erst nach anfänglichen Fehlern und Unsicherheiten   = 1
- Der Patient schafft kleinmotorische Aufgaben, aber großmotorische Aufgaben höchstens nur ansatzweise   = 2
- Der Patient schafft nur diejenigen kleinmotorischen Aufgaben, die langsam durchgeführt werden sollen, hat jedoch Probleme mit der visuellen Beidhandkoordination der Scheibenprobe (die schnell ausgeführt werden soll)   = 3
- Der Patient schafft auch die langsam auszuführenden beidhändigen Koordinationsaufgaben nicht   = 4

- Zerebrale Bewegungsstörungen der oberen Extremitäten

Als Kriterien der Variable „zerebrale Bewegungsstörungen der oberen Extremitäten" dienten die Ausprägungen in sechs Variablen, die hier zunächst definiert werden sollen:
- Für die Variablen „pathologische Muster der linken oberen Extremität" und „pathologische Muster der rechten oberen Extremität" wurden charakteristische Haltungs- und Bewegungsmuster in der Diadochokinese, beim Vor- und Hochstrecken der oberen Extremitäten mit Faustmachen und Ausstrecken der Finger, beim Greifen der Scheiben in der Scheibenprobe und beim Halten des Fadens beim Perlenauffädeln gesucht und beurteilt.
Bei der Diadochokinese wurde auf Hypodiadochokinese geachtet (kleine und langsame Drehbewegungen, eventuell mit Pronationstendenzen). Beim Vor- und Hochstrecken der oberen Extremitäten wurde auf spezifische Haltungs- und Bewegungsmuster geachtet (Daumenabduktion, Bajonettfingerhaltung, schlaffe Finger, Gabelhandstellung, Pronation des Unterarmes bei gleichzeitig flektiertem Arm im Ellbogengelenk und radial flektierte Hand im Handgelenk).

In der Scheibenprobe und beim Perlenauffädeln wurde auf Faust-, Haken- oder Pinzettengriffe geachtet. Beurteilt wurde nach folgenden Kategorien:

- hochgradig pathologisch = 1
- eindeutig, aber nicht hochgradig pathologisch = 2
- grenzwertig (unsicher) = 3
- ganz unauffällig = 4

Aus diesen ersten Beurteilungsergebnissen wurden danach die Variablen „pathologische Muster der oberen linken Extremität" und „pathologische Muster der oberen rechten Extremität" mit nachstehenden Kategorien beurteilt:

- nur Wert 3 und 4 aus der Erstbeurteilung (unauffällig oder unsicher ob unauffällig) = 0
- Wert 3 oder 4 in der Erstbeurteilung und Wert 2 in höchstens einer Beurteilung (minimale Störung) = 1
- Wert 2 in mindestens 2, aber höchstens 3 der Beurteilungen, im übrigen 3 oder 4 (mäßiggradige Störung) = 2
- Wert 2 in allen außer einer Beurteilung, keinen Wert 1 (mittelgradige Störung) = 3
- Wert 1 in mindestens einer Beurteilung, keinen Wert 3 oder 4 (hochgradige Störung) = 4

Auf diese Weise konnte jedem Patienten in den Variablen „pathologische Muster der linken oberen Extremität" und „pathologische Muster der rechten oberen Extremität" einen Score von 0 bis 4 zugeordnet werden.

- Für die Variable „athetoide Muster" wurde bei der Diadochokinese das Vor- und Hochstrecken der Arme beobachtet. Es wurde dabei beurteilt, ob langsame, wurmartige Spontanbewegungen bzw. Bewegungskomponenten vorkamen:

- keine = 0
- grenzwertige (unsicher) = 1
- minimale = 2
- mäßiggradige bis mittelgradige = 3
- hochgradige = 4

- Bei der Variable „choreiforme Muster" wurde bei den gleichen Aufgaben beobachtet, ob plötzliche, unregelmäßig einschießende, zuckende Bewegungen (als Spontanbewegungen oder als Komponenten anderer Bewegungen) vorkamen.

- keine = 0
- grenzwertige (unsicher) = 1
- minimale = 2

- mäßiggradige bis mittelgradige   = 3
- hochgradige   = 4

- Bei der Variable „Ataxie" (Stammhirn- und Kleinhirn- Ataxie) wurde bei der Diadochokinese beobachtet, ob die Bewegungen der oberen Extremitäten nicht flüssig und abgerundet, sondern überschießend abliefen (Dysdiadochokinese):

- keine   = 0
- unsicher   = 1
- minimale Ansätze   = 2
- durchgehend mäßiggradige bis mittelgradige Dysdiadochokinese   = 3
- hochgradige Dysdiadochokinese (durchgehend)   = 4

- Für die Variable „Tremor der Hände" wurde beobachtet, inwieweit die Hände beim Perlenauffädeln, in der Graphomotorik, in der Scheibenprobe und beim Vorstrecken der oberen Extremitäten und der Hände zitterten:

- bei allen genannten Aufgaben kein Tremor   = 0
- Tremor in höchstens zwei Aufgaben angedeutet   = 1
- mäßiggradiger Tremor in höchstens zwei Aufgaben   = 2
- mindestens mäßiggradiger Tremor in allen Aufgaben, aber kein hochgradiger Tremor   = 3
- hochgradiger Tremor in mindestens zwei Aufgaben   = 4

- Die Variable „Hinweise auf zerebrale Bewegungsstörungen der oberen Extremitäten in der motoskopischen Untersuchung" war wie folgt definiert: Jene Patienten, die keine eindeutigen Symptome einer zerebralen Bewegungsstörung im Bereich der oberen Extremitäten zeigten, die aber in den Variablen „pathologische Muster der oberen linken Extremität" und „pathologische Muster der oberen rechten Extremität" mit der Kategorie 0 beurteilt wurden und in den Variablen „athetoide Muster", „choreatische Muster", „Ataxie" und „Tremor der Hände" einen Score von höchstens 2 zugeteilt bekommen hatten, wurden mit „Bewegungsstörungen" (Wert 1) beurteilt. Die anderen Patienten wurden mit dem Wert 2, „andere Ergerbnisse" beurteilt.

- Bewegungsstörungen   = 1
- andere Ergebnisse   = 2

8.2.4. Untersuchungsergebnisse und Diskussion

Es wurden zuerst die Beziehungen zwischen Alter (Altersklassen) und den Ausprägungen in den verschiedenen motorischen Variablen sowie die Unterschiede zwischen den Altersklassen hinsichtlich dieser Ausprägungen statistisch ermittelt. Außerdem wurden die Beziehungen zwischen Geschlecht und motorischen Variablen und die Unterschiede zwischen männlichen und weiblichen Patienten hinsichtlich dieser Variablen berechnet.

Danach wurden die Beziehungen zwischen Häufigkeit von Hinweisen auf zerebrale Bewegungsstörungen und Lebensalter sowie Unterschiede zwischen den Altersklassen hinsichtlich dieser Häufigkeiten bestimmt. Außerdem wurden die Beziehung zwischen Geschlecht und der Häufigkeit der Hinweise auf Bewegungsstörungen sowie Unterschiede zwischen männlichen und weiblichen Patienten hinsichtlich solcher Störungen ermittelt.

Die Korrelationen zwischen den Variablen und Altersklasse konnten mittels Kendalls „Tau" auf Signifikanz geprüft werden. Die Unterschiede zwischen den 6 Altersklassen hinsichtlich der Ausprägungen in den motorischen Variablen wurden mit der Methode von Kruskal–Wallis geprüft, die Unterschiede zwischen je zwei Altersklassen sowie zwischen männlichen und weiblichen Pbn mit der Methode von Mann–Whitney („U–Test").

Die Häufigkeitsverteilungen in den Variablen „bevorzugte Hand in Zweihandaufgaben", „bevorzugte Schreibhand", „Schnellere Hand Scheibenprobe", „Schnellere Hand Diadochokinese", „bessere obere Extremität gemäß Motoskopie", „Neigung des Stiftes","Neigung der Schrift", „bevorzugtes Auge", „Leistung in der Scheibenprobe", „bevorzugte untere Extremität beim Einbeinhüpfen" und „psychomotorisches Entwicklungsniveau" sind in Tabelle AT39 nach den Altersgruppen zusammengestellt. In Tabelle AT40 sind die Häufigkeitsverteilungen der gleichen Variablen nach dem Geschlecht dargestellt. In Tabelle AT41 sind die Häufigkeitsverteilungen der Ausprägungen in der Varibale „zerebrale Bewegungsstörungen der oberen Extremitäten" nach Altersklassen und in Tabelle AT42 nach dem Geschlecht dargestellt.

Die statistischen Berechnungen zeigen, daß von den älteren mongoloiden Patienten deutlich mehr die rechte Hand beim Schreiben bevorzugen (Kendalls „Tau b": $p < .05$) und das psychomotorische Entwicklungsniveau deutlich unter dem der jüngeren Patienten liegt (Kendalls „Tau B": $p < .05$). Der Unterschied im psychomotorischen Entwicklungsniveau war am deutlichsten zwischen den 26 bis 31 Jahre alten Patienten und der Gruppe der 32- bis 36jährigen Patienten.

Die positiven Beziehungen zwischen der „bevorzugten Schreibhand" und der „Neigung des Bleistiftes in der rechten Hand" einerseits und der Variable „Altersklasse" andererseits (Kendalls „Tau b": $p < .01$) weist darauf hin, daß es unter den älteren Patienten eine relativ größere Zahl gibt, die eine normale Neigung des Bleistiftes aufweist (unter den älteren Probanden gibt es nur sehr wenige mit einer inversen Haltung des Stiftes). Bei den älteren Patienten gibt es nur sehr wenige, die eine inverse Haltung des Schreibstiftes zeigen.

In der Variable „bevorzugtes Auge" konnte erst ein bedeutsamer Unterschied zur Bevorzugung des rechten Auges in der ältesten Gruppe, verglichen mit der direkt jüngeren Gruppe, gefunden werden (Kendalls „Tau b": $p < .01$).

Die Variable „bevorzugte untere Extremität für das Einbeinhüpfen" scheint für die Untersuchung bei mongoloiden Patienten, in der Form wie sie hier definiert wurde, nicht zuverlässig stabil zu sein.

In jeder Altersgruppe konnte ein etwa gleich kleiner Anteil von Patienten mit Hinweisen auf zerebrale Bewegungsstörungen der oberen Extremitäten (Gemäß der Motoskopie) gefunden werden.

Es gibt erstaunlich viele Linkshänder unter den untersuchten Patienten mit Down Syndrom (siehe Abbildung 20). Ein weiteres Ergebnis ist aber, daß in der ältesten Gruppe die Rechtshänder überwiegen (83,3%).

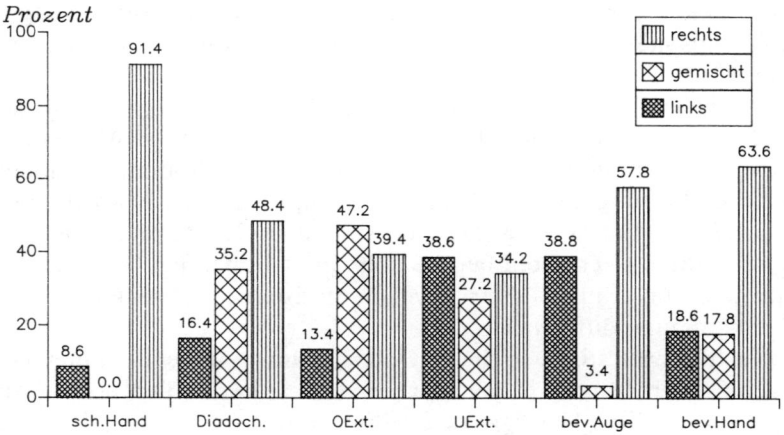

Abbildung 19: Händigkeit in der Untersuchungsgruppe getrennt nach verschiedenen motoskopischen Untersuchungen.

Für den nachgewiesenen hohen Anteil von Linkshändern in der hier untersuchten Gruppe kann auf die vergleichbaren Ergebnisse der Untersuchungen von Wunderlich (1965) verwiesen werden; er kann als Hinweis für eine schwächere Entwicklung der funktionellen Spezialisierung in den Großhirnhemisphären bei Mongoloiden gesehen werden.

Warum es aber in der Gruppe der ältesten Patienten einen ausgesprochen hoher Anteil von Personen gibt, die die rechte Hand und das rechte Auge bevorzugen, scheint nicht sofort verständlich. Möglicherweise handelt es sich hierbei unter den Mongoloiden um jene Personen, bei denen die funktionelle Spezialisierung der linken Hemisphäre etwas weiter entwickelt wurde und die bei den psychomotorischen Leistungen somit etwas widerstandskräftiger sind. Diejenigen Personen mit einer weniger weit entwickelten funktionellen Spezialisierung der Großhirnhälften oder mit einer Abweichung von der „normalen" Dominanz der linken Hemisphäre haben möglicherweise ein weniger widerstandsfähiges zentrales Nervensystem. Daß die konstitutionell robusteren Personen auch bei den Mongoloiden die bessere, d.h. längere Lebenserwartung haben, erscheint evident. Daß diese „höhere Robustheit", auf das Zentralnervensystem bezogen, unter anderem eventuell seinen Ausdruck in einer stärker ausgeprägten Lateralität zu Gunsten der linken Hemisphäre hat, könnte eine plausible Erklärung dafür sein, daß genau solche Personen gehäuft in der älteren Gruppe vorzufinden sind.

Diese Interpretation wird durch die Beobachtung unterstützt, daß in der Patientengruppe der 32- bis 41jährigen das psychomotorische Entwicklungsniveau auffallend gesunken ist, d.h. es könnte sich hierbei um eine progrediente Abschwächung in der zentralnervösen „Fitness" handeln, in welchem unter anderem die niedrige Ausprägung in der Hemisphärenspezialisierung von einer gewissen Bedeutung sein könnte.

Es gibt keinen einzigen Patienten mit Down Syndrom, der in der Scheibenprobe nicht unter dem zehnten Prozentrang liegt. Alle Patienten waren also mittel- bis hochgradig verlangsamt in dieser visuomotorischen Prüfung. Es gibt für die Scheibenprobe keine Normen unter dem zehnten Prozentrang. Deshalb sollten in der Zukunft die Rohwerte in diesen Verfahren benützt werden, will man bei mongoloiden Patienten hinsichtlich ihrer psychomotorischen Schnelligkeit oder Verlangsamung differenzieren.

Die Inferenzstatistik in dieser Untersuchung hat wenig brauchbare Ergebnisse erbracht. Wir meinen aber, daß die in den Tabellen im Anhang dargestellten Häufigkeitsverteilungen der Ausprägungen in den psychomotorischen Variablen für den klinischen und heilpädagogischen Praxisbereich brauchbare und nützliche Anhaltspunkte liefern. Das heißt, daß durch die vorliegenden Daten der Einzele die Einschätzung der eigenen Beobachtungen bei mongoloiden Personen und den sich daraus ergebenden Fragen hinsichtlich der motorischen Fähigkeiten dieser Personen realistischer und somit kompetenter durchführen kann.

8.3. Intellektuell-kognitive Untersuchungen

8.3.1. Untersuchungsziel und Untersuchungsgruppe

Generell wird angenommen, daß sich mit zunehmendem Alter die Unterschiede im Intelligenzniveau zwischen Personen mit geistiger Behinderung und nicht geistig behinderten Personen vergrößern (Goodman, 1977). Hierfür werden, neben sozialen Dimensionen, insbesonders ein frühzeitig einsetzender Alterungsprozeß, bei dem biologische Faktoren von spezieller Bedeutung sein sollen, als verantwortlich angesehen (Fisher und Zeaman, 1970).

In der Gruppe der Personen mit geistiger Behinderung sind es wiederum die Personen mit Down Syndrom, die durch einen rapiden, im mittleren Lebensalter, also um das 4te Lebensjahrzehnt, beginnenden Verfall in den intellektuellen und kognitiven Leistungen hervorstechen. Bei erwachsenen Personen mit Down Syndrom gelten die Funktionen des Kurzzeitgedächtnisses als besonders frühzeitig gefährdet (Dalton u.a., 1974). Bei den über 50jährigen mongoloiden Personen soll dieser Verfall besonders dramatisch hervortreten (Zigman u.a., 1987). Die Meinung des frühzeitigen Verfalls der intellektuell-kognitiven Fähigkeiten bei Personen mit Down Syndrom scheint am weitesten verbreitet zu sein. Demgegenüber kann auf Berichte verwiesen werden, aus denen hervorgeht, daß eine Abnahme der intellektuell-kognitiven Leistungen in der Gruppe der geistig behinderten Personen nicht wesentlich schneller verläuft als in nicht-behinderten Vergleichsgruppen (Bell und Zubeck, 1960; Balla u.a., 1974; Hewitt u.a., 1986).

Diese sich widersprechenden Ergebnisse aus verschiedenen Untersuchungen mit geistig behinderten Erwachsenen führt Goodman (1977) auf methodologische unterschiedliche Niveaus bzw. methodologische Schwächen in einzelnen Studien zurück, welche in den Interpretationen bzw. Diskussionen der Ergebnisse nicht genügend Berücksichtigung fanden. Hier sind vor allem Widersprüche gemeint, welche sich möglicherweise aus dem Design der Untersuchungen Querschnitt- versus Längsschnitt ableiten lassen oder auf die Verwendung von Meßinstrumenten zurückgeführt werden können, für deren Normierung Personen mit geistiger Behinderung oder bestimmte Gruppen dieser Personen berücksichtigt bzw. nicht berücksichtigt wurden.

Die psychologische Forschung auf dem Gebiet der geistigen Behinderung ist vor allem gekennzeichnet durch Arbeiten, welche auf der psychometrischen Methode aufbauen. Psychometrische Daten haben, im Gegensatz zu Daten, gewonnen aus experimentellen Untersuchungen, eher mehr beschreibenden als erklärenden Wert. Psychometrische Untersuchungen aber liefern Werte, die, vereinfacht ausgedrückt, die

Summe von verschiedenen Funktionen, Dimensionen bzw. geistigen Fähigkeiten widerspiegeln, wie dies z.B. im Intelligenzquotienten der Fall ist. Diese umgewandelten Summenwerte tragen kaum etwas zur Klärung des spezifischen und differenzierten intellektuell-kognitiven Status einer Person oder einer Personengruppe bei (vergleiche Lezak, 1988).

Im folgenden sind jene psychologischen Leistungsebenen Gegenstand der Untersuchungen bei erwachsenen Personen mit Down Syndrom, welche gemeinhin unter dem Begriff Intelligenz bekannt sind. Dabei geht es hier weniger um die Messung des individuellen Intelligenzquotienten, als vielmehr um die Darstellung der intellektuell-kognitiven Struktur bei verschieden alten Personengruppen mit Down Syndrom. Wir gehen davon aus, daß, gleichgültig welches Instrument beim Versuch der intellektuell-kognitiven Bestimmungen verwendet wird, Kritik angebracht werden kann und auch ihre Berechtigung hat, da es keine psychologische Theorie der Intelligenz bzw. der intellektuell-kognitiven Fähigkeiten gibt, die diese Phänomne bei allen Menschen befriedigend und nicht-diskriminierend erklären und erfassen kann. Der sich diesen Einschränkungen und Kritiken bewußte Einsatz entsprechender Verfahren bei Personen mit geistiger Behinderung kann aber dann von praktischer Bedeutung aber auch wissenschaftlicher Bedeutung sein, wenn auf die individuellen Leistungen aus den einzelnen Subtests, zurückgegriffen wird. Diese quasi Mikroanalyse der intellektuell-kognitiven Fähigkeiten erlaubt viel feinere Beschreibungen und entsprechend differenziertere Aussagen, wenn davon ausgegangen wird, daß bestimmte intellektuelle Funktionen in Abhängigkeit von Faktoren, wie z.B.: altersbedingte Hirnschädigung, Depression, psychotisches Zustandsbild, mehr oder weniger stark beeinflußt werden können (Anastasi, 1961 S.303). Es kann erwartet werden, daß die in diesem Sinne verwendeten intellektuell-kognitiven Testergebnisse zu differentialdiagnostischen und prognostischen Zwecken relevantere Aussagen zu den verschiedenen Fragen des intellektuell-kognitiven Alterns ermöglichen, als von so „groben" Werten wie der IQ.

Abzulehnen für die Schätzung der Intelligenz bei Personen mit geistiger Behinderung ist auf jeden Fall die Verwendung von Testkurzformen, wie sie für viele entsprechende Intelligenztests existieren (Watkins u.a., 1988). Die Ergebnisse dieser Kurzformen liefern, nach testtheoretischen Kriterien betrachtet, keine gültigen Aussagen zur intellektuellen Funktionstüchtigkeit geistig behinderter Personen. Auch die volle Wechsler Intelligenz-Skala wird, wie auch andere Intelligenzskalen, als nicht repräsentativ für die gesamte Bevölkerung angesehen (Flynn, 1985). Deshalb bedeutet sich auf das IQ-Ergebnis zu stützen in dem Fall, eine Irrtumsbreite von bis zu einer Standardabweichung zu akzeptieren. Dies wird besonders in jenen Anwendungsgebieten kritisch, in denen, gestützt unter anderem auf die „Messung" der Intelligenz, eine Klassifikation gemäß der Definition von geistiger Behinderung erfolgt (vergleiche Kapitel 3.1). Der Entscheid für die, von der AAMR vorgeschlagene, Grenzziehung des IQ auf den Wert von 70 Punkten als Ausgangspunkt für die Definition von geistiger Behinderung ist nicht direkt aus den Arbeiten von Wechsler hervorgegangen. Diese Grenzziehung dürfte sich eher ergeben haben, als sich in der Praxis allmählich herausstellte, daß die Vorgangsweise, die Zuordnung zur Kategorie geistige Behinderung nach zwei Standardabweichungen von der Norm der Wechslerskala zu richten, sich zu jener Zeit als durchaus vernünftig und vertretbar für die Arbeit erwies. Durch diese Empfehlung der AAMR wird auch verständlich, weshalb gerade der Wechsler Intelligenztest in diesem Bereich sehr häufig angewendet wird, und weshalb heute diese intelligenzmäßigen Grenzziehungen sich quasi eingebürgert haben.

Bekanntlich ist die Aussage von Testergebnissen aber epochenabhängig, und somit erscheint es einleuchtend, daß die Grenzziehung bezüglich der Definition von geistiger Behinderung gleichfalls diesem Effekt ausgesetzt ist. Eine Definition die sich unter anderem auf Testwerte bezieht, benötigt, ähnlich, wie die Tests selbst, kontinuierliche kritische Revision.

- Untersuchungsgruppe

An der Untersuchung nahmen insgesamt 178 Patienten mit Down Syndrom teil, das sind 94,7% der gesamten Untersuchungsgruppe. In den Auswertungen wurden 17 Patienten wegen Epilepsieanamnese ausgeschlossen mit der Begründung, daß die Präsenz epileptischer Zustände zu irgendeinem Zeitpunkt im Leben des Patienten, d.h. also auch, wenn der Patient heute frei von Anfällen ist, mit einem pathologischen hirnorganischem Prozeß, mehr oder weniger stark ausgeprägt, einhergeht, welcher sich direkt auf die psychologischen Leistungsebenen auswirkt, die Gegenstand dieser Untersuchungen sind. Hierdurch wären die intellektuell-kognitiven Leistungen zusätzlicher Varianz ausgesetzt. Weitere 26 Patienten wurden in den Auswertungen nicht berücksichtigt, weil sie am Untersuchungstag keine verbale Kooperationsbereitschaft zeigten. Dabei kann es sich sowohl um solche Patienten handeln, die die spezifische testpsychologische Untersuchung ablehnten (n = 8), ansonsten am gleichen Tag aber in den übrigen Untersuchungsbereichen völlige Kooperationsbereitschaft zeigten, als auch um solche, die generell nicht kooperativ waren, kein Instruktionsverständnis zeigten (n = 18). Bei den letztgenannten Personen handelt es sich um solche, die wie die Informationen von der Elternseite her zeig-

153

ten, seit kürzerer oder schon längerer Zeit depressiv und sehr in sich geschlossen sind. Aber nicht alle Patienten, bei denen die Eltern entsprechende Aussagen machten, waren nicht testbar. Auf diese Personengruppe wird in den Kapiteln 8.5. und 9. speziell eingegangen.

Die Epilepsie- und die Nicht-kooperative-Gruppe, welche beide für die folgenden Auswertungen ausgeschlossenen wurden, machten 24,2% (N = 43) der Untersuchungsgruppe aus. Von den verbleibenden 135 Patienten waren 64 (47%) männlichem und 71 (53%) weiblichem Geschlechts.

Tabelle 41 zeigt die Verteilung der in der statistischen Auswertung berücksichtigten Patienten, getrennt nach Altersklasse und Geschlecht.

Tabelle 41: Verteilung der in der Auswertung berücksichtigten Patienten nach Altersklasse und Geschlecht (N = 135).

Alters-klasse	Alter (Jahre)	X SA	N	männl. (%)	weibl. (%)
A1	17–21	19,1 1,5	44	22 (50)	22 (50)
A2	22–26	23,3 1,2	13	6 (46)	7 (54)
A3	27–31	28,8 1,4	29	12 (41)	17 (59)
A4	32–36	34,4 1,1	20	9 (45)	11 (55)
A5	37–41	38,3 1,1	13	5 (38)	8 (62)
A6	42–52	46,8 3,6	16	10 (62)	6 (38)
Gesamt			135 (100)	64 (47)	71 (53)

Tabelle 42 zeigt das Verhältnis der aus den verschiedenen Gründen (Epilepsie oder keine Kooperationsbereitschaft) für die Auswertung ausgeschlossenen Personen nach Altersklassen.

Tabelle 42: Anteil und Verhältnis der Personen, die aus bestimmten Gründen nicht in der Auswertung berücksichtigt wurden, in bezug zur Untersuchungsgruppe.

Alters-klasse	Untersu chungs-gruppe		Epilepsie-gruppe		Nicht koope-rative		davon „depressiv"	
	N	(%)	N	(%)	N	(%)	N	(%)
A1	52	(29,2)	4	(7,7)	4	(7,7)	1	(1,9)
A2	27	(15,2)	6	(22,2)	7	(25,9)	4	(14,8)
A3	37	(20,8)	4	(10,8)	5	(13,5)	4	(10,8)
A4	24	(13,5)	2	(8,3)	3	(12,5)	3	(12,5)
A5	18	(10,1)	–	–	5	(27,8)	4	(22,0)
A6	20	(11,2)	1	(5,0)	2	(10,0)	2	(10,0)
Total	178	(100,0)	17	(9,5)	26	(14,6)	18	(10,1)

In Kapitel 8.5. wird speziell auf die psychopathologische Situation von erwachsenen Personen mit Down Syndrom eingegangen. Dabei ist die Gruppe der nicht testbaren bzw. der in der Testsituation nicht kooperativen Patienten von besonderem Interesse. Aber auch im Zusammenhang mit der Problematik der frühzeitigen Demenzerscheinungen (Kapitel 9.) wird auf diese Personengruppe zu verweisen sein.

8.3.2. Untersuchungsmethode

Die intellektuell-kognitiven Fähigkeiten wurden mit dem Hamburg-Wechsler-Intelligenztest für Erwachsene, dem HAWIE (Wechsler, 1961) erfaßt. Laut Testmanual kann dieses Instrument bei Personen zwischen dem 16ten und dem 65sten Lebensjahr angewendet werden. Das Grundkonzept dieses Tests beruht auf der Wechslerschen Definition von Intelligenz. Diese besagt, daß Intelligenz die zusammengesetzte oder globale Fähigkeit des Individuums ist, um einerseits zweckvoll handeln zu können, andererseits vernünftig denken und zusätzlich sich mit seiner Umwelt wirkungsvoll und effizient auseinandersetzen zu können.

Diese Definition von Intelligenz mag sicherlich nicht unumstritten sein, aber auch jedes andere Intelligenzkonzept, also dessen theoretischer wie empirischer Hintergrund, hat seine spezifischen erkenntnistheoretischen und methodischen Schwachstellen. Ein weiterer, nicht zu leugnender Kritikpunkt gegenüber dem HAWIE ist sein Alter, besser gesagt das Alter seiner Standardisierung. Die Iteminhalte aus bestimmten Subtests sind für die heutige Situation sicherlich als obsolet zu betrachten. Bekanntlich ist der Schwierigkeitsgrad von Items zeit- bzw. epochenabhängig. Hiermit ist vor allem gemeint, daß sich mit

155

der Zeit die Bildungsinhalte sowie auch die Inhalte der allgemein zugänglichen Informationen verändern. Die heute mit dem HAWIE beobachteten Resultate werden aber noch immer mit der Standardisierung, also der Schwierigkeitsgewichtung der aus den einzelnen Subtests gewonnenen Leistungen, bezogen auf eine Population von 1961, getroffen. Dies sind Gründe, die, wird der Test heute verwendet, eine leichte Überschätzung in den intellektuell- kognitiven Fähigkeiten der untersuchten Personen erwarten lassen.

Die Verwendung des HAWIE in der vorliegenden Untersuchung läßt sich durch zwei Aspekte begründen. Einerseits geht es bei der zentralen Fragestellung dieser Arbeit an erster Stelle um die Feststellung der individuellen Fähigkeiten und Leistungen in den verschiedenen intellektuell-kognitiven Funktionen, aus denen angenommen wird, daß „Intelligenz" sich zusammensetzt, und nicht primär um die Berechnung des generellen Intelligenzniveaus, dem IQ. Es sind somit keine altersnormierten Vergleichsanstellungen bezüglich des IQ von primärem Interesse. Der HAWIE erscheint bei dieser Personengruppe zu diesem Zwecke auch als wenig geeignet. Die individuellen Ergebnisse der verschiedenen Subtests liefern aber, neben dem persönlichen Profil, ein differenziertes Bild der intellektuell-kognitiven Fähigkeiten der Patienten, basierend auf den Mittelwerten der Subtests zu den verschiedenen Altergruppen.

Andererseits ist der HAWIE bzw. seine amerikanische Fassung, der WAIS (Wechsler Adult Intelligence Scale), das Instrument, welches sehr häufig in der Population der Personen mit geistiger Behinderung verwendet wurde. Die entsprechende Fachliteratur basiert nicht selten auf Beobachtungen, welche mit dem WAIS gemacht wurden. Die Berechnung der verschiedenen IQ-Werte, welche altersangepaßte Werte darstellen, erlaubt es, die Feststellung und die häufig vorzufindende Meinung, daß der IQ mit zunehmendem Alter insbesonders bei Personen mit Down Syndrom stark abnimmt, zu überprüfen und die Relevanz einer solchen Aussage abzuwägen. Weiter kann dadurch in der Diskussion der Ergebnisse Bezug auf jene Arbeiten genommen werden, in welchen der HAWIE bzw. der WAIS zum Einsatz kam.

Der HAWIE setzt sich aus 10 Subtests zusammen, welche sich wiederum in einen Verbal- und einen Handlungsteil, beide bestehend aus 5 Subtests, untergliedern. Die Subtests messen, wie dies aus zahlreichen Korrelationsstudien bekannt ist, zum Teil verschiedene bzw. zum Teil sich überschneidende intellektuell-kognitive Funktionen.

156

Tabelle 43: Subtests des HAWIE

Verbalteil:		Handlungsteil:	
Allgemeines Wissen	(AW)	Zahlen-Symbol-Test	(ZS)
Allgemeines Verständnis	(AV)	Bilder ergänzen	(BE)
Rechnerisches Denken	(RD)	Bilder ordnen	(BO)
Zahlen nachsprechen	(ZN)	Mosaik Test	(MT)
Gemeinsamkeiten finden	(GF)	Figuren legen	(FL)

Die hinter den Namen der jeweiligen Subtests in Klammern angeführten Zeichen stellen die für die Subtests in der weiteren Folge verwendeten Abkürzungen dar.

8.3.3. *Untersuchungsergebnisse*

a) *Altersabhängige Unterschiede*

– *Verbalteil: Individuelle Leistungen*

Zuerst wurden Mittelwerte und Standardabweichungen der individuellen Leistungen, auf der Basis der Rohwerte bezüglich der einzelnen Subtests, berechnet. Eine Darstellung dieser Ergebnisse erfolgt in Tabelle AT43.

Es kann beobachtet werden, daß von der jüngsten Altersklasse, also der Patienten ab dem 17ten Lebensjahr, bis zur Gruppe der 27– bis 31jährigen ein steter Zuwachs in den Leistungen des allgemeinen Wissens stattfindet. Ab dem 32sten Lebensjahr sinken die Kompetenzen in diesem Bereich wieder, bis zur Altersklasse der bis 41jährigen. Die älteren Patienten, die 42 Jahre alt bzw. älter sind, zeigen dagegen wieder erhöhte Leistungen im allgemeinen Wissen.

Weiter nimmt die Fähigkeit, zwischen zwei Begriffen den gemeinsamen Oberbegriff zu finden, hier vor allem bei konkreten Begriffen bis in die dritte Altersgruppe, also bis zum 31sten Lebensjahr, stetig zu. Bei den Personengruppen der 32– bis 41jährigen reduziert sich die Leistung in dieser Fähigkeit stetig und erscheint deutlich ausgeprägter bei den ältesten, den über 41jährigen Personen.

Die Leistungen, welche in den Subtests allgemeines Verständnis, Zahlen nachsprechen und rechnerisches Denken gemessen werden, nehmen von der ersten bis zur zweiten Altersgruppe, den 22– bis 26jährigen, zu. Ein Abfall in diesen Leistungen ist hier schon ab der dritten Altersgruppe, also den über 27jährigen Personen, feststellbar. Die über 41jährigen Personen zeigen wiederum erhöhte Leistungen in den genannten Untertests. Hierbei erreichen die Leistungen jenes Ausmaß, welches in den zwei jüngsten Altersgruppen beobachtet werden konnte (vergleiche Abbildung 20 a bis e).

Abbildung 20: Verbalteil HAWIE: Mittelwerte der Subtests nach Altersklassen (a: AW, b:AV, c: RD, d: ZN, e: GF).

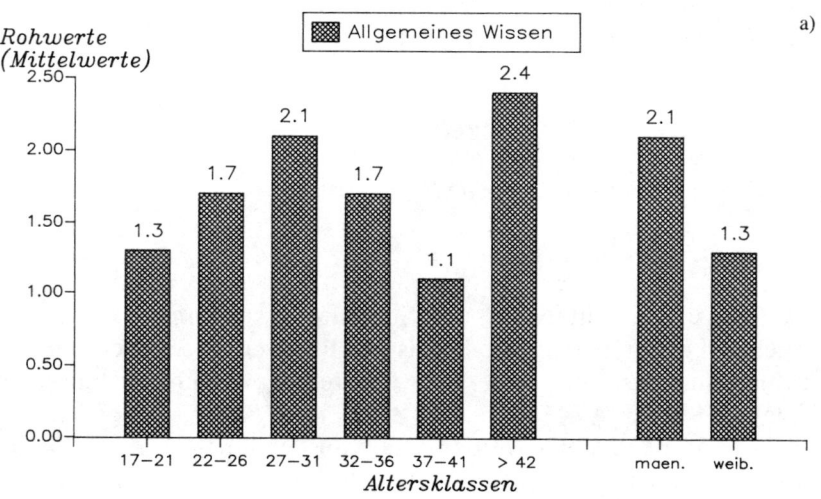

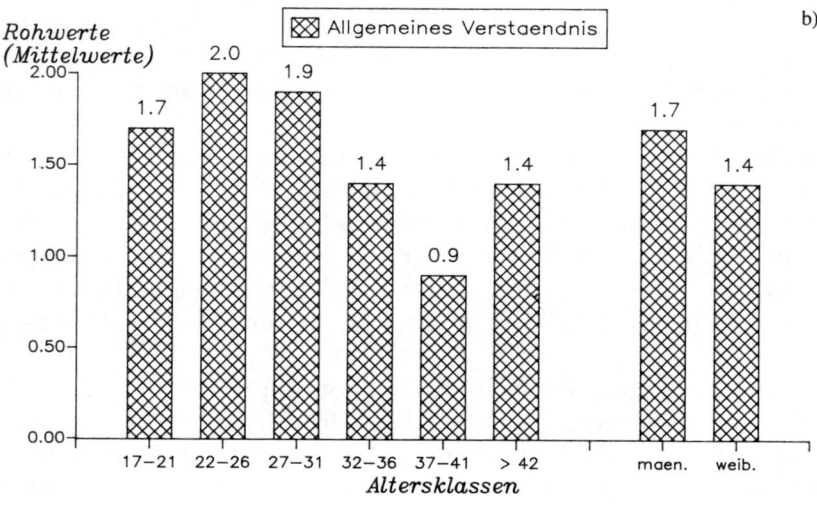

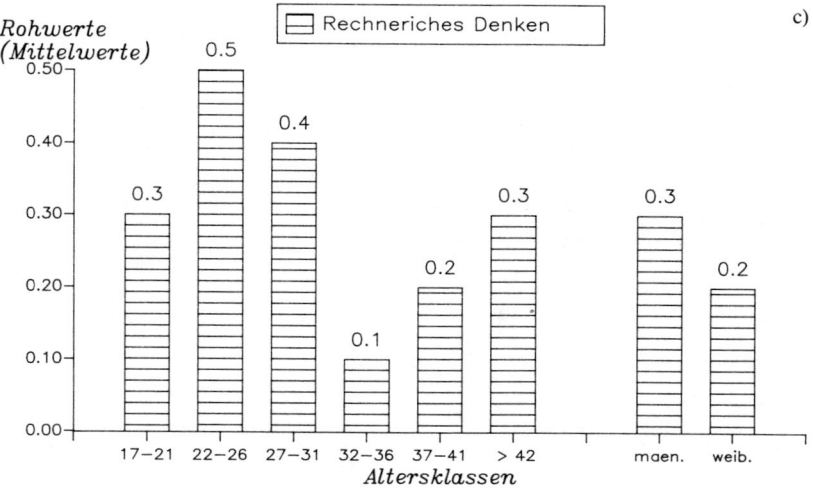

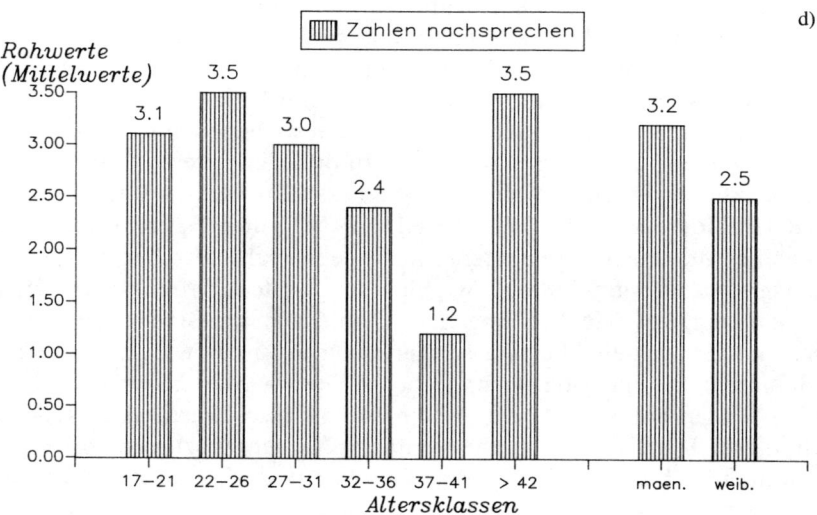

159

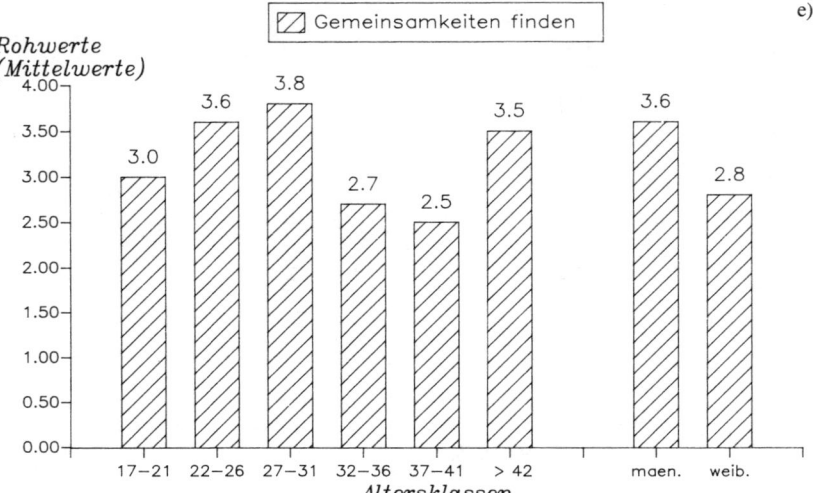

Abbildung e) — *Rohwerte (Mittelwerte)* — "Gemeinsamkeiten finden" nach Altersklassen

- *Handlungsteil: Individuelle Leistungen*

Vergleichbar dem Verbalteil wurden Mittelwerte und Standardabweichungen für den Handlungsteil berechnet. Sie sind in Tabelle AT44 getrennt nach Altersklassen zusammengefaßt.

Ein Leistungszuwachs kann bis zum 26sten Lebensjahr, also in den zwei jüngsten Altersklassen, in allen Subtests beobachtet werden. In den höheren Altersklassen kommt es zu differenzierteren Leistungsergebnissen zwischen den einzelnen Subtests. Im Bereich Bilderordnen (BO), Bildererkennen (BE), Mosaiktest (MT) und Figurenlegen (FL) nehmen die Leistungen ab dem 27sten Lebensjahr, also der dritten Altersgruppe, kontinuierlich, bis hin zur ältesten Gruppe, den über 41jährigen, ab. Die Leistungen im Zahlensymboltest dagegen erreichen in der dritten Altersklasse Werte vom Ausmaß, wie sie in diesem Subtest in der jüngsten Gruppe beobachtet werden konnten, um ab dem 32sten Lebensjahr, der vierten Altersklasse, drastisch zu sinken. In dieser Teilleistungsaufgabe werden im Gegensatz zu den vorher erwähnten Subtests leicht erhöhte Leistungen in der ältesten Gruppe, den über 41jährigen Personen, festgestellt. Die Leistungen aus dem Bereich BO zeigen sich in der 4ten Altersklasse noch einmal leicht erhöht gegenüber der altersgemäß direkt vorangehenden Gruppe und erreichen in den zwei ältesten Gruppen die niedrigsten Ausprägungen (vergleiche Abbildung 21 a bis e).

160

Abbildung 21: Handlungsteil HAWIE: Mittelwerte der Subtests nach Altersklassen (a: ZS, b: BO, c: BE, d: MT, e: FL).

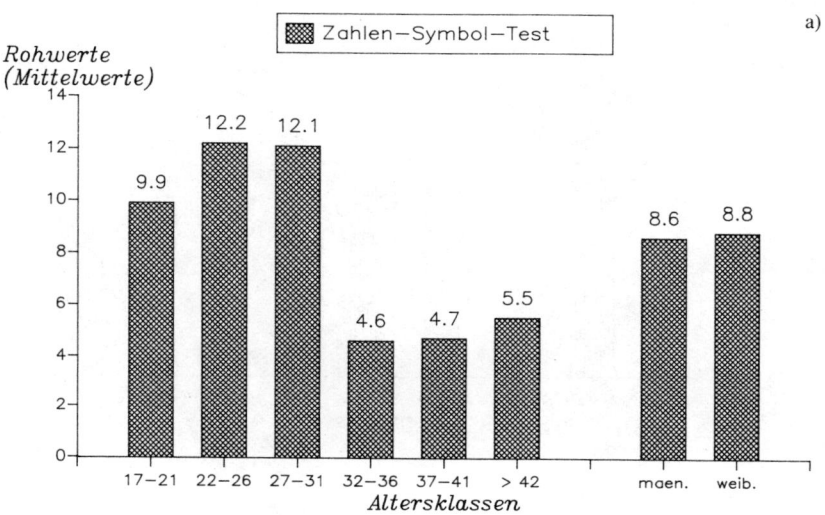

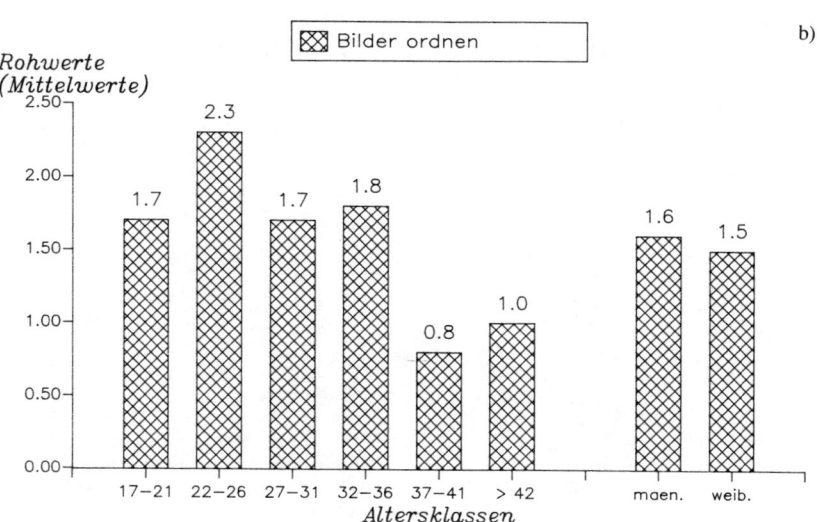

c)

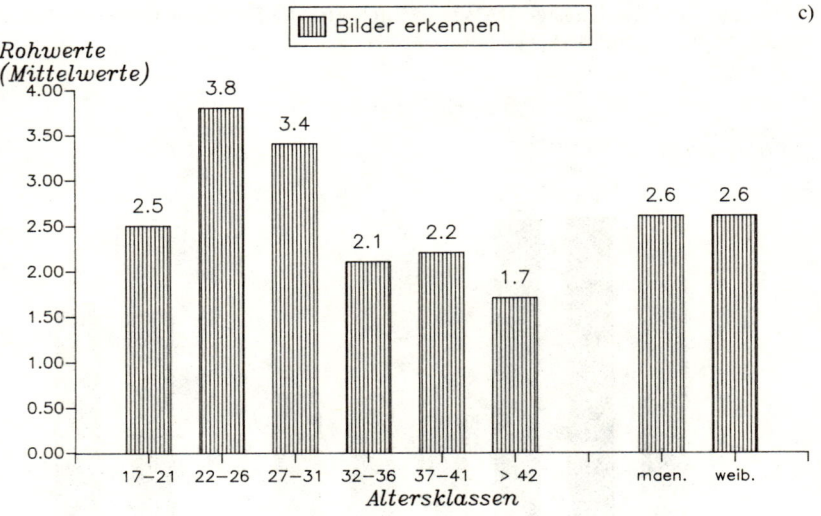

d)

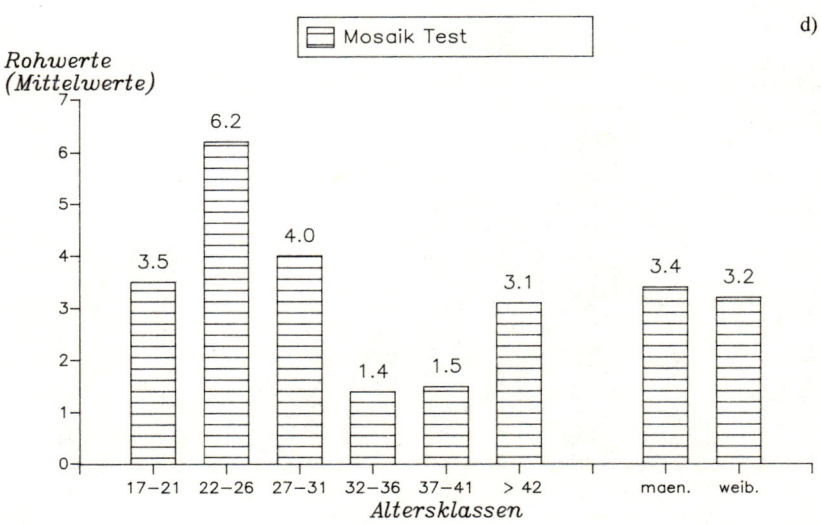

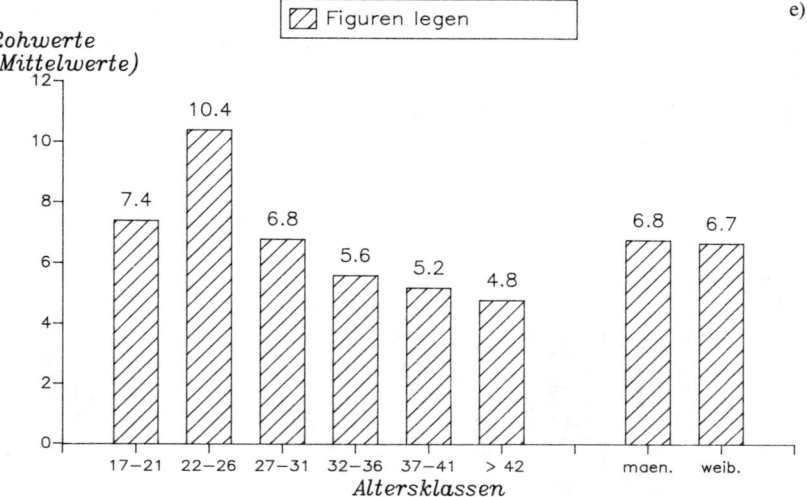

- *Verbalteil, Handlungsteil, Gesamttest: Wertpunkte und IQ- Werte.*

In Tabelle AT45 sind Mittelwerte und Standardabweichungen sowohl der Wertpunkte als auch der auf dieser Grundlage bestimmten IQ-Werte für Verbal-, Handlungsteil und den Gesamttest, getrennt nach Altersklassen, zusammengefaßt.

Aus der bloßen Betrachtung der Mittelwerte der Wertpunkte für Verbal- und Handlungteil sowie für den Gesamttest bezüglich der einzelnen Altersklassen geht hervor, daß die in den einzelnen Subtests prägnant hervorgestochenen Leistungsunterschiede nur noch zum Teil in dieser Stärke zwischen den Altersklassen für die genannten Parametern ersichtlich werden.

Die Werte des Verbalteils nehmen bis zur zweiten Altersgruppe zu, um in etwa auf diesem Niveau in der dritten Altersgruppe zu bleiben. In den anschließenden zwei Altersgruppen sinken die Werte kontinuierlich ab. In der ältesten Gruppe sind wiederum fast vergleichbar große Werte wie in der zweiten Altersgruppe zu beobachten.

Dagegen steigen die Wertpunkte des Handlungsteiles lediglich zwischen der jüngsten und der zweitältesten Gruppe an und die Werte sinken ab der Gruppe der 27jährigen. Bezogen auf die Wertpunkte des Gesamttests scheinen die Unterschiede zwischen den einzelnen Altersklassen an Schärfe zu verlieren.

Aus der Betrachtung der IQ- Mittelwerte, die für jede Person ausgehend von den jeweiligen Wertpunkten aus altersgenormten Tabellen bestimmt wurden, werden kaum noch Unterschiede zwischen den Altersklassen vermutet (vergleiche Abbildung 22).

Aus dieser Beobachtung erscheint der IQ nicht das geeignete Instrument zu sein, um praxisrelevante Hinweise zu altersbedingten Unterschieden zwischen Personengruppen liefern zu können, geschweige denn, von Relevanz für differenzierte, individuelle Aussagen zur gleichen Thematik zu sein.

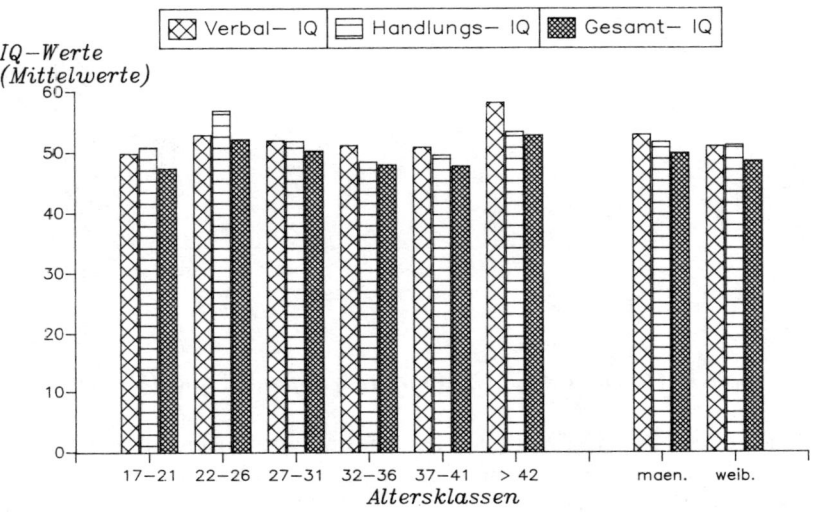

Abbildung 22: HAWIE IQ-Werte: Mittelwerte nach Altersklassen

- *Zur Bedeutung der IQ-Werte zwischen den Altersklassen*

In Tabelle 44 sind die in den verschiedenen Altersklassen vorkommenden niedrigsten und höchsten individuellen Gesamt-IQ-Werte aufgelistet. Die Werte dieser Spannen liegen zwar alle unter der mit zwei Standarabweichungen von der Norm (Norm = 100) definierten Grenze für die Zuordnung zum Begriff geistige Behinderung, die somit bei unter 70 IQ-Punkten beginnen würde, zeigen aber deutlich auf die über alle Altersklassen hinweg bestehende interindividuelle Variabilität im IQ-Wert hin. Das heißt sowohl in der jüngsten als auch in der ältesten Gruppe finden wir Personen mit vergleichbar niedrigen bzw. hohen IQ-Werten. Diese IQ-Werte setzen sich aber zwischen den einzelnen Alterklassen aus unterschiedlichen individuellen Leistungen zusammen, d.h. einem IQ-Wert von 60 von einer Person der zweiten Altersklasse liegen deutliche höhere individuelle Leistungen zugrunde als einem gleich hohen IQ-Wert einer Person aus der Gruppe der über 42jährigen Personen.

164

Tabelle 44: Minimale und maximale IQ-Werte nach Altersklassen (N = 132).

	A1	A2	A3	A4	A5	A6	Alle
Minimum	39	41	41	42	43	47	39
Maximum	66	63	69	67	62	62	69

- *Mittelwertvergleiche*

An Hand von Student's t–Test Analysen, wurden die Mittelwerte der einzelnen Subtests, aber auch der Wertpunkte und der IQ–Werte zwischen den einzelnen Altersgruppen durchgeführt. Die Ergebnisse dieser statistischen Signifikanzüberprüfungen sind in den Tabellen AT46 und AT47 zusammengefaßt. Dabei bezieht sich Tabelle AT46 auf Gruppenpaare, die altersgemäß aneinandergrenzen, und Tabelle AT47 auf Gruppenpaare die nicht direkt nach dem Alter aufeinanderfolgen. In diesem Zusammenhang ist Bedacht darauf zu nehmen, daß mit zunehmender Anzahl von Mittelwertvergleichen bezüglich der Überprüfung der Altershypothese die Anzahl der irrtümlicherweise gefundenen Mittelwertunterschiede (Fehler der zweiten Art) steigt.

Im folgenden sei lediglich auf jene Unterschiede verwiesen, die je in zwei, altersgemäß aufeinander folgende, Gruppen nachgezeigt werden konnten. Durch die Mittelwertvergleiche können sowohl signifikant höhere Leistungen in der älteren der beiden miteinander verglichenen Gruppen, als auch signifikant niedrigere Leistungswerte festgestellt werden.

Ein Anstieg der Leistungen ist nur in den Vergleichen zwischen der jüngsten und der zweitjüngsten Gruppe (A1/A2) und zwischen der zweitältesten und der ältesten Gruppe (A5/A6) beobachtbar. In dem Gruppenvergleich A1/A2 sind für die Bereiche ZS, BE und MT aus den individuellen Leistungen sowie für die Wertpunkte des Gesamtbereiches (GW) und auch für die Gesamte-IQ-Punkte (GI) die Unterschiede auf dem 5% Niveau signifikant. Für das Gruppenpaar A5/A6 sind Unterschiede, welche auf dem 1% Niveau signifikant sind, in den Bereichen AW und ZN sowie für den Wertpunkte im Verbalteil (VW) und den Verbal–IQ (VI) nachweisbar. Unterschiede, die auf dem 5% Niveau für dieses Gruppenpaar signifikant sind, sind die Bereiche GF und ZS sowie der gesamt IQ-Wert (GI).

Erste signifikante Leistungsabfälle können zwischen dem Gruppenpaar A2/A3 für den Bereich MT festgestellt werden (Signifikanzniveau 5%). Zwischen dem altersgemäß folgenden Paar, den Gruppen A3 und A4, lassen sich in den Bereichen RD, GF, BE, MT und ZS signifikante Unterschiede feststellen (RD,GF,BE: 5% Niveau signifikant; MT: 1% Niveau signifikant; ZS: 0,1% Niveau signifikant). Weiter können auf dem 5% Niveau Unterschiede in den Wertpunkten des Handlungsteils (HW) und des Gesamtbereiches (GW) festgestellt werden. In den IQ-Parametern ergeben sich zwischen diesen Altersklassen aber keine signifikanten Unterschiede. Das nächst ältere Gruppenpaar (A4/A5) fällt durch eine auf dem 5% Niveau signifikante Abnahme der Leistungen in den Bereichen AW, AV und ZN sowie dem Bereich BO auf. Es gibt bei diesem Gruppenvergleich keine Unterschiede in den Parametern der Wertpunkte und der IQ-Werte.

Der Bereich FL ist der einzige Subtest für den im Mittelwertvergleich von altersgemäß aufeinander folgenden Gruppen bei keinem Gruppenpaar ein signifikanter Unterschied festgestellt werden konnte.

- *Varianzanalyse*

Zur Überprüfung des Effekts des Altersfaktors wurde weiterhin eine univariate einfaktorielle Varianzanalyse durchgeführt (siehe Tabelle 45).

Tabelle 45: Ergebnis der univariaten varianzanalytischen Berechnungen für die Leistungen in der intellektuell-kognitiven Untersuchung hinsichtlich des Alterseffekts.

Variable	F-Wert	Sig. von F	
AW	1,09	,36	
AV	1,47	,20	
ZN	1,95	,09	d.f. = 5,129
RD	1,47	,20	
GF	,62	,67	
ZS	4,66	,00	
BO	0,99	,42	
BE	1,66	,14	d.f. = 5,129
MT	2,79	,02	
FL	2,32	,04	
VW	1,52	,18	
HW	3,17	,01	d.f. = 5,129
GW	2,46	,03	
VI	3,21	,00	
HI	1,35	,24	d.f. = 5,129
GI	1,76	,12	

In einigen Subtests können durch den Faktor Alter signifikante Unterschiede in den Leistungen nachgezeigt werden. Dabei fällt aber auf, daß diese Unterschiede vornehmlich in den Subtests des Handlungsteiles zu beobachten sind, also jenen Untersuchungsbereichen, in denen auch von den Personen der ältesten Gruppe niedrige Leistungen erzielt wurden. In den Bereichen des Verbalteils zeigen, wie schon aus den Mittelwertvergleichen bekannt, die ältesten Personen Leistungen, die auf einem vergleichbaren Niveau zu den zwei jüngsten Altersgruppen liegen. Dieses „altersinkonsistente" Resultat zwischen den Gruppen scheint der Grund dafür zu sein, weshalb die varianzanalytischen Berechnungen keine eindeutige Richtung in den Ergebnissen aufzeigen.

Tatsächlich zeigt sich das Leistungsverhalten der Personen in unseren Gruppen nicht linear zum chronologischen Alter der Personen. Das Verfahren der univariaten Varianzanalyse scheint somit kaum geeignet, um eine realistische Beantwortung der Frage des Alterseffektes innerhalb der verschiedenen Leistungsbereiche zu ermöglichen.

Dagegen kann mittels der multivariaten Varianzanalyse, welche allerdings sämtliche Leistungsbereiche aus allen Altersklassen einbezieht, nachgezeigt werden, ob ein genereller Effekt im Variablenset vorhanden ist. Hier konnte ein, auf dem 5% Niveau signifikanter Unterschied im Leistungsniveau, bezogen auf sämtliche Teilbereiche des Verbal- und Handlungsteils (AW bis FL), bei verschieden alten Personengruppen festgehalten werden (vergleiche Tabelle 46). Noch signifikantere Ergebnisse werden mit dieser Berechnungsmethode für die Wertpunkte und die IQ- Werte erzielt.

Tabelle 46: Multivariate Varainzanalyse einfaktoriell, berechnet nach Hotellings, hinsichtlich des Alterseffekts in den intellektuell-kognitiven Leistungen.

Variable	F–Wert	Sig. von F	(S,M,N)
AW bis FL	1,37	,05	(5,2,59)
VW bis GW	1,85	,03	(3,1/2,62)
VI bis GI	3,08	,00	(3,1/2,62)

In Abhängigkeit vom jeweiligen statistischen Auswertungsverfahren, können in dieser Untersuchung bei gleichen Daten unterschiedliche Ergebnisse gefunden werden. Dieser Umstand wird in der weiteren Folge noch zu erläutern sein.

b) Geschlechtsabhängige Unterschiede

Bezogen auf die männlichen und weiblichen Personen aller Altersklassen (N = 135) zeigen Männer mit Down Syndrom gegenüber Frauen mit Down Syndrom generell höhere Leistungsergebnisse in den Bereichen des Verbalteils. Dabei liegen die Unterschiede der t-Test-Berechnungen in den Bereichen GF und AW auf dem 1% Signifikanzniveau und in den Bereichen AV und KG ist eine Signifikanz auf dem 5% Niveau nachweisbar (vergleiche Tabelle AT48). Es lassen sich aber nicht in allen intellektuell-kognitiven Bereichen statistisch signifikante Unterschiede in den Leistungen zwischen Frauen und Männern nachweisen.

8.3.4. Interpretation und Diskussion

An erster Stelle wollen wir die Ergebnisse aus den statistischen Berechnungen bezüglich der Leistungswerte aus den verschiedenen intellektuell-kognitiven Bereichen, den eigentlichen Testrohwerten und den, auf diesen Daten basierend, errechneten IQ-Werte, unter Berücksichtigung der verwendenten Auswertungsverfahren, besprechen.

- Rohwerte versus IQ-Werte

Die Mittelwertvergleiche ergaben häufiger signifikante Unterschiede bezogen auf altersmäßig aufeinanderfolgende Altersgruppenpaare, wenn für diese Berechnungen die Rohwerte an Stelle der IQ-Werte zu Grunde gelegt wurden (z.B.: A4/A5). Dieser Umstand läßt sich dadurch erklären, daß bei der Transformierung von Rohwert in IQ-Wert eine Altersanpassung erfolgt. Die Altersanpassung wird durch das den traditionellen Intelligenztheorien zu Grunde liegende Axiom, welches Intelligenz als eine situationsübergreifende, sprich altersunabhängige, Eigenschaft ansieht, begründet. In der Regel nehmen die Leistungen, berücksichtigt man hier die Rohwerte, in den intellektuell-kognitiven Bereichen mit zunehmendem Alter ab. Soll mit dem IQ aber eine situationsübergreifende Eigenschaft der Person ausgedrückt werden, so bedeutet das, daß ein und dem selben Intelligenzwert bei einer jüngeren erwachsenen Person höhere Rohwerte zu Grunde liegen müssen, als dies bei einer älteren Person der Fall ist.

Werden niedrigere mittlere Rohwerte von der einen zur nächsten Altersgruppe beobachtet, wobei der Unterschied hier statistisch signifikant ist, so kann wegen dieser Altersanpassung es durchaus sein, daß ein Vergleich auf der Ebene der IQ-Werte keine signifikante Unterschiede mehr erscheinen läßt. Zeigt demgegenüber die ältere der zwei Gruppen, aus welchen Gründen auch immer, höhere Ergebnisse in den Rohwerten, so kann ein Mittelwertvergleich auf der Basis der IQ-Werte durchaus statistisch höher signifikante Ergebnisse produzieren.

Zwischen verschieden alten Gruppen sind Unterschiede in den intellektuell-kognitiven Leistungsbereichen deutlicher auf der Basis der

168

Rohwerte dieser Leistungsbereiche zu beobachten, als auf der Basis der IQ-Werte. Weiter ist zu bemerken, daß neben dem Effekt der Altersanpassung, bei der Transformation von den Rohwerten, der IQ-Wert die Summe von verschiedenen altersangepaßten Leistungsbereichen darstellt. Die Summenbildung über mehrere Leistungsbereiche kann den Effekt der Altersanpassung zusätzlich berühren. Mit der statistischen Methode der Mittelwertvergleiche scheinen für die Daten dieses Untersuchungsdesigns die klareren und differenzierteren Analysen bzw. Aussagen möglich zu sein. Bei den Varianzanalysen, in denen ein genereller Alterseffekt zwischen den Gruppen nachgezeigt werden kann, sind für den vorliegenden Datensatz, bezogen auf die Analyse der Rohwerte, keine eindeutigen Aussagen möglich. Für den mit letzteren Auswertungsverfahren gefundenem Alterseffekt in der Analyse der IQ-Werte, kann, wie weiter oben besprochen, auf die Altersanpassung der Transformierung in IQ-Werte hingewiesen werden.

- Intellektuell-kognitive Reifung bis ins jüngere Erwachsenenalter

Die vorliegenden Ergebnisse erbringen den Nachweis, daß die Reifungs- und Entwicklungsprozeße von jenen intellektuell-kognitiven Fähigkeiten welche mit dem hier eingesetzten Instrument gemessen werden können, bis hin ins jüngere Erwachsenenalter ablaufen. Zwischen der jüngsten Gruppe, der 17 bis 21jährigen Personen, und der Gruppe der 22 bis 26jährigen, kann eine Leistungssteigerung in allen untersuchten Teilbereichen festgestellt werden. Die deutlichsten Leistungssteigerungen sind in den Subtests des Handlungsteiles beobachtbar. Dies deutet darauf hin, daß Reifungsprozeße welche psychomotorische Leistungen betreffen bzw. welche die Integration von motorischen Funktionen, hier vor allem die feinmotorischen Funktionen, und intellektuell- kognitiven Funktionen bestimmen, bei Personen mit Down Syndrom bis in die Mitte des dritten Lebensjahrzehnts andauern könnten. Es kann angenommen werden, daß zwischen diesen zwei jüngsten Altersgruppen kaum Kohorteneffekte für die gefundenen Unterschiede verantwortlich gemacht werden können, da, unter anderem, der Sozialisierungsprozeß dieser zwei Gruppen doch sehr ähnlich verlaufen ist (vergleiche Kapitel 5).

Weiter kann aus den Ergebnissen angenommen werden, daß es sich beim IQ Parameter bis ins junge Erwachsenenalter nicht um einen alters- bzw. situationsunabhängigen Kennwert handelt. Vielmehr scheint dieser Kennwert der Dynamik des Entwicklungsgeschehens in der genannten Altersspanne bei Personen mit Down Syndrom untergeordnet zu sein.

Die Untersuchungsergebnisse bestätigen und ergänzen somit den Bericht von Sinson und Wetherick (1976) aus dem hervorgeht, daß bei Personen mit Down Syndrom bis ins hohe Jugendalter bzw. junge Erwachsenenalter durchaus Leistungszunahmen in den intellektuell-kognitiven Funktionen erwartet werden können. In einer Untersuchung von Berry u.a. (1984) wird sogar von einer mentalen Entwicklung berichtet, welche nachweislich bis ins vierte Lebensjahrzehnt bei Personen mit Down Syndrom wachsen kann. Das heißt die Reifungsprozesse aus den psychomotorischen Bereichen und weiter auch jene aus sozialen und verbalen Erfahrungsbereichen laufen zeitlich deutlich verzögert ab. Dies bedeutet, daß entsprechende heilpädagogische Konsequenzen zu ziehen sind, damit diese Verzögerung in der Ausreifung der mentalen Fähigkeiten für Personen mit Down Syndrom nutzbarer gemacht werden als bisher (Brooks und McCauley, 1984).

- *Mittleres Erwachsenenalter: differenziertes Altern in den intellektuell-kognitiven Fähigkeiten*

Für die Personen im mittleren Erwachsenenalter, der 27 bis 41jährigen, kann ein differenzierter Verlauf im Alterungsprozeß der intellektuell-kognitiven Funktionen auf der Basis der Rohwerte erkannt werden. Erstens kann festgestellt werden, daß nicht ein Zeitpunkt für einen etwaigen gemeinsamen merkbaren Beginn im Abbau der intellektuell-kognitiven Funktionen genannt werden. So kann, ab dem 27sten Lebensjahr eine deutliche Abnahme in den Leistungen der Gedächtnisspanne (KG), der schon gering ausgeprägten rechnerischen Fähigkeiten (RD) und der komplexen Funktionen die zur Bewältigung des MT und des FL von Bedeutung sind, wie z.B. Raumlagelabilität, Formwahrnehmung und Formgestaltung, beobachtet werden. Weiter ist ab diesem Alter mit einer Reduktion in den, mehr die soziale Umwelt verstehenden und begreifenden, Fertigkeiten (BO, AV) zu rechnen. Zusätzlich muß erwartet werden, daß auch die Leistung in der Fähigkeit, an bekannten Gegenständen Details zu beachten, abnimmt. Erst ab dem 32sten Lebensjahr sinken die Fertigkeiten in jenen Bereichen, die Cattell (1971) „cristallized" nennt und die mehr oder weniger in den Untersuchungsbereichen AW und GF zum Ausdruck kommen. Die Leistungen in der Fähigkeit, nach einem vorgegebenen Regelschema entsprechende Zuordnungen zwischen zwei verschiedenen Symbolgruppen zu treffen, nehmen ebenfalls erst ab dem 32sten Lebensjahr ab.

Somit können zwei unterschiedliche Zeitpunkte im Leben von Personen mit Down Syndrom für den Beginn von spezifischen Abbauerscheinungen in den intellektuell-kognitven Bereichen vorerst festge-

170

halten werden: das Alter um 30 Jahre herum, d.h. die Zeitspanne zwischen dem 27 und 31sten Lebensjahr und das Alter um 34 Jahre herum, d.h. die Spanne zwischen dem 32 und 36sten Lebensjahr.

Interessant bleibt die Beobachtung, daß der deutliche Einbruch der Leistungen auf der Basis der Rohwerte zu den genannten zwei Zeitpunkten, keinen signifikanten Niederschlag in den Mittelwertvergleichanstellungen der verschiedenen IQ-Werte zwischen den betroffenen Altersgruppen erfährt. Für diesen Effekt scheint die weiter oben erwähnte Altersanpassung bei der Umrechnung in IQ-Werte verantwortlich zu sein. Die Abnahme der intellektuell-kognitiven Leistungen in den Altersgruppen der 27 bis 41jährigen führen wir vor allem auf die Demenzproblematik zurück. Es kann mit relativ großer Wahrscheinlichkeit angenommen werden, daß diese Altersgruppen viele Personen beinhalten die Alzheimer- ähnliche Zustandsbilder bzw. schwer depressive Verhaltensweisen zeigen. Diese Zustandsbilder und Verhaltensweisen gehen einher mit einem Prozeß den wir mit „Einengung" bezeichnen wollen (vergleiche Kapitel 8.5), welcher auch die intellektuell-kognitiven Bereiche betrifft. Die Personen welche durch einen solchen „Einengungsprozeß" charakterisiert sind, drücken somit die Gruppenmittelwerte in den intellektuell-kognitiven Leistungsbereichen um so merklicher nach unten, jenachdem welchen relativen Anteil sie in diesen Altersgruppen ausmachen (vergleiche Kapitel 8.5 und Kapitel 9).

Personen mit Down Syndrom, welche ab dem 27sten bzw. ab dem 32sten Lebensjahr in bestimmten Bereichen aus dem Verbalteil an Funktionstüchtigkeit verlieren, und zwar in jenen Bereichen, in denen die älteste Personengruppe mit den zwei jüngsten Altersgruppen vergleichbare Leistungsergebnisse erzielt, erscheinen uns genau jene Personen zu sein, von denen angenommen werden kann, daß hier höchstwahrscheinlich ein „Alzheimer-ähnlicher Demenzprozeß" abläuft. Eine 100-prozentige Bestätigung der Diagnose Alzheimersche Demenz ist bekanntlich erst nach dem Ableben der Patienten möglich. Die psychologischen Bereiche, die für die Vermutung „frühzeitiger Alzheimer-ähnlicher Prozeß" von entsprechendem differentialdiagnostischem Wert sind, können vor allem die Leistungen aus den Bereichen AW, KG, GF und AV angeführt werden. Aber auch ein Fortbestand der sehr reduzierten rechnerischen Fähigkeiten (RD), es handelt sich hier in den meisten Fällen um Additionen, deren Ergebnisse den„Zehnerbereich" nicht überschreiten, können für diese differentialdiagnostischen Überlegungen in Betracht gezogen werden. Weiter ist daran zu erinnern, daß der Abbau in den genannten Bereichen sehr wahrscheinlich nicht gleichzeitig zu ein und demselben Zeitpunkt beginnt.

Die Beobachtung, daß in der ältesten Peronengruppe, der über 42jährigen, im Vergleich zu den zwei jüngsten Altersgruppen, ähnlich hohe, ja sogar höhere Leistungen in den Subtests, gemessen auf der Basis der Rohwerte, für den Verbalteil festgestellt werden können, demgegenüber aber die Leistungen in den Bereichen des Handlungsteils sich in etwa auf dem Niveau der 30 bis 40jährigen bewegen, also deutlich unter den Leistungen welche jüngere erwachsene Personen mit Down Syndrom in diesen Bereichen erzielen, kann im Zusammenhang mit der Problematik der frühzeitigen Demenz und der daran gekoppelten kürzeren Lebenserwartung der Personen mit Down Syndrom erklärt werden. Es ist mehr als wahrscheinlich, daß in der ältesten Gruppe nur jene Personen noch am Leben sind, die die Überlebenstüchtigsten sind, d.h. jene die sich durch eine bessere Gesundheit ausgezeichnet haben, wie dies die retrospektive Überprüfung belegt. Daß es sich bei der ältesten Personengruppe um eine besondere, durch uns nicht beeinflußte, positiv selektierte Personengruppe handeln dürfte, geht aus folgenden zwei Überlegungen hervor. Die positive Selektion kann erstens als ein Resultat der medizinischen Betreuung bzw. auf den Faktor der körperlichen Konstitution der Behinderten zurückgeführt werden und zweitens kann nicht ausgeschlossen werden, daß das Euthanasieprogramm des Dritten Reiches eine bestimmte Auslese von heute älteren geistig behinderten Menschen bewirkt hat.

Den Personen dieser Altersgruppe standen in ihrer Kindheit nicht jene medizinisch–pharmakologischen Behandlungsmöglichkeiten zu Verfügung, die schon in der nächsten Generation eingesetzt werden konnten. Gemeint ist hier vor allem die Therapie mit Antibiotika, die sich erst nach dem zweiten Weltkrieg verbreitet hat. Es erscheint naheliegend zu vermuten, daß es sich bei den noch lebenden Personen dieser Altersgruppe um jene Personen handelt die sich durch eine, für Mongoloide besonders robuste Konstitution auszeichnen.

Weiter kann im Zusammenhang mit der körperlichen Konstitution erwähnt werden, daß Personen mit Down Syndrom, welche das klinische Bild einer Demenz entwickeln, selten über 42 Jahre alt werden. Tatsächlich konnte „nur" bei 3 Personen dieser Altersgruppe (15%) ein entsprechendes klinisches Bild beobachtet werden. Eine diese Feststellung flankierende Beobachtung stammt von Thase (1982a), der berichtet, daß bei Personen mit Down Syndrom eine höhere Lebenserwartung mit einem allgemein höheren Gesundheitszustand einhergeht, bei gleichzeitigem etwaigem Bestand des Leistungsniveaus in bestimmten intellektuell- kognitiven Bereichen.

Eine weitere, unserer Meinung nach, nicht irrelevante Überlegung für das relativ hohe Niveau der kognitiven Leistungen in der ältesten

Gruppe dürfte die spezielle Selektion sein welche die Generation der geistig Behinderten charakterisiert die dem Programm der Vernichtung von lebensunwertem Leben im Dritten Reich ausgesetzt war. Die erschütternden Umstände dieser zu verurteilenden biologischen Auslese erscheinen zusätzlich eine soziale Auslese hervorgerufen zu haben. Die meisten Personen der ältesten Gruppe stammen aus sozial höher situierten Familien. Daß sich durch diese soziale Position eine höhere Lebenserwartung ergibt, wäre sicherlich eine trügerische Schlußfolgerung. Doch muß davon ausgegangen werden, wie aus der Biographie dieser Personen zu entnehmen ist, daß es vielen dieser Familien während der NS-Zeit gelungen war, ihre Kinder an einen sicheren Ort zu bringen. Es ist uns bekannt, daß einige dieser Personen mit Down Syndrom in nicht okkupierten Gegenden im Ausland diese Jahre verbrachten. Allein diese Tatsache scheint uns ein Indikator dafür zu sein, daß diesen Personen mit Down Syndrom spezielle Zuwendungen und spezielle Förderungen zukamen, die ihnen bis heute dank ihrer zusätzlichen körperlichen Robustheit zugute kamen. Dieses Stichprobenartefakt der ältesten Gruppe soll bei der Interpretation von bestimmten Ergebnissen in dieser Untersuchung nicht unberücksichtigt bleiben.

Weiter ist zu betrachten, daß neben den zwei für den Abbau der intellektuell-kognitiven Fähigkeiten genannten kritischen Altersphasen bestimmte Bereiche dieser Fähigkeiten in der ältesten Personengruppe erhöhte Funktionstüchtigkeiten aufzeigen, andere aber durchaus auf dem niedrigen Niveau, auf welches sie um das 30ste Lebensjahr herum gesunken sind, bleiben. Weiter oben wurde darauf hingewiesen, daß wir davon ausgehen können, daß die über 42 Jahre alten Personen sich durch besonders günstige Auslesemerkmale kennzeichnen lassen. Der Anteil der demenzartigen Personen ist aus den weiter oben angeführten Gründen in dieser Personengruppe als sehr niedrig zu betrachten. Insofern kann man ableiten, daß jene Bereiche, die auch in dieser, der ältesten Gruppe durch sehr niedrige Leistungsergebnisse auffallen, wahrscheinlich nicht direkt durch demenzartige Prozesse bedingt sind, sondern daß diese Ausfälle auf „normale" altersbedingte Veränderungen zurückgeführt werden könnten, die nicht primär intellektuell-kognitiver Natur sind. Bei näherer Betrachtung fällt auf, daß es sich bei diesen Bereichen ausschließlich um jene aus dem sogenannten „Handlungsteil" handelt, also jenem Teil, in dem neben den höheren psychischen Fähigkeiten auch die motorische Funktionsebene von nicht geringer Bedeutung beim Zustandekommen der Leistung ist.

Die Beurteilung der im Handlungsteil untersuchten Bereiche erfolgt unter Berücksichtigung der für die Bewältigung der Aufgabe benötigten Zeit. Der Abbau in den Bereichen des Handlungsteils scheint somit primär Ausdruck altersbedingter Veränderungen zu sein, die das gesamte motorische System betreffen. Diese Veränderungen sind bei allen Personen mit Down Syndrom zu beobachten. Die altersabhängigen motorischen Veränderungen beginnen frühzeitig im Leben der Personen mit Down Syndrom (vergleiche Kapitel 6.7.5 und 8.2). Insofern erscheint es derzeit nur dann gerechtfertigt von einem generellen Abbau der Leistungen in den intellektuell-kognitiven Fähigkeiten bezogen auf alle Personen mit Down Syndrom zu sprechen, sofern nur jene intellektuell-kognitive Bereiche gemeint sind, die im Zusammenhang mit der Motorik gesehen werden müssen. Das heißt, es handelt sich um eine Art „motorisch bedingter Demenz".

Es ist aber damit zu rechnen, daß Personen der ältesten Gruppe durchaus in ihrem späteren Leben, dennoch demenzartige Abbauerscheinungen entwickeln. Diese Vermutung kann mit den Forschungsberichten von Thase u.a. (1984) und Zigman u.a. (1987) belegt werden, welche entsprechende Veränderungen, sowohl in intellektuell-kognitiven Bereichen als auch in Bereichen der Selbständigkeit und der sozialen Fertigkeiten, erst bei Personen mit Down Syndrom beobachten konnten, die über 50 Jahre alt sind.

8.3.5. Schlußfolgerungen

Die häufig in der Fachliteratur vorzufindende Annahme, daß Personen mit geistiger Behinderung, und insbesonders alle Personen mit Down Syndrom, einem vorzeitigen Alterungsprozeß, einhergehend mit einem verstärkten generellen Verfall in den Leistungen der intellektuell-kognitiven Fähigkeiten, ausgesetzt sind (Fischer und Zeaman, 1970), kann relativiert werden.

In den Arbeiten von Bell und Zubeck (1960) und Clarke, Clarke und Reiman (1958) wird darauf hingewiesen, daß der Absinken in IQ-Werten bei geistig Behinderten nicht schneller verläuft als bei geistig nicht behinderten Personen (vergleiche auch Fenner u.a., 1987). In rezenten Untersuchungen bei geistig nicht behinderten Personen, zusammengefaßt in Fleischmann (1989), konnte nachgewiesen werden, daß von empirischer Seite die weitverbreitete Annahme, daß mit zunehmendem Alter unweigerlich Defizite in den Leistungen der höheren psychischen Funktionen in Kauf zu nehmen sind, nicht haltbar ist. Ja, daß die geistige Fitness, auch im Alter nach dem Berufsleben, durchaus erhalten werden kann, vorausgesetzt, es treten keine zentralnervösen Erkrankungen auf.

Letztere Beobachtung kann aber eher nur beschränkt für die Gruppe der geistig behinderten Personen von Gültigkeit sein. Beschränkt deshalb, weil je nach Ursache bzw. Ausgangspunkt der gei-

stigen Behinderung, von einander deutlich zu unterscheidende altersabhängige Verläufe in den Dimensionen, welche von psychologischer
Seite eine geistige Behinderung prägen, zu erwarten sind.

Als Ergebnis der Altersgruppenvergleiche der Leistungen in den intellektuell-kognitiven Bereichen können zwei wesentliche Aspekte
festgehalten werden. Erstens ist aus differentialdiagnostischen Überlegungen abzuleiten, daß bei Personen mit Down Syndrom hinsichtlich
ihres Alterungsprozesses grundsätzlich zwei Gruppen unterschieden
werden können. Eine erste Gruppe, die nach unseren Untersuchungen
circa 55% bis 65% der Personen ausmacht, ist durch den „normalen
biologischen Alterungsprozeß" charakterisiert, wobei dieser „normale
Alterungsprozeß" bei Personen mit Down Syndrom deutlich vom normalen Alterungsprozeß, wie er bei nicht behinderten Personen bekannt ist, abweicht. Dieser Alterungsprozeß beginnt schon sehr früh
im Erwachsenenalter und ist vor allem durch bestimmte klinische Auffälligkeiten gekennzeichnet, wie z.B. das frühe Altern im Hautsystem
bzw. das frühe Ergrauen der Haare und besonders die frühzeitigen
Einschränkungen in den motorischen Bereichen. Letztere sind im Zusammenhang mit dem Leistungsabfall in bestimmten intellektuell-kognitiven Bereichen zu sehen.

Die zweite Gruppe, sie umfaßt etwa 35% bis 45% der Personen mit
Down Syndrom, zeigt neben den Auffälligkeiten wie sie für die erste
Gruppe genannt werden konnten, zusätzlich ein „pathologisches Alterungsgeschehen". Dieser pathologische Alterungsprozeß ist durch
Veränderungen im Verhalten charakterisiert. Diese Veränderungen haben große Ähnlichkeiten zu jenen Veränderungen die eine Demenz
begleiten und hier insbesondere wie sie bei der Alzheimerschen Demenz in Erscheinung treten. Fenner u.a. (1987) kommen in einer Querschnittuntersuchung zu dem Ergebnis, daß knapp unter einem Drittel
der untersuchten Personen mit Down Syndrom, welche zwischen 19
und 49 Jahre alt waren, intellektuell-kognitive Abbauprozesse zeigen.
Diese Abbauprozeße werden als Hinweise für einen Alzheimer- ähnlichen Prozeß angesehen. Dieses Ergebnis deckt sich in etwa mit unseren Beobachtungen (vergleiche auch Kapitel 9).

Weitere Schlußfolgerungen bzw. Konsequenzen aus den vorliegenden Ergebnissen können, wie schon verschiedentlich angedeutet, für
die praktische Arbeit mit erwachsenen Personen mit Down Syndrom
abgeleitet werden.

Einerseits könnten die differentialdiagnostischen Überlegungen für
eine objektivere Beratung bzw. Orientierung der Eltern bzw. der Betreuer genutzt werden. Andererseits können diese Angaben aber auch,
wenn praxisorientiert verwendet, für die Erstellung von Betreuungs-
konzepten und Förderprogrammen eingesetzt werden. Ziel jeglicher
Förderung von Personen mit geistiger Behinderung, dies dürfte auch

das Erwachsenenalter dieser Personen betreffen, ist der Aufbau bzw. der Erhalt von Funktionsgraden, die im Zusammenhang mit der relativen Selbständigkeit der behinderten Personen von Bedeutung sind. Bestimmte Leistungen in intellektuell-kognitiven Funktionen können aber für das Erreichen der in den spezifischen Förderprogrammen definierten Ziele, als Voraussetzung gesehen werden. In diesem Zusammenhang erscheint es von nicht unwesentlicher Bedeutung zu wissen, welche Bereiche zu welchem Lebenszeitpunkt eher schwächer werden könnten, damit sie eine dementsprechend besondere Unterstützung bzw. Förderung erfahren können. Keinesfalls sind aber die intellektuell-kognitiven Bereiche als erschöpfende Kennwerte für die Konzeption von individuellen Förderprogrammen anzusehen. Hier ist vor allem auch an den Einsatz von sogenannten „adaptiven Verhaltensskalen" (Nihira, 1976; Silverstein u.a., 1988) zu denken bzw. an die Erfassung von bestimmten Charakteristika der Lebensumwelt der geistig behinderten Personen, die das Vorhandensein bzw. das Fehlen oder den Mangel von bestimmte Verhaltensweisen mitbedingen können. Auf der Basis einer entsprechenden Personen- und Situationskenntnis erscheint es möglich, sinnvolle Programme zur Förderung und Flankierung für erwachsene geistig behinderte Personen zu entwickeln.

8.3.6. Geistig behinderte Personen in der psychologischen Forschung

Am Ende dieses Kapitels möchten wir auf den Umstand hinweisen, daß geistig behinderte Personen auch heute noch, aus welchen Gründen auch immer, bedauerlicherweise kaum in der Theoriebildung allgemein psychologischer Konzepte bzw. deren empirischer Überprüfung, einbezogen werden.

Vielleicht wäre ein Teil der bestehenden psychologischen Theorien, durch die spezielle Berücksichtigung der Personen mit geistiger Behinderung, nicht mehr so leicht haltbar. Genau in diesem kritischen Schnittpunkt kann aber möglicherweise ein fruchtbarer Ansatz zur weiteren Theorieentwicklung in der Psychologie gefunden werden.

Eine Verbindung zwischen den psychometrischen und experimental-psychologischen Ansätzen sowie den derzeit zur Verfügung stehenden neurophysiologischen und neuropathologischen Forschungsmethoden, hier sind sowohl die neurofunktionellen als auch die neurostrukturellen gemeint, könnten durchaus eine Revidierung und somit ein Weiterkommen in den Konzepte bezüglich kognitiver Funktionen, deren Reifung bzw. deren Altersprozeß nach sich ziehen (vergleiche Brooks und McCauley, 1984; O'Connor, 1987).

Es ist zu erwarten, daß so lange bestimmte Menschengruppen in der psychologischen Grundlagenforschung ausgeschlossen bzw. kaum berücksichtigt werden, mindestens eine ernst zunehmende allgemeine Theorie des Verhaltens ausständig bleiben wird.

8.4. Auffälligkeiten in der Sprache

– Zur Sprachentwicklung in der frühen Kindheit

Aus den anamnestischen Erhebungen, durchgeführt mit Eltern von 156 Patienten (vergleiche Kapitel 5.1., Tabelle 6), konnten einige Angaben zur sprachlichen Entwicklung, bezogen auf die ersten Lebensjahre der Patienten, gewonnen werden. Diese Angaben sollen jenen Mitteilungen der Eltern vorangestellt werden, die sie in Bezug auf die Veränderungen im sprachlichen Verhalten ihrer Kinder beim Interview, durchgeführt in der Familie, geliefert haben. Über die vielseitigen speziellen Aspekte beim Spracherwerb mongoloider Kinder gibt Fraser (1978) einen kurzen, aber prägnanten Überblick.

Bis zum Ende des zweiten Lebensjahres entwickelten lediglich 14,7% (N = 23) der Kinder die Fähigkeit zur Benennung von einigen Gegenständen. Vergleicht man nach dem Geschlecht, so sind es nur 9,6% (N = 7) der Knaben, aber 20,5% (N = 17) der Mädchen, die diese sprachliche Leistungen aufweisen. Nach dem zweiten Lebensjahr kann die Entwicklung der Benennung von Objekten noch bei zusätzlich 53,8% (N = 84) der Kinder nachgezeigt werden. Nach dem zweiten Lebensjahr entwickeln, relativ gesehen, ähnlich viele Burschen, nämlich 55,4% (N = 46), wie Mädchen 54,8% (N = 40) diese Kompetenzen noch.

Weiter wird berichtet, daß ab dem Schulalter 64,1% (N = 100) der Kinder über ein gutes Sprachverständnis verfügten. Hierbei fällt wiederum auf, daß dies häufiger für Mädchen, nämlich bei 73,5% (N = 61), genannt wird als bei Burschen 57,5% (N = 42). Bei einem Knaben geben die Eltern an, daß bei ihrem Kind die Befähigung zur sprachlichen Mitteilungen nie bestanden habe.

Aus diesen Angaben wird ersichtlich, daß die sprachliche Entwicklung zeitlich sehr verzögert abläuft und daß ein angemessenes Sprachverständnis nur bei etwa zwei Drittel der Kinder bis zum Alter des vorgesehenen Schuleintritts, dem vollendeten 6ten Lebensjahr, erfolgt ist. Die Sprachentwicklung und das Sprachverständnis vollziehen sich bei Mädchen mit Down Syndrom deutlich schneller als bei Burschen mit dieser Behinderung. Für die Sprachentwicklung ist, neben bestimmten biologischen Voraussetzungen, sicherlich die Art und Form der sprachlichen Zuwendung der Hauptbezugsperson ab dem frühen

Leben des Kindes von Bedeutung. In diesem Zusammenhang konnte nachgezeigt werden, daß das Sprachverhalten bei Müttern von Kindern mit Down Syndrom deutlich verschieden ist von jenem Sprachverhalten, das Mütter gegenüber gleichaltrigen Kindern ohne Down Syndrom zeigen (Cardoso–Martins und Mervis, 1985). Dies deutet darauf hin, daß Mütter auf das funktionelle Sprachniveau ihrer Kinder reagieren. Es ist unbestritten, daß Kinder mit Down Syndrom besondere Förderung benötigen, um bestimmte Entwicklungsziele zu erreichen. Im Sinne dieses Förderungsverständnisses erschiene es konsequent, wenn mindestens die Hauptbezugsperson des Kindes mit Down Syndrom jeweils auf einer sprachlich funktionell etwas höheren Ebene mit dem Kind sprechen würde. Weiter soll Kindern mit Down Syndrom prinzipiell der Zugang zur speziellen Sprachförderung, einer linguistisch fundierten (Schaner–Wolles u.a., 1986), ermöglicht werden, um einerseits die Sprachentwicklungsverzögerungen etwas abzufangen und andererseits, was uns bedeutender erscheint, die Sprachentwicklungsdefizite, das sind sprachliche Fehlerprozesse und sprachliche Strukturen, die in der normalen Kindersprache nicht vorzufinden sind, auszugleichen. Die Sprachentwicklungsdefizite dürften für das Niveau der sprachlichen Verständigung von besonderer Bedeutung sein.

Zur Frage, inwiefern ein Erwerb von Fremdsprachen bei mongoloiden Personen möglich ist, können wir von zwei Fällen aus der Gruppe von 156 Personen berichten, die, bedingt durch spezifische familiäre Situationen, d.h. nicht durch Fremdsprachkurse, eine bzw. zwei Fremdsprachen auf der Ebene beherrschen, die der durchschnittlichen Sprachverständigung einer Person mit Down Syndrom durchaus entspricht. Eine Person konnte sich in französicher Sprache, die andere in englischer und arabischer Sprache jeweils neben der deutschen Muttersprache ausdrücken.

- Zu den Veränderungen im sprachlichen Verhalten im Erwachsenenleben.

Im Rahmen des Familieninterviews, aus welchem einige Aspekte in Kapitel 12 angeführt werden, wurden die Eltern auf die spezifischen Veränderungen im sprachlichen Verhalten ihrer heute jungen bis älteren erwachsenen Kinder mit Down Syndrom befragt. Dabei wurde gefragt, wie das zur Frage stehende sprachliche Verhalten sich heute, damit ist der Zeitpunkt der Befragung gemeint, äußert und wie sich das befragte sprachliche Verhalten gegenüber „früher" verändert hat. Dabei wurde „früher" definiert mit bis zu 10 Jahren zurückliegend. In Tabelle 45 sind die verschiedenen sprachlichen Verhaltensebenen, getrennt nach zwei Altersgruppen, jeweils für die „heutige" und „frühere" Beurteilung angegeben. Die jüngere Altersgruppe bezieht sich auf jene Personen mit Down Syndrom, die zwischen 17 und 31 Jahre alt sind (N = 73), die über 31jährigen Personen sind in der zweiten Altersgruppe (N = 17) zusammengefaßt. Diese 90 Personen sind jene, bei denen ein Interview im Hause der Eltern durchgeführt werden konnte. Nach der in dieser Untersuchung üblichen Aufteilung nach 6 Altersklassen verteilen sich die 90 Personen wie folgt: A1 N = 37, A2 N = 20, A3 N = 16, A4 N = 8, A5 N = 4, A6 N = 5.

Tabelle 45: Angaben der Eltern zum „heutigen" und „früheren" sprachlichen Verhalten der Personen mit Down Syndrom (N = 90, Mehrfachnennungen möglich).

| | 17 bis 31 Jahre (N = 73) | | 32 bis über 42 Jahre (N = 17) | |
	früher %	heute %	früher %	heute %
spricht spontan	9,6	76,7	23,5	76,5
spricht nur nach Aufforderung	1,4	19,2	5,9	17,6
spricht kaum	1,4	41,1	23,5	29,4
spricht einige Worte	1,4	28,8	0,0	23,5
führt Monologe	5,5	76,7	5,9	88,2
spricht nur mit vertrauten Personen	2,7	31,5	0,0	23,5
gutes Sprachverständnis	64,4	58,9	53,9	47,1
Neologismen	6,8	63,0	17,6	82,4
Mutismus	6,8	83,6	23,5	76,5
normale Lautstärke	6,8	49,3	17,6	58,8
niedrige Lautstärke	1,4	35,6	23,5	17,6
hohe Lautstärke	1,4	8,2	5,9	23,5

Aus den Berichten der Eltern läßt sich ableiten, daß bei den vielen Patienten die sprachlichen Veränderungen schon bis zum 30sten Lebensjahr erfolgen, d.h. das frühe Erwachsenenalter ist bei einem Großteil der Personen mit Down Syndrom durch Auffälligkeiten im Sprachverhalten charakterisiert. In beiden Altersgruppen wird eine deutliche Zunahme des spontanen Sprechens genannt, d.h. die Mehrheit der Personen traut sich erst langsam, sich direkt sprachlich zu äußern. Von einem vergleichbaren Verhalten im spontanen Sprechen berichtet Leudar u.a. (1981). Dies kann als Hinweis für den verlangsamten Erwerb in den sprachlichen Kompetenzen verstanden und auf den ersten Blick als positive Entwicklungstendenz gesehen werden. Aber bei etwa 40% der Personen wird, bezogen auf die letzten 10 Jahre, darauf hingewiesen, daß sie aber nur sehr wenig sprechen bzw. bei etwa einem Drittel wird genannt, daß sie tatsächlich nur wenige Worte hintereinander sprechen. Etwa ein Fünftel der Personen, spricht generell nur nach Aufforderung von dritten Personen und das in der Regel auch nur gegenüber vertrauten Personen.

Gleichzeitig ist zu bemerken, daß schon ab dem jungen Erwachsenenalter die Personen sowohl durch eine häufige Verwendung von sogenannten Neologismen, unter diesem Begriff werden eigensinnige Wortneubildungen verstanden, als auch durch häufige mutistische Phasen, das sind längere Zeiten, mindestens 2 bis 3 Tage andauernd, in denen die Personen überhaupt nicht zu sprachlichen Mitteilungen bereit sind, auffallen. Weiter wird eine deutliche Zunahme der Häufigkeit im Abfall der sprachlichen Lautstärke berichtet. Die Kommunikation ist durch diese lispelnde Sprache in den Fällen häufig stark reduziert. Erst in der älteren Gruppe wird eine deutliche Zunahme jener Fälle bemerkbar, die durch eine erhöhte Lautstärke beim Sprechen gekennzeichnet sind. Dies kann auf die in diesem Alter fortgeschrittene Reduktion der Leistungen in den Hörfunktionen zurückgeführt werden.

Die Veränderungen im sprachlichen Verhalten der erwachsenen Personen mit Down Syndrom erachten wir als wesentlichen Bestandteil jener Störungen und Auffälligkeiten, deren Grundlagen wir im folgenden Kapitel zu be- und umschreiben versuchen.

8.5. Psychodynamik und psychopathologische Reaktionen im Leben mongoloider Personen

Langjährige Erfahrungen und Beobachtungen charakterisieren den vorliegenden Bericht, in welchem auch mögliche Wechselwirkungen zwischen psychopathologischen Auffälligkeiten und bestimmten situativen Variablen hervorgehoben werden. Die qualitative Art der folgenden Darstellungen ist darauf zurückzuführen, daß es zum Zeitpunkt der Erhebungen keine adäquaten, spezifisch die Situation von Personen mit geistiger Behinderung berücksichtigenden Instrumente zur Erfassung der Psychopathologie gab. In empirischen Arbeiten, welche die Psychopathologie bei geistig Behinderten zu erfassen versuchten, wurden bisher in der Regel auf psychiatrische Skalen bzw. auf psychiatrische Klassifikationssysteme zurückgegriffen, die unseres Erachtens für den Einsatz bei geistig behinderten Personen, gleichgültig ob bei Kindern oder bei Erwachsenen, nicht besonders geeignet erscheinen (Reid, 1980; Fraser u.a., 1986), oder man beschränkte sich auf Aussagen zu jener Personengruppe, die als leicht geistig behindert bezeichnet werden können (Benson u.a., 1985). Die Entwicklung eines

Erfassungsinstrumentariums, speziell ausgerichtet auf die Psychopathologie von geistig behinderten Personen, welches Senatore u.a. (1985) vorstellten, kann als erster Schritt bezeichnet werden, um in diesem Bereich eine größere Objektivität zu erzielen und gültigere Aussagen zu ermöglichen.

Das Leben mongoloider Erwachsener nimmt in vielen Fällen einen von der Umwelt kaum mehr zu steuernden Verlauf. Gerade aus der Tatsache, daß sie jenseits des Kindesalters mit diesem ihrem Leben scheinbar nicht mehr fertig werden können, daß sie manchmal früher, manchmal später mit Vehemenz an die ihnen gleichsam als Mauern erwachsenden Grenzen von Abhängigkeit stoßen und sich dann gegen diese Abhängigkeit heftig wehren, ohne jedoch in diesem Fall im Sinne Kants jenes Maß an Vernunft einsetzen zu können, welches sie die Notwendigkeit des Abhängigseins, die Grenzen des für sie Möglichen erkennen läßt. Diese Diskrepanz tritt bemerkenswerterweise in einem Stadium auf, in welchem, wie wir es bei den Untersuchungen zur psychologisch-kognitiven Entwicklung so deutlich nachweisen konnten, die intellektuelle Leistungsfähigkeit scheinbar etwas zunimmt (vergleiche Kapitel 8.3).

Wir meinen, daß in dieser Phase nicht so sehr mit einem Ansteigen der primären Intelligenz gerechnet werden kann, sondern daß vielmehr Erfahrungen und auch ein gewisses Maß an Bildungszuwachs die wesentlichen Rollen hierbei zu spielen scheinen. Aus diesem Umstand ergibt sich aber auch, da die relative Bildungsfähigkeit mongoloider Personen bis ins junge Erwachsenenalter hineinreicht, daß dieses Lernpotential in nächster Zukunft vermehrt im Rahmen der Lebensplanung und Lebensführung junger erwachsener Mongoloider, im Sinne des Aufbauens und der Verstärkung der Fähigkeiten im Grad der relativen Selbständigkeit ausgenützt werden soll. Die Stellung, die der unseres Erachtens lebenslang notwendigen Schulung des relativen Selbständigseins zukommt, wird besonders deutlich unterstrichen durch die enge Korrelation zwischen dem Ausmaß an Depressivität und den niedrigen sozialen Fertigkeiten bzw. dem dünnen sozialen Unterstützungsnetz bei Personen mit geistiger Behinderung (Benson u.a., 1985; Reiss und Benson, 1985).

- Depressiv-aggressive Phase

In dieser Lebensphase handelt es sich nicht mehr um das mehr oder weniger leicht oder nur schwer führbare Kind, sondern den Jugendlichen bzw. den Erwachsenen, der am Beispiel seiner Geschwister oder anderer Gleichaltriger Wünsche und Vorstellungen entwickelt hat, die

181

selbst bei größter Bereitschaft ihr Leben zu „normalisieren", einfach nicht zu realisieren sind.

Der Wunsch, so zu leben und so zu agieren wie nicht behinderte Personen, wird bei ihnen immer stärker und somit verengen sich auch die Grenzen der Realisierung solcher Wünsche und Erwartungen; beziehungsweise, erscheint uns nicht selten, daß eine quasi umgekehrte Bedingungsfolge zu den erwähnten Grenzen führt, nämlich, daß von einer bestimmten Gruppe nicht behinderter Personen die Idee der Lebensführung wie sie für „normale" oder „nicht geistig behinderte" bzw. „gesunde" Personen zutrifft, genau für geistig behinderte Menschen propagiert wird. Wir sind der Meinung, daß in diesem Zusammenhang in der Zukunft mit massiven Problemen bei erwachsenen Personen mit geistiger Behinderung zu rechnen sein wird und begründen dies an Hand bestimmter Beobachtungen auf die in der weiteren Folge hingewiesen wird.

Die mongoloiden Personen und insbesonders die jüngeren Erwachsenen von ihnen erleben also im Alltag konkret immer wieder die unerfüllbaren Hoffnungen und Wünsche, die langsam, aber immer stärker werdend, einen so großen Stellenwert in ihrem Leben einnehmen, daß die bisherigen Lebensformen geradezu zugedeckt und verschüttet werden. Immer mehr beherrschen also letztlich unerfüllbare Wünsche den jungen Menschen, der sich solcherart auch in den Augen seiner unmittelbaren und weiteren Umwelt verändert und so quasi aus den bisher scheinbar so klaglos laufenden „Fugen" gerät. Wir sind der Meinung, daß eine solche Ausgangssituation im jungen Erwachsenenleben eines mongoloiden Menschen zur Entwicklung einer bestimmten Form der Depression führen bzw. eine solche Entwicklung begünstigen kann. Denn auf den ersten Blick eröffnen sich dem geistig Behinderten durch diese Haltung neue Wege, die aber wiederum eine Reihe von Verboten mit sich bringen und nicht selten mit unüberwindbaren Schwierigkeiten verbunden sind. Dies kann letztlich zu einem Erkennen der durch die Umwelt bedingten Behinderungen und ihrer Grenzen beim Behinderten selbst führen. Diese Fähigkeit zum Erkennen, wobei es sich nicht selten nur um ein rein gefühlsmäßiges Erkennen bzw. Erfassen von Situationen handelt, kann mit der Lernfähigkeit dieser Personen gesehen werden und führt zu Reaktionen, die sich meistens auf der emotionalen und affektiven Ebene abspielen. Eine dieser Möglichkeiten ist die Depression und sie läßt sich in der ersten Phase dieses Prozesses wie folgt charakterisieren:

1. In einer immer stärker werdenden Neigung zur räumlichen Isolation
2. In der Verringerung der sozialen Kontakte und der aktiven Wortsprache

3. In der verstärkten Zuwendung zur Musik und dabei zu einer immer deutlicher werdenden Einengung, der vorher oft sehr vielfältigen Palette der gern und immer wieder gehörten Musikstücke:
   - Immer mehr ersetzt passives Musikerleben die verbale Kommunikation,
   - immer mehr läuft dieselbe Platte (Kassette) ab und
   - immer lauter wird die Tonstärke.

Diese Phase zeigt die deutliche Tendenz, sich immer mehr in ihren Teilbereichen zu intensivieren und gleichzeitig in der zunehmend heftiger werdenden Abneigung gegenüber jeglicher Anordnung und Wünsche bzw. Befehle der Umwelt.

Aus dieser scheinbar depressiven Phase kommt es in nicht seltenen Fällen, gleichsam raptusartig, zu mehr oder weniger heftigen aggressiven Reaktionen gegenüber der unmittelbaren Umwelt, so vor allem gegen die Mutter, also diejenige Person, die bisher die Hauptlast der Erziehung und somit der Anordnungen im Alltag getragen hat. Daß die Tendenz einer Zunahme an aggressiven Reaktionen bei jüngeren erwachsenen mongoloiden Personen nicht stärker aus unseren Daten hervorgeht, liegt daran, daß wir die Eltern, größtenteils die Mütter, selbst befragten und diese bei der Beantwortung des Fragenkomplexes zum aktuellen aggressiven Verhalten sehr zurückhaltend waren. Uns sind aber entsprechende Schilderungen der gleichen Mütter aus akuten Anlässen bestens bekannt. Daß sich diese Mütter vielfach die Frage stellen: „Warum richtet sich die Aggression gerade gegen mich, die ich doch so viel für dieses Kind getan habe?" ist durchaus verständlich, aber auch dadurch zu erklären, daß gerade der, welcher bisher am stärksten erzogen und angeordnet hat, natürlich schon von seiner Stimme her den größten Grad der Abnützung erfuhr und der junge Mensch diese Stimme „nicht mehr hören" kann. Diese raptusartigen Aggressionen führen häufig zu Zerstörungsattacken, wobei scheinbar plan- und ziellos, ohne gerichtete Absicht, Dinge vom Tisch heruntergefegt, Gegenstände auf den Boden geworfen werden. Nach Abklingen der akuten Phase schließt sich eine eher weinerliche Periode an, die mit einer oft heftigen Zuwendung gerade zur Mutter gepaart ist, wobei der Eindruck entsteht, das nun, nach Abklingen der Aggression, dem jungen Menschen das Geschehene leid tut. Vereinzelt können auch autoaggressive Tendenzen beobachtet werden (vergleiche Oliver u.a., 1987). Aggressive Ausbrüche, die scheinbar unbegründet sind, können sowohl Ausdruck einer nicht näher zu bezeichnenden Störung als auch von Regression sein (Bruckmüller, 1985).

- Mögliche Ursachen

Die Frage nach der unmittelbaren Ursache dieser Raptus- Zustände ist nicht leicht zu beantworten, da sie sehr vielfältiger Natur sein kann. Fast immer aber sind es Anlässe, die aus Verboten durch die Umwelt kommen. Im Laufe des Heranwachsens entwickelt der Mongoloide ja immer stärker spezielle Verhaltensmuster, die meist in perfektionistischen Aktionen bestehen, wobei bestimmte Dinge, Abläufe, Ereignisse nur in der von ihm gewünschten und geforderten Form auftreten, geschehen bzw. passieren dürfen. Ein Abweichen von solcherart über die Jahre hinweg ritualisierten Abläufen kann im Zeitraum von Sekunden zum Raptus führen. Dies können scheinbar banale und letztlich unwesentliche Veränderungen sein, die aber vom Mongoloiden mit einer unvorstellbaren Konsequenz einzuhalten versucht werden. Jede Störung dieser offenbar sehr tief gelagerten Rituale kann also zu einer solchen Explosion führen.

Die Möglichkeit, daß sich der mehr oder weniger kurzzeitige Raptus mit nachfolgenden quasi entschuldigenden Ritualen, in denen dem Mongoloiden offenbar leid tut, was geschehen ist, zu einem Dauerzustand entwickelt, besteht zweifellos. Es fallen dann alle Hemmungen gegenüber der Umwelt weg, die Aggressivität wird permanent, wobei in dieser Situation alles bisher Gelernte, Erfahrene, Erlebte schlagartig verloren geht.

Eine weitere wichtige Ursache finden wir im sexuellen Bereich angesiedelt:

1. Der Wunsch nach „einer Frau". Wir sind davon überzeugt, daß es nicht der Wunsch nach genitaler Sexualität ist, der im Vordergrund steht, sondern vielmehr der Wunsch, es dem gesunden Bruder bzw. der gesunden Schwester „gleichzutun", eben auch so zu leben wie die anderen.

2. Bei männlichen Jugendlichen ist es der Wunsch nach dem Führerschein, der einen unvorstellbar hohen Image-Wert darzustellen scheint.

3. Bei mongoloiden Frauen ist es der ebenso unrealistische Wunsch nach einem Baby, unrealistisch, da es ihr wegen ihrer geistigen Behinderung nie möglich sein wird, die entsprechende Selbständigkeit zu entwickeln, um materiell und auch geistig verantwortungsvoll für das Kind zu sorgen. Der Wunsch nach dem Baby, den wir als Wunsch nach einer lebendigen Puppe interpretieren, tritt besonders stark in der Zeit auf, in der die gesunde Schwester oder die Schwägerin Mutter geworden ist. Das heißt, es bleibt ein situativer Wunsch.

Nochmals sei betont, daß es sich auch hier, auf dem Gebiet der Sexualität, um Wünsche nach einem dem nicht Behinderten ähnlichen Verhalten geht und die Erfüllung sexueller Triebe nicht im Vordergrund stehen.

Auch aus diesen oder ähnlichen Motiven bzw. dem sich aus den vielfältigen Grenzerfahrungen ergebendem diesbezüglichen synergetischen Effekt kann es zu länger dauernden psychotischen Krisen kommen, die zu einer totalen Veränderung der bisherigen seelischen Situation führen. Aus der „life-event" Forschung ist bekannt, daß kritische Lebensereignisse unter bestimmten Umständen additiv, d.h. verstärkend, bezüglich ihres Effektes auf Leib und Seele wirken können. Hier wird vor allem die enge zeitliche Folge der Ereignisse und deren Unabhängigkeit von einander hervorgehoben (Miller und Ingham, 1985).

Weitere auslösende Faktoren stellen schwerwiegende Veränderungen in der unmittelbaren Lebenssituation dar, wie z.B. der Verlust eines oder beider Elternteile, der Verlust des geliebten Erziehers, der Großmutter, des Großvaters, des Therapeuten usw. Durch solche Verluste sowie bei häufigem Betreuerwechsel in Behinderten-Institutionen ist hier ein wesentliches Problem angesprochen, mit dem der Mongoloide einfach nicht fertig werden kann. Sein seelisch ja bisher ohnehin nur mühsam erhaltenes Gleichgewicht bricht zusammen.

Ein häufiges Motiv für derartige psychotische Entgleisungen ist die bei Eltern Mongoloider relativ oft zu beobachtende soziale, kulturelle und gesellschaftliche Überforderung; sie kann nach unserer Erfahrung bis in die Kindheit der mongoloiden Personen zurück beobachtet werden. Manche Eltern wollen die Grenzen der Entwicklungsmöglichkeiten ihres mongoloiden Kindes einfach nicht erkennen. Die Kinder werden unter allen Umständen auf „normal" getrimmt, werden in Schablonen gepreßt, denen sie einfach nicht gewachsen sind. Hier ist vielleicht gut gemeinter, jedoch gnadenloser Drill zu erkennen, der letztlich nur zur Befriedigung der eigenen Eitelkeit dient.

An dieser Stelle kann als Beispiel das chirurgische Abschneiden der Zunge, ein biologischer und psychologischer Irrsinn, angeführt werden. Das Herausstrecken der Zunge, die daraufhin von der Mutter immer wieder mit den Fingern zurückgestopft wird, ist an erster Stelle ein Verhaltensmuster zwischen dem mongoloiden Kind und der Mutter, nicht nur eine übergroße Zunge. Die Mütter, die sich von einer solchen Operation nun versprechen, daß ihr Kind die Zunge nicht mehr herausstreckt, haben damit dem mongoloiden Kind einen Kommunikationsweg abgeschnitten. Denn dieses Kommunikationsritual dürfte für das behinderte Kind in dieser Lebensphase von einer gewissen entwicklungspsychologischen Bedeutung sein. In der Regel gibt sich dieses Verhaltensritual nach einiger Zeit wieder, ohne daß es hierzu spezieller therapeutischer oder pädagogischer Maßnahmen bedarf. Eine Operation mit dem Hinweis, daß das Kind besser sprechen könnte bzw. dann eine bessere Kommunikationsfähigkeit erwartet werden könnte, ist nicht nur ein biologischer Nonsense, sondern auch von psychologischer Seite völlig unvertretbar, da das Kind ja genau in dieser Zeit um ein bedeutungsvolles Kommunikationsmuster ärmer wird. Die weiteren Auswirkungen sind für die Entwicklungen im späteren Leben der betroffenen Person nicht zu unterschätzen.

Die immer stärker forcierte Integration mongoloider Kinder in die Regelschule ist ein weiteres Faktum psychischer Überforderung. Wohin der exzessive Ehrgeiz vieler Eltern führt, die ihre mongoloiden Kinder permanent mit jenen Kindern konfrontatieren, die es einfach besser können, wird uns die Zukunft erst zeigen müssen. Wohl sind wir der Meinung, daß es vereinzelt Fälle gibt, die, wenn die Rahmenbedinungen stimmen, durchaus die Regelschule besuchen können. Aber da diese Rahmenbedinungen größtenteils von Personen abhängen bzw. Persönlichkeiten diese Rahmenbedinungen ausmachen, stehen wir einer schulischen Integration im großen Stil äußerst skeptisch gegenüber, da wir überzeugt sind, daß – so gut die Intentionen auch sein mögen – die Persönlichkeitsstruktur und die Hingabe, die ein Mensch mit sich bringen muß, will er mit geistig behinderten Menschen arbeiten, nicht allzu häufig vorkommt und auch nicht angelernt werden kann. Und in diesem Sinne beinhaltet eine gesellschaftlich auferzwungene Integration massive Momente, die gravierende psychopathologische Auswirkungen bei mindestens den geistig behinderten Personen erwarten lassen.

– Psychotische Zustandsbilder

Daß wir bei unseren Patienten relativ häufig schizophrenie-artige Zustandsbilder sehen, ist daraus zu erklären, daß der mongoloide junge Mensch mit diesem seinem Leben unter solcherart veränderten Bedingungen nicht mehr fertig wird und aus dem bisherigen Leben „aussteigt". Katatonie, Stupor und Halluzinationen sind hier häufig zu beobachtende Phänomene.

Derartige massive seelische Prozesse sind für die Umwelt außerordentlich schwer verständlich und kaum zu ertragen. Daß hier auch mit Antipsychotika oft nur eine gewisse Ruhigstellung zu erreichen ist und eine Remission zum Ausgangsstadium nicht mehr erreicht wird, ist eine Feststellung, die wir leider immer wieder treffen müssen. Den an manchen Stellen angeführten verhaltenstherapeutischen Interventionen bei der Behandlung von depressiven bzw. psychoseähnlichen Zuständen (Matson, 1982) bei Personen mit geistiger Behinderung, wollen wir kurzfristige Erfolge, wobei unter Erfolg eine Linderung der Symptomatik verstanden wird, nicht absprechen. Es bleibt aber ungeklärt, inwieweit dieser Effekt nicht allein auf die bloße „Beschäftigung" des Therapeuten mit der betroffenen Person zurückgeführt werden kann, und somit eigentlich unabhängig von der therapeutischen Technik sein könnte.

– Prophylaktische Möglichkeiten oder

wie kann eine solche Entwicklung verhindert werden?

1. In erster Linie ist es das Erkennen der Grenzen und die Konzentration der Förderung auf das Mögliche.
2. Vermeidung exzessiver Verwöhnung, die zur Verwöhnungsverwahrlosung führt.
3. Einhalten der unerläßlichen pädagogischen Distanz mit konsequenten Erziehungsmaßnahmen die im Gegensatz zur Verwöhnung ein großes Maß an Liebe benötigen.
4. Hinführen zu sinnvollen Erfolgserlebnissen, ohne Vorgaukeln von unerfüllbaren Wünschen.
5. Korrektes Verhalten zwischen den gesunden Geschwistern und dem Mongoloiden.
6. Vermeiden sexueller Reize und damit der Entwicklung von letztlich unerfüllbaren Wünschen Eine sexuelle Entwicklung, die Masturbation nicht verbietet, sondern im Rahmen der sozialen Bedingungen ermöglicht.
7. Ausreichende Wohnmöglichkeiten mit entsprechendem Freiraum.
8. Ein ausgeglichenes Maß zwischen Erlaubtem und Verbotenem.
9. Unbedingtes Vermeiden von Strafsanktionen wie Schlagen, Prügeln oder Ohrfeigen.

Der unter solchen Umständen heranwachsende Jugendliche kann unter verständnisvoller Führung und Betreuung durch Familie und/bzw. Institution durchaus ein in seinem Sinn ausgeglichenes Leben führen; eine Vielzahl solcher Fälle beweist es uns.

Daß allerdings auch unter optimalen Bedingungen lebende Mongoloide zu psychischen Krisen kommen können, sei ebenfalls betont. Es sind mit großer Wahrscheinlichkeit auch frühzeitige enzephalopathische Prozesse möglich, die mit vorzeitigen Alterungsprozessen zusammenhängen, die sich auf zentralnervöser Ebene, dem Gehirn, abspielen. Über die neurochemischen und neurohistologischen Aspekte zu dieser Problematik wird in Kapitel 9 ausführlich berichtet. Es sei aber hier schon hervorgehoben, daß die behaviorale Problemlage, so wie sie in diesem Kapitel kurz für jüngere und erwachsene Mongoloide skizziert wurde, nur in Verbindung mit den später angeführten biologischen Ergebnissen gesehen werden soll. Erst aus dieser Sicht erhalten die hier erwähnten psychopathologischen Problemkreise ihre volle Bedeutung.

9. Frühzeitige Demenz bei Down Syndrom: Beziehungen zur Senilen Demenz vom Alzheimer Typ

Es gilt heute in Fachkreisen als unumstritten, daß Personen mit Down Syndrom, die über 30 Jahre alt sind, in bestimmter Weise und in bestimmten Bereichen vorzeitig altern. Rett bezeichnete diesen vorzeitigen Alterungsprozeß mit „Altern im Zeitraffer-Tempo" (Rett, 1982). Ein erster Bericht über diesen rapiden und dramatischen Alterungsverlauf ist uns aus dem vorigen Jahrhundert bekannt, zehn Jahre nach dem Langdon Down die klinische Entität des Mongolismus beschrieben hatte (Fraser und Mitchell, 1876). Im Jahre 1948 berichtet Jervis über neuroanatomische Veränderungen im Gehirn von Patienten mit Down Syndrom. Diese Untersuchungen wurden post mortem durchgeführt und zeigten neuropathologische Gewebsveränderungen, welche den Veränderungen, wie sie schon damals von Patienten mit Alzheimer Erkrankung bekannt waren, frappierend ähnelten. Seitdem ist in der Fachwelt die Meinung gewachsen, gestützt auf eine Reihe von Publikationen, deren Ergebnisse und Aussagen sich aber nicht selten auf nur wenige Fälle bzw. nur einen Fall beziehen (Ellis u.a., 1974; Schapiro u.a., 1988), daß Personen mit Down Syndrom etwa ab dem 30sten Lebensjahr neben der geistigen Behinderung zusätzlich von der Alzheimerschen Demenz betroffen werden (Whalley, 1980; Eisner, 1983; Miniszek, 1983). Und die Möglichkeit, daß das vorzeitige Altern selbst erblich bedingt sein könnte, sollte in diesem Zusammenhang nicht außer Betracht gelassen werden (Balzazs und Brooksbank, 1985). Hierfür gibt es einige interessante Anhaltspunkte, aber gleichzeitig bleiben viele Fragen offen, so daß diese Annahme doch stark relativiert werden muß.

Unter Alzheimerscher Erkrankung wird ein frühzeitiger Alterungsprozeß, einhergehend mit dem graduellen Verlust von bestimmten kognitiven Funktionen, sozialen Fertigkeiten und biologischen Funktionen, verstanden, bei dem eine völlige Demenz das Endstadium kennzeichnet. Dieser Prozeß betrifft Personen die vorher klinisch und psychiatrisch als unauffällige einzustufen waren, kann schon vor dem 60sten Lebensjahr beginnen und erreicht nach 5 bis 8 Jahren das Endstadium. Für die direkte Umwelt bedeutet eine Person mit Alzheimerscher Erkrankung eine unerhört schwere Belastung, da die erkrankte Person nicht nur viele Kompetenzen verliert, sondern zusätzlich gravierende Verluste in der Persönlichkeit hinnehmen muß und in der Endphase in der Regel fast ausnahmslos intensive Pflege abverlangt. Das klinische Bild dieses Demenztyps wurde zu Beginn dieses Jahrhunderts vom Breslauer Arzt Alzheimer (1907) erstmalig beschrieben. Er konnte schon damals, neben den Veränderungen auf der Verhaltensseite, bestimmte Gewebsveränderungen in spezifischen Regionen des Gehirns, später senile Plaques (Drusen) und neurofibrilläre Tangles (Fibrillenveränderungen) genannt, bei diesen Patienten nachweisen, die er in Zusammenhang mit den Demenzerscheinungen gesehen hat. Und genau solche Gewebsveränderungen konnten bei älteren Personen mit Down Syndrom beobachtet werden und werden heute im Zusammenhang mit dem Alterungsprozeß bei älteren Personen mit Down Syndrom diskutiert. Die Parallelen zwischen Alzheimerscher Erkrankung, heute als senile Demenz vom Alzheimer Typ (SDAT) bezeichnet – die Unterteilung in präsenile und senile Form wurde zwischenzeitlich fallen gelassen – und dem Down Syndrom können auf mehreren Ebenen gezogen werden, welche unten dargestellt sind. Eine Darstellung über den aktuellen Forschungsstand der SDAT ist bei Traber und Gispen (1985) zu finden.

9.1. Parallele zur Lebenserwartung

Die steigende Lebenserwartung in den industrialisierten Ländern sei als erstes angeführt, was die Vergreisung eines bestimmten Teils der Population als Folge hat. Mit dem steigenden Anteil an Personen, die über 65 Jahre alt sind, ist erwartungsgemäß die Anzahl der Personen dieses Alters, die an Demenzformen erkranken, gestiegen. Aus jüngeren epidemiologischen Daten geht sogar hervor, daß die Demenzerkrankungen in Relativzahlen ausgedrückt auch steigend ist, d.h. es handelt sich zwischen der Gesamtzahl der über 65jährigen Personen und jenen, die an Demenz erkranken, nicht um eine lineare Beziehung. Bezogen auf alle Personen, welche über 65 Jahre alt sind, können 5% als dement diagnostiziert werden, und dieser an und für sich schon sehr hohe Anteil wird in Zukunft noch weiter steigen (Katzmann, 1978). Bezieht man sich aber nur auf die Gruppe der über 80jährigen, so steigt der Anteil der an einer Demenzform erkrankten Personengruppe auf 25% (Cote, 1985). Das heißt mit steigendem Alter nimmt das Risiko, an einer Demenz zu erkranken, zu. Die SDAT ist die weitaus verbreiteste Demenzform und betrifft etwa 70% aller Demenzfälle (Cote, 1985). Die SDAT ist in dieser Häufigkeit noch zu keiner Epoche vorgekommen und kristallisiert sich immer deutlicher als ein ernstes sozialmedizinisches und sozialpsychologisches Problem heraus.

Auch für Personen mit Down Syndrom ist die Lebenserwartung in den letzten 30 Jahren markant gestiegen. Aus Einzelfallberichten der älteren Literatur ist bekannt, daß Personen mit Down Syndrom das erwachsene Alter erreichen können. Aber die Größenordnung, in der Personen mit Down Syndrom das mittlere und hoher Erwachsenenalter heute erreichen – Fälle von über 60 Jahren sind bekannt – ist neu. Somit ist auch mit altersbedingten Veränderungen bei Personen zu rechnen, bei denen demenzartige Zustände eine vorrangige Rolle spielen könnten. Neben der vorhandenen mehr oder weniger stark ausgeprägten Amentia, kann angenommen werden, daß bei älteren Personen mit Down Syndrom auch progressiv verlaufende Demenzprozesse einsetzen. Seit Ende der 60er Jahre (Olson und Shaw, 1969) wird in diesem Zusammenhang zunehmend von Alzheimer- bzw. SDAT-Prozessen oder vorsichtiger von Alzheimer-ähnlichen- bzw. SDAT- ähnlichen Prozessen geredet.

9.2. Parallele zur Neuroanatomie

Mikroanatomische Studien belegen, daß mit zunehmendem Alter bei Personen mit Down Syndrom ein Verlust an granulärer Neuronen im Neokortex einhergeht (Ross u.a., 1984). Insbesonders ist aber ein Verlust an synaptischen Kontakten zu beobachten, der ein wesentliches morphologisches Substrat der SDAT bildet. Weiter kann bei Personen mit Down Syndrom, welche über 35 Jahre alt sind, eine ausgeprägte kortikale Atrophie, ein deutlich verbreitetes Ventrikelsystem und eine Vielzahl an senilen Plaques und neurofibrillären Tangles festgestellt werden (Ropper und Williams, 1980; Ball und Nuttall, 1981; Wisniewski u.a., 1985 a). Diese neuropathologischen Auffälligkeiten kommen in den gleichen Hirnregionen vor wie bei Patienten mit SDAT (Ball und Nuttall, 1981; Mann u.a., 1984).

Im Bereich der basalen Ganglien konnte bei älteren Patienten mit Down Syndrom, im Gegensatz zu einer jüngeren Gruppe eine deutliche Kalzifizierung in diesen Stukturen beobachtet werden (Wisniewski u.a., 1982). Von ähnlichen Veränderungen bei SDAT Patienten wird aber in der Literatur nicht berichtet.

9.3. Parallele zur Neurohistologie

Auf neurohistologischer Ebene sind bei der SDAT drei verschiedene Strukturen zu nennen: Die sogenannten senilen oder neuritischen Plaques, die neurofibrillären Tangles und die Neuropilfäden. Mit der Bildung von senilen Plaques, Tangles und Neuropilfäden geht ein Verlust an Nervenzellen einher. Die Plaques bestehen aus degenerierten Nervenzellfortsätzen, die durch zunehmende Verschmelzung miteinander, bedingt durch Ablagerungen des Eiweißes Amyloid außerhalb der Zellen, entstehen. Die dichte Ansammlung des Amyloids entspricht den Neuropilfäden, welche die Funktion der synaptischen Kontakte zwischen den Nervenzellen zu beeinträchtigen scheinen. Bei der Fibrillenveränderung handelt es sich um eine Verklumpung und krankhafte Umbildung der feinsten durch die Nervenzelle ziehenden Neurofibrillen. Die senilen Plaques finden sich bei Personen mit SDAT zu gleichen Anteilen gehäuft, vornehmlich im prefrontalen Cortex und im Hippocampus. Dagegen sind die neurofibrillären Tangles häufiger im Hippocampus als im prefrontalen Cortex zu finden. Bei nicht dementen älteren Personen konnten bisher aber keine Plaques, wohl aber Fibrillenveränderungen im Gehirn nachgewiesen werden. Den SDAT Patienten ähnliche neurohistologische Veränderungen konnten auch mehrfach bei Patienten mit Down Syndrom, die alle über 30 Jahre alt waren, nachgezeigt werden (Burger und Vogel, 1973; Ropper und Williams, 1980). Man geht heute davon aus, daß mongoloide Menschen im Alter von 30 bis 40 Jahren ausnahmslos eine massive Ansammlung von Plaques und Tangles in diversen Hirnstrukturen bilden (Allard u.a., 1988), d.h. Plaques und Tangles werden, im Vergleich zu Personen mit normalem Karyotyp, in einem früheren Lebensalter bei Down Syndrom Personen gesehen und ihr Anteil nimmt mit zunehmendem Alter zu.

Daß ein direkter Zusammenhang zwischen dem Anteil der gefundenen Tangles und Plaques und des Demenzgrades besteht, wird kaum bezweifelt. Wenn aber, wie vermutet, bei allen Personen mit Down Syndrom ab einem gewissen Alter diese pathologischen neurohistologischen Veränderungen auftreten, so müßten bei all diesen Personen mehr oder weniger massive Demenzprozesse, je nach Lokalisation und Konzentration der Plaques und Tangles, beobachtet werden können.

Dies widerspricht aber unseren Beobachtungen. Zwar können wir bei einem nicht unbedeutendem Teil der Personen mit Down Syndrom die über 30 Jahre alt sind, leicht verwirrte Zustände, zum Teil mit vorübergehendem Charakter, aber auch massive demenzartige Prozesse feststellen. Daneben sind aber auch Personen dieses Alters anzuführen, die keine entsprechenden Auffälligkeiten zeigten, d.h. die in Relation zu ihrer Ausgangslage, der geistigen Behinderung, relativ unauffällig quasi „im Rahmen der Norm" altern. Es ist anzunehmen, daß der Faktor Alter allein nicht hinreichend ist für die Entwicklung eines SDAT–ähnlichen Prozesses, da manche Personen der angeführten Altersgrenze keinen solchen Prozeß sehen lassen. Das heißt, für jene Personen mit Down Syndrom, die einen SDAT-ähnlichen Prozeß entwickeln, sollten auch jene Ursachenhypothesen berücksichtigt werden, die zur Zeit im Zusammenhang mit der SDAT diskutiert werden (z.b.: neurochemische Hypothese (siehe weiter unten), virale Hypothese (Wisniewski u.a., 1984 b), genetische Hypothese (siehe weiter unten), Umweltfaktoren Hypothese (Perl und Brody, 1980).

9.4. Parallele zur Neurochemie

Von einer Abnahme der Konzentration löslicher Proteine im temporalen Kortex bei älteren Patienten mit Down Syndrom, welche neuropathologisch den Veränderungen bei SDAT Patienten entspricht, berichten Borthwick u.a. (1985). Sie konnten aber die bei SDAT Patienten übliche Reduktion der Proteinkonzentration im Nucleus caudatus nicht bei den Down Syndrom Patienten nachweisen.

Aus der Literatur lassen sich eine Reihe von Arbeiten anführen, in welchen eine markante Reduktion in der zerebralen Aktivität sowohl von Cholinacetyltransferase als auch von Acetylcholinesterose (Yates u.a., 1980, 1983) sowie des hypothalamischen Noradrenalin Gehalts (Yates u.a., 1981, 1983) bei erwachsenen Personen mit Down Syndrom berichtet wird. Dies hat eine bedeutende Störung des cholinergen und noradrenergen Neurotransmittersystems zur Folge. Bei Patienten SDAT wurde von vergleichbaren pathologischen Veränderungen in den entsprechenden Transmittersystemen berichtet (Mann u.a., 1984). Eine weitere Studie von Mann u.a. (1985) konnte bei erwachsenen Personen mit Down Syndrom und gleichzeitig bei vergleichbar alten Personen mit SDAT ähnlich markante Störungen im serontonergen und dopaminergen Neurotransmittersystem nachzeigen. Sparks u.a. (1988) berichten über ähnliche pathologische Verhältnisse in den cholinergen Transmittersystemen bei Patienten mit SDAT. Bei der Bestimmung über die Rückenmarksflüssigkeit (CSF) konnten aber keine Störungen des monoaminergen Metabolismus bei älteren Personen mit Down Syndrom nachgewiesen werden (Schapiro u.a., 1988); die Autoren schließen daraus, daß das monoaminerge System in keiner Beziehung zum kognitiven Abfall im Alter stehe.

Seit kurzem wird vermutet daß das Beta-amyloid Protein (β- Protein) – ein Protein mit neurotoxischer Wirkung – an der Entstehung von senilen Plaques und wahrscheinlich auch an der Entstehung der neurofibrillären Tangles in den Hirnstrukturen von Patienten mit SDAT maßgeblich beteiligt ist (Prusiner, 1984). Dieses β-Protein bildet im Gehirn, gemeinsam mit anderen Molekülen, welche aus zerstörten Nervenzellen stammen, Faserklumpen. Diese Faserklumpen sind bei Patienten mit SDAT millionenfach in einem Gramm Hirngewebe nachweislich und können die gesunden Zellstrukturen völlig verstopfen. Ein circulus vitiosus hat begonnen, weitere Nervenzellen werden zerstört, neue Moleküle sind vorhanden um Faserklumpen zu bilden, die zur Bildung von Plaques und wahrscheinlich auch Tangles führen. Glenner und Wong (1984) gelang es erstmals, das β-Protein im Gehirn eines Patienten mit Down Syndrom zu isolieren. Eine weitere biochemische Evidenz für die Beziehung zwischen Down Syndrom und Alzheimer Erkrankung scheint gegeben.

Bei jenen biochemischen Veränderungen, die nur beim Down Syndrom berichtet werden und in Relation zum Alterungsprozeß stehen, ist die der SOD-1 (superoxide dismutase) zu erwähnen. Die SOD-1 ist in den Metabolismus von freien Sauerstoffradikalen involviert und spielt eine primäre Rolle bei der Beschädigung von freien Radikalen im Alter. Die Aktivität von SOD-1 ist bei Personen mit Down Syndrom bis zu 50% erhöht (Sinet, 1982). Eine der Folgen aus der Kettenreaktion, die im Anschluß an die Beschädigung der freien Radikalen entsteht, ist eine Desorganisation der biologischen Membranen, d.h. die Zellmembranen sind in ihrer Funktionstüchtigkeit stark eingeschränkt, was wiederum als ein Begleitprozeß des Alterungsprozesses gesehen werden kann (Hansford, 1983). Jeziorowska u.a. (1988) berichten in diesem Zusammenhang von einer erhöhten SOD-1 Aktivität bei lediglich 85,5% der Personen der von ihnen untersuchten Patientengruppe mit Down Syndrom. Es konnte nachgewiesen werden, daß Vitamin E vor dem oxidierenden Schaden, welcher die erhöhte Aktivität von SOD-1 anrichtet, schützt, und Jackson u.a. (1988) vermuten daß Vitamin E eine präventive Wirkung gegenüber der Entwicklung einer SDAT Symptomatik bei Personen mit Down Syndrom haben könnte.

9.5. Parallele zur Erblichkeit

Eine weitere Parallele zwischen der SDAT und dem Down Syndrom wird auf erblicher Ebene diskutiert. Es konnte aufgezeigt werden, daß in Familien, in denen die SDAT über mehrere Generationen hinweg regelmäßig beobachtet werden konnte - Familienmitglieder inklusiv des zweiten Verwandtschaftsgrades wurden berücksichtigt -, auch gehäuft Personen mit Down Syndrom beobachtet wurden. Auf 1000 Personen eines Familienbandes, Personen bis zum zweiten Verwandschaftsgrad sind berücksichtigt, werden 1,3 Personen mit Down Syndrom erwartet. In den Familien, bei denen gehäuft Personen mit SDAT Erkrankung vorkamen, konnte aber ein Erwartungswert von 6,5 Personen mit Down Syndrom berechnet werden (Heston und Mastri, 1977). Heyman u.a. (1983) konnten eine ähnliche signifikante Zunahme von Down Syndrom Fällen beobachten, in Familien, in denen die SDAT gehäuft auftrat. Derzeit wird im Rahmen der Ätiologiediskussion bei der SDAT im Zusammenhang mit den eben angeführten Fakten ein Modell mit autosomal-dominantem Erbgang vorgeschlagen. In dieses Modell läßt sich ein Drittel der an der SDAT Erkrankten einordnen. Das heißt aber weiter für die Personen mit Down Syndrom, daß es entweder neben der Trisomie des 21 Chromosoms noch eine zusätzliche genetische Belastung geben würde, welche eventuell auf dem 21. Chromosom lokalisiert ist. Inwiefern diese zusätzliche genetische Belastung lediglich jene Personen mit Down Syndrom betrifft, die aus den sogenannten SDAT- Familiendynastien hervorkamen, bleibt zu klären.

Jedenfalls hat die Beobachtung des familiären Zusammenhangs zwischen SDAT Erkrankung und Down Syndrom zwei Krankheitsbilder sehr nahe zueinander gebracht – mindestens soweit es die Forschung betrifft –, bei denen auf den ersten Blick nichts Gemeinsames hätte vermutet werden können.

9.6. Parallele zur Genetik

Die Annahme, daß es sich beim β-Protein (siehe neurochemische Parallele) um ein Protein handelt, dessen Produktionssteuerung direkt über ein Gen bestimmt wird, welches auf dem 21. Chromosom lokalisiert sein könnte, hat die Forschungsarbeiten auf diesem Gebiet in den letzten Jahren nachhaltig geprägt. So wurde Anfang 1987 von einem Genmarker berichtet, über den das Gen zur Produktionssteuerung von β-Protein vermeintlich nachgewiesen werden konnte (Tanzi u.a., 1987; Watkins u.a., 1987). Bei den Patienten mit SDAT fand sich, daß dieser Genmarker doppelt markierte, d.h. die Produktion des β-Proteins gleichzeitg über zwei Steuervorrichtungen verfügt. Die neurotoxische Wirkung müßte mindestens doppelt so groß sein, wenn lediglich ein lineares Wirkungsmodell angenommen wird. Ob das daraus abzuleitende einfaktorielle Ätiologiemodell, welches letztlich auf dem Gen-Dosis-Effekt beruht, haltbar sein wird, muß die zukünftige Forschung erweisen. Dieses Ergebnis bezieht sich sowohl auf die hereditäre Form der SDAT als auch auf das Down Syndrom; bei letzterem insofern, da das 21. Chromosom 3fach vorhanden ist und das β-Protein hierduch vermehrt produziert werden würde. Ob das überschüssige Gen, welches die Produktion des β-Proteins steuert, aber eine notwendige und/oder ausreichende Ursache für die SDAT und die Demenz beim Down Syndrom bzw. bei der hereditären Form der SDAT ist, diese Frage bleibt noch offen. Jedenfalls könnte gemäß dieses Modells für die Down Syndrom Patienten erwartet werden, daß die Demenz im späteren Leben dieser Personen das klinische Bild in allen Fällen bestimmt würde.

Gleichfalls ist nachgewiesen, daß das Gen, welches Superoxide Dismutase (SOD-1) kodiert, auch auf dem Chromosom 21 lokalisiert ist (Rethore, 1981), aber nicht im Zusammenhang mit der SDAT erwähnt wird. Das Gen, welches das Protein S100 kodiert, konnte ebenfalls auf dem 21ten Chromosom nachgewiesen werden (Allore u.a., 1988); und gestörte Konzentrationen des S100 Proteins können in Zusammenhang mit den primären neurologischen Auffälligkeiten beim Down Syndrom gesehen werden; somit sind altersabhängige Effekte hier nicht von vornherein auszuschließen.

Es ist zu erwarten, daß Personen mit Down Syndrom in nächster Zukunft vermehrt für medizinische und biogenetische Forschungsgruppen von Interesse sein könnten, da sie als vielversprechendes Modell bei der Erforschung der SDAT gesehen werden. In diesem Zusammenhang soll aber auf die Würde und den menschlichen Respekt, der auch den Personen mit Down Syndrom gebührt, nachdrücklich hingewiesen werden.

9.7. Parallele zur Schilddrüsenfunktion

Zu den Risikofaktoren bei SDAT werden seit neuestem zusätzlich Erkrankungen der Schilddrüse gezählt, seitdem Heyman u.a. (1984) beobachten konnten, daß 25% der Personen einer Gruppe von SDAT Patienten, dies waren zudem ausschließlich Frauen, dem Demenzprozeß vorausgehend an Erkrankungen der Schilddrüsenfunktionen litten (vergleiche auch Henderson, 1986). Beim Down Syndrom ist lange bekannt, daß quasi zum traditionellen klinischen Bild eine leichte Störung im Funktionsgrad der Schilddrüse gehört (Rett, 1980).

In diesem Zusammenhang soll an jene Fälle mit Down Syndrom erinnert werden, die eine sogenannte reversible Demenz zeigen. Es ist bekannt, daß Patienten mit Down Syndrom in allen Lebensphasen eine leichte Unterfunktion der Schilddrüse manifestieren. Diese Unterfunktion, wenn kurzfristig verschlimmert, kann zu einem klinischen Bild führen, das durch die meisten Symptome von Stadium eins und zwei der SDAT geprägt ist. Hier kann eine gezielte Therapie die Situation entscheidend verbessern. Bei Thase (1982 b) kann ein solcher Fall, in gut dokumentierter Form, nachgelesen werden.

Aus den vorliegenden Beobachtungen lassen sich noch keine konkreten Schlüsse ziehen. Die Vielfalt der Arten von Schilddrüsendysfunktionen ist bekannt und es werden weitere Forschungsresultate benötigt um die Bedeutung dieser äußerst interessanten Beobachtungen abschätzen zu können.

9.8. Parallele zur Verhaltensseite

Auf klinischer Seite können bei der SDAT grob drei Stadien unterschieden werden. Im ersten Stadium ist beim Patienten die Reduzierung in den Gedächtnisleistungen markant, was zur Folge hat, daß die Lernkapaziztät verschwindet. Weiter treten bestimmte Verhaltensauffälligkeiten auf, die vor allem im Zusammenhang mit der Desorientiertheit in Raum und Zeit zu sehen sind. Das zweite Stadium ist geprägt durch den Abbau im Bereich der Sprach- und Kommunikationsfunktionen, welche mit einem Verlust der Verständigungs- und Verständnisfähigkeit einhergehen. Störungen im Bereich des Körperschemas und der sozialen Anpassungsfähigkeit treten in diesem Stadium besonders hervor. Die Personen sind besonders leicht reizbar und erregbar. Eine gravierende Persönlichkeitsveränderung wird für den Außenstehenden offensichtlich. Im dritten Stadium werden die Patienten mutistisch, d.h. sie stellen die sprachliche Kommunikation ganz ein. Ihr mimischer Ausdruck ist stark reduziert, der Gesichtsausdruck kann als chronisch apathisch beschrieben werden. Daneben zeigen die Personen ein ausgeprägt geringes Schlafbefürfnis. In der weiteren Folge werden die Personen ausgesprochen pflegebedürftig. Inkontinenz von Harn und Stuhl sind die Regel. Die Motorik, besonders die selbständige Fortbewegung, wird in diesem späten Stadium drastisch eingeschränkt und epileptische Anfälle sind hier die Regel.

Bei älteren Personen mit Down Syndrom können in der Regel meistens einige dieser Symptome beobachtet werden, doch decken sich diese Verhaltensauffälligkeiten nicht konsistent mit den Symptomen bezüglich der zeitlichen Folge entsprechend den drei Stadien der SDAT. Dies verlangt eine kurze Darstellung unserer Beobachtungen und einiger Überlegungen im Zusammenhang mit den hier angeführten Forschungsstandpunkten, welche im folgenden Kommentar zusammengefaßt sind.

9.9. Diskussion

Die Faktensammlung über den etwaigen Zusammenhang zwischen Alzheimerscher Demenz und dem Down Syndrom mögen einige Ähnlichkeiten mit Datensammlung und der Beweisungführung eines Indizienprozesses haben. Das Urteil oder hier die diagnostische Abklärung bleibt eine Sache der vernünftigen Abwägung aller an diesem Umstand in irgend einer Form beteiligten Momente.

Wir können aus unseren Untersuchungen festhalten, daß etwa zwischen 35% und 45% der über 30jährigen Personen mit Down Syndrom viele Symptome aus den Stadien, die zur verhaltensmäßigen diagnostischen Abklärung bei SDAT von Bedeutung sind, aufzeigen, was aber noch nicht heißen kann, daß es sich um SDAT Patienten handelt bzw. um solche, die ein volles SDAT Bild entwickeln. Weiter muß festgehalten werden, daß Personen mit geistiger Behinderung – und hier insbesonders Personen mit Down Syndrom – trotz all ihrer spezifischen Defizite und Verhaltensauffälligkeiten nicht mit zunehmendem Alter ein eindeutiges klinische Bild der SDAT entwickeln. Diese Beobachtungen stehen im Widerspruch zu häufigen Aussagen, welche aus neuropathologischen Studien hervorgehen, denen trotz der wissenschaftlichen Exaktheit ein gewisser suggestiver Charakter aber nicht abgesprochen werden kann, wenn geschlußfolgert wird, daß Down Syndrom Patienten ab einem gewissen Alter eine SDAT-artige Symptomatik entwickeln. Es scheint der Realität etwas näher zu sein, wenn versucht wird, aus der Gruppe der älteren Mongoloiden jenen Anteil zu evaluieren, der Demenzsymptome entwickelt. Dieses Wissen scheint uns von wesentlicher Bedeutung für die Beratung und Aufklärung von Eltern und Betreuern im Umgang mit erwachsenen Mongoloiden, in dem Sinne, daß nur bei einem Teil der Patienten eine stark abbauende Entwicklung mit zunehmendem Alter zu erwarten ist. Der von uns geschätzte Anteil von 35% der Personen, die eine Demenz entwickeln, liegt nahe bei den Zahlen, die in den wenigen Arbeiten genannt wurden, in denen eine klinische Evaluation des Anteils der Demenzfälle beim Down Syndrom angestellt wurde. So führen Thase u.a. (1982) einen Anteil von 45% für Down Syndrom Personen an, die über 45 Jahre alt sind, und Wisniewski u.a. (1985 b) sprechen von einem Anteil von 24% der über 40jährigen Patienten, die eine deutliche SDAT Symptomatik entwickelt hatten.

Uns sind keine Fälle von Personen mit Down Syndrom bekannt, die im fortgeschrittenen Alter erstmalig epileptische Anfälle produzierten. Weiter ist der Anteil der echt pflegebedürftigen Personen, besonders jener, die inkontinent sind, in allen Altersklassen sehr gering und nimmt auch in den älteren Gruppen nicht dramatisch zu.

Sehr dramatisch hingegen erscheinen die Veränderungen in all den Bereichen, welche am besten mit „Dem-Sich-Zurückziehen" beschrieben werden können. Die Sprache als Kommunikationsmittel engt sich ein, nicht selten kann beobachtet werden, daß die Personen von einem Tag auf den anderen quasi auf die Benutzung ihrer Sprachkompetenzen verzichten. Der Gesichtsausdruck wird apathisch. Alltagsrituale, die eine besondere Stellung im Leben der Personen hatten, werden aufgegeben. Beschäftigungen, Arbeiten und Freizeitaktivitäten, welche von einer gewissen Bedeutung für die Personen waren, verlieren sie. In diesem Bereich gibt es die deutlichsten verhaltensmäßigen Parallelen zu den Patienten mit SDAT, doch muß darauf hingewiesen werden, daß der Verlauf der Veränderungen in diesen Bereichen sehr verschieden ist, wenn auch die Resultate bzw. die Auswirkungen dieser Veränderungen sehr ähnlich sind.

Wir vermuten weiterhin, daß der Abbauprozeß durch eine seit Jahren schleichende Depression bedingt sein kann. Mongoloide Personen zeigen ihr Leben lang eine sehr fragile emotionale und affektive Struktur. Die Emotionalität und Affektivität kann bei diesen Personen kaum durch die „Ratio" ausgeglichen werden. Als Beispiel sei lediglich angeführt, daß eine erwachsene Person mit Down Syndrom in der Regel auch Jahre nach einem für sie wesentlichen Lebensereignis, wie es z.b. der Tod einer ihr nahestehenden Person sein kann, wenn daran erinnert, emotional und affektiv stark reagiert und nicht selten für den Rest des Tages nicht mehr ansprechbar ist. Die Vielzahl der im Leben des einzelnen Mongoloiden erlebten Rückschläge, so unbedeutend sie für uns auch erscheinen mögen, könnten zu diesem depressiven Verhalten führen, welches im Falle von geistiger Behinderung vielleicht den Demenzformen verwechselnd ähnlich sein kann, zumindest aber als mit ihnen überlagert gesehen werden soll.

Wir können vielfach beobachten, daß der Beginn des dramatischen Prozesses im Alterungsgeschehen bei Personen mit Down Syndrom durch konkrete Streßsituationen, meistens soziale, ausgelöst werden. Hierbei möchten wir eine biologische Mitwirkung aber nicht ausschließen; vielmehr erachten wir den Abbauprozeß als abhängig von vielen mehrdimensionalen ungünstigen Momenten, welche sich gegenseitig aufschaukeln und somit einen meistens nicht mehr umkehrbaren Prozeß in Gang setzen.

Die Tatsache, daß zwischen Depression und Demenz bei älteren Personen mit Down Syndrom nicht klar zu unterscheiden ist, sieht sich bestärkt durch die differentialdiagnostischen Komplikationen, die bei der SDAT und der Depression genannt werden. Es ist in diesem Zusammenhang bekannt, daß die differentialdiagnostische Abklärung bei der SDAT oft mit sehr großen Ungewißheiten verbunden ist. Eine sichere Diagnose SDAT ist erst durch post-mortem Untersuchungen möglich, und genau solche post-mortem Analysen zeigten, daß als SDAT diagnostizierte Personen sich nach ihrem Tod zu 29% als falsch diagnostiziert zeigten (Jellinger, 1972).

Jedenfalls so „einfach" monokausal, einfaktoriell, wie es das biochemisch-genetische β-Protein Ätiologiemodell annimmt, scheint der Alterungsprozeß bei Personen mit Down Syndrom nicht abzulaufen. Das Zusammenwirken der genetischen, neurohistologischen und biochemischen Ebenen untereinander und zusätzlich mit der sozialen und psychologischen Ebene bzw. der Ebene der kritischen Lebensereignisse dürfte noch für einige Zeit ungeklärt bleiben.

Letztendlich kann für Personen mit Down Syndrom gesagt werden, daß es nicht notgedrungen bedeutet, an SDAT zu erkranken, wenn man über 30 Jahre alt ist. Wir meinen aber, daß Personen mit Down Syndrom wegen ihrer generell prekären neurofunktionellen Ausstattung im Zusammenhang mit ihrer oft nicht einfachen Lebenssituation besonders im fortgeschrittenen Erwachsenenalter gefärdet sind, eine verhaltensmäßige Symptomatologie zu entwickeln, von der allein kaum zwischen schwerer Depression, biologisch bedingt ist hier nicht auszuschließen, und einer SDAT und ihrer speziellen Erscheinung bei diesen Personen, differenziert werden kann. Weiter sollen andere Ursachen, die bekanntlich eine negative Auswirkung auf den Funktionszustand des Zentralnervensystem haben, wie z.b. arteriosklerotische Prozesse, im Zusammenhang mit den Altersveränderungen bei Personen mit Down Syndrom nicht von vornherein ausgeschlossen werden (vergleiche Moss und Austin, 1980; Chaney, 1987).

Zweifelsohne sind die Veränderungen der Hirnfunktionen im Alter beim Down Syndrom und bei den Demenzen wesentlich komplizierter, als unsere heutigen Kenntnisse über die Neurotransmitter, die neurostrukturellen Begebenheiten und die genetische Ausgangslage ahnen lassen. Zur Klärung einiger Probleme aus diesem Kreis könnte die systematische und minutiöse Registrierung und Analyse der Veränderungen auf der Verhaltensseite bei erwachsenen Personen mit Down Syndrom beitragen. Wir nehmen an, daß ein Großteil der Unklarheiten und Widersprüchlichkeiten, die in den Ergebnissen der biologischen Forschung zum Alterseffekt vorzufinden sind, auf einen Mangel an verhaltensmäßigen Angaben zu den einzelnen Personen zurückgeführt werden kann. Der Gewinn aus den Verhaltensdaten hätte möglicherweise zu einer feineren Differenzierung zwischen den untersuchten Personen führen können. Das heißt, Untersuchungen sind anzustreben, die an den gleichen Personen zu verschiedenen Zeitpunkten durchgeführt werden. Eine behaviorale Typologie der Personen mit Down Syndrom, ähnlich wie sie auch bei Patienten mit SDAT vorgeschlagen wird (Martin u.a., 1986), erweist sich in diesem Zusammenhang als dringend notwendig.

Es soll auf den vernünftigen Einsatz moderner Untersuchungstechniken der biologischen Forschungrichtungen nicht verzichtet werden. Eine Kombination von neuroanatomisch strukturellen und funktionellen Untersuchungstechniken, gepaart mit biochemischen und genetischen Bestimmungen, könnten für die Interpretation der verhaltensmäßig erfaßten Daten und vice versa zielführend sein. Für die Gewinnung von neuen Erkenntnissen und Interdependenzen erscheinen solche interdisziplinären Untersuchungsstrategien in diesem Bereich zukunftsweisend.

10. Leukämie und Down Syndrom

Dieses Kapitel steht nicht in direktem Zusammenhang zur Alterungsproblematik der Personen mit Down Syndrom, doch wird hier ein Aspekt beleuchtet, der unserer Meinung nach das Erkrankungsrisiko der Personen mit Down Syndrom an akuter Leukämie deutlich erniedrigt hat, ja durch den das Risiko quasi ausgeschlossen werden konnte und der somit die Lebenserwartung dieser Personen aus der Gruppe der Mongoloiden nachhaltig erhöht hat.

Seit Beginn der 50er Jahre gilt es als bekannt, daß bei Personen mit Down Syndrom Leukämie gehäuft auftritt, und es wird ein Zusammenhang zwischen Leukämie und Down Syndrom vermutet (Bernard u.a. 1954; Kardos u.a., 1983). Der Ursachenmechanismus der Leukämie ist bis heute nicht geklärt, doch sprechen einige Beobachtungen unter anderem für eine entsprechende erbliche bzw. genetische Prädisposition. Hier kann vor allem das vereinzelt beobachtete Auftreten der Leukämie bei mehreren Mitgliedern einer Familie (familiär gehäufte Leukämie) angeführt werden, gleichfalls ist die Geschlechtsdisposition zu erwähnen. Knaben werden bevorzugt von Leukämie befallen, was auf chromosomale Zusammenhänge schließen läßt. Die erhöhte Auftrittswahrscheinlichkeit von Leukämie beim Down Syndrom rundet die Vermutung der chromosomalen Prädisposition ab (Proesch und Stobbe, 1985).

In der Literatur wird berichtet, daß Kinder mit Down Syndrom eine Risikowahrscheinlichkeit für Leukämie haben, die im Vergleich zu ihren normalen Altersgenossen zwischen dem 15- und dem 30fachen höher liegt (Holland u.a., 1962; Lashof und Stewart, 1965; Miller, 1969; Gershwin u.a., 1977). Der erwartete Wert der Auftrittswahrscheinlichkeit für Leukämie im Kindesalter bzw. die diesbezügliche Inzidenzrate wird, bezogen auf alle Kinder, mit 34 bzw. 40 Fällen auf 1.000.000 Kinder angeführt (National Cancer Institute, 1982; Schweier und Wolf, 1977).

Die Altersspitze der Erkrankung an Leukämie im Kindesalter liegt zwischen 2 und 6 Jahren. Bei Down Syndrom Kindern liegt diese Spitze etwas früher, und zwar zwischen dem ersten und dem zweiten Lebensjahr. Die Auftrittswahrscheinlichkeit bleibt aber während des gesamten ersten Lebensjahrzehnts bei Down Kindern stark erhöht. So gibt Miller (1970) auch für bis zu 10jährigen Down Kindern eine 18fach höhere Risikowahrscheinlichkeit an, verglichen mit Kinder dieser Altersklasse ohne Down Syndrom. Während des zweiten Lebensjahrzehnts bleibt weiterhin ein höheres, wenn auch im Vergleich zum ersten Lebensjahrzehnt geringeres, Risiko für Leukämie bei Kindern mit Down Syndrom bestehen. Erst ältere Personen mit Down Syndrom, solche, die über 20 Jahre alt sind, können mit einer reduzierten und den Werten der Durchschnittspopulation entsprechenden Risikowahrscheinlichkeit für eine Erkrankung an Leukämie rechnen.

10.1. Mögliche Ursachen und Zusammenhänge

Etwa 70% der Kinder mit Down Syndrom, welche an Leukämie erkranken, leiden an einer akuten lymphoblastischen Leukämie (ALL), die restlichen 30% erkranken an akuter myeloischer Leukämie (AML) (Rosner und Lee, 1972). Bei fast allen Kindern mit Down Syndrom, die an einer Form von Leukämie erkranken, ist eine „non-disjunction" Trisomie nachweisbar. Weiter ist bekannt, daß bei chronischer myeloischer Leukämie häufig alle Chromosomen der G-Gruppe, zu welcher auch das 21te Chromosom gezählt wir, normabweichend sind. Einige Forscher versuchten aber bisher ohne den erhofften Erfolg, das erhöhte Risiko für Leukämie bei Patienten mit Down Syndrom über die abnorme chromosomale Grundlage zu erklären (Wald u.a., 1961). In diesem Zusammenhang wird über einen sogenannten Gen-Dosis-Effekt spekuliert. Das heißt, durch das überschüssige 21te Chromosom sind Gene dreifach vorhanden, im Normalfall kommen sie lediglich zweimal vor. Die Gene wiederum spielen eine bedeutende Rolle bei der Produktion von biogenen Substanzen. Stehen überschüssige Gene hierbei zur Verfügung, wie dies bei Down Syndrom der Fall ist, so ist mit veränderten Produktionsverhältnissen der entsprechenden biogenen Substanzen zu rechnen. Im Zusammenhang mit der Funktion dieser bestimmten Substanz wären dann Konsequenzen zu erwarten. Dabei muß nicht nur mit kumulativen Effekten gerechnet werden; kleine Dosis-Effekte können schon sehr ausgeprägte funktionelle Konsequenzen haben, außerdem sind auch indirekte Effekte denkbar, wie in etwa die Beeinflußung bestimmter Gen-Produkte, die aber auf anderen Chromosomen kodiert sind (Balzazs und Brooksbank, 1985). Dieses Modell des Gen-Dosis-Effektes wird nicht nur im Zusammenhang mit Leukämie diskutiert, sondern es wird auch zur Klärung von anderen Fragen beim Down Syndrom herangezogen, wie z.B. der Frage des Zusammenhangs zwischen Seniler Demenz vom Alzheimer Typ und Down Syndrom (vergleiche Kapitel 9).

Zusätzlich ist bekannt, daß Patienten mit Down Syndrom Abnormalitäten im Immunsystem zeigen, welche mit den genetischen Abweichungen in Zusammenhang stehen könnten (Burgio u.a., 1975). Auffallend vor allem sind die quantitativen Veränderungen der Serum Immunoglobuline. Die Serum IgM und IgA Konzentrationen sind in der Regel niedriger und IgG Konzentrationen liegen deutlich höher bei Down Syndrom Patienten im Vergleich zu einer Kontrollgruppe (Gershwin u.a., 1977). Weiter berichten die gleiche Autoren von einer deutlichen Reduktion der frei zirkulierenden T- Zellen. Der Mechanismus dieser Veränderungen bleibt ungeklärt, dürfte aber im Zusammenhang mit dem erhöhten Infektionsrisiko und dem erhöhten Risiko der Erkrankung an Leukämie eine Rolle spielen. Bei einer Gruppe von Down Syndrom Kindern, welche zusätzlich an ALL erkrankten und die mit an ALL erkrankten Kindern ohne Down Syndrom verglichen wurden, konnte nachgewiesen werden, daß einerseits diese Personen normale oder erhöhte IgA und IgG Konzentrationen hatten, andererseits, daß sie eine höhere Mortalität in der Initialphase der Therapie zeigten. Weiter hatten sie eine wesentlich niedrigere Überlebensrate innerhalb der ersten fünf Jahre nach Beginn der Therapie. Die Überlebensrate lag bei 50% im Vergleich zu 65% bei Kinder ohne Down Syndrom (Robison u.a., 1984).

Nach viralen Infektionen stellten Gericke und Mitarbeiter (1977) bei Personen mit Down Syndrom fest, daß die Chromosomen–Fragilität und die Membranabnormalitäten der Zellen deutlich erhöht waren. Sie vermuten, da auf dem Chromosom 21 das Interferon–induzierende Gen – ein antiviraler Aktivitätsgenerator – lokalisiert ist, daß hier über das Modell des Gen–Dosis-Effektes eine Beziehung zur Leukämie beim Down Syndrom zu sehen sei.

Resümierend kann festgehalten werden, daß die Ursachenmechanismen der Leukämie nicht hinreichend bekannt und somit auch keine eindeutig erfolgreichen therapeutischen Wege bekannt sind. Dies geht auch aus der aktuellsten Publikation von McCoy und Epstein (1987), die sich ausschließlich dem Thema Leukämie und Down Syndrom widmet, hervor. Eine diese Angaben ergänzende Übersicht zum Thema Leukämie und Down Syndrom ist bei Sassaman (1982) zu finden.

10.2. Eine etwaige präventive Behandlungsmethode?

Diesen Ausführungen sollen kurz unsere Beobachtungen zu dem Aspekt Leukämie und Down Syndrom gegenübergestellt werden. Hierbei beziehen sich unsere Beobachtungen auf die Gesamtgruppe mongoloider Patienten der letzten 20 Jahre, welche mehr als 2000 Kinder, Jugendliche und Erwachsene umfaßte. Die Mehrzahl der Patienten dieser Gruppe war uns seit ihrer Kindheit, sehr häufig schon seit dem ersten Lebensjahr, bekannt. Von diesen Down Syndrom Kindern, die in den letzten zwanzig Jahren an unserer Klinik behandelt und beraten wurden, können wir nur auf einen einzigen Fall mit Leukämie verweisen. Diese Beobachtung steht in völligem Widerspruch zu dem, was aus der Literatur bekannt ist und weiter oben dargestellt wurde.

Wir haben für diesen Tatbestand keine klare wissenschaftliche Erklärung und auch keine entsprechende Interpretation vorliegen. Wir können lediglich auf das, was von uns therapeutisch bei diesen Patienten unternommen wurde, zurückgreifen. Dabei lag dieser pharmakologisch- therapeutischen Vorgangsweise, kein speziell auf die Leukämie gerichtetes präventiv-therapeutisches Handeln zugrunde. Allen an unserer Klinik betreuten Patienten verabreichen wir ab der Erstuntersuchung regelmäßig Präparate des Vitamin B-Komplexes, vorwiegend um die günstigen Wirkungseigenschaften dieser Präparate auf das Nervensystem auszuschöpfen, ohne dabei ungünstige Nebenwirkungen in Kauf nehmen zu müssen. Durchgesetzt hat sich bei uns das unter dem Namen Hepavit bekannte Präparat, welches in Depotform verabreicht wird. Da dieses das einzige Präparat ist, das sozusagen alle Down Syndrom Patienten bekommen haben, und wir außer bei einem Patienten keine Fälle mit akuter Leukämie nachweisen können, vermuten wir eine unspezifische und bisher noch nicht nachgewiesene bzw. nachweisbare Wirkung zwischen dieser Substanz und dem Nicht- Erkranken-an-Leukämie bei unseren Patienten mit Down Syndrom. Es bleibt zu erwähnen, da es in diesem Zusammenhang besonders interessant scheint, daß der uns bekannte Down Syndrom Fall mit Leukämie nicht mit Präparaten des Vitamin B-Komplexes behandelt wurde.

Es ist bekannt, daß ein starkes Defizit an Vitamin B-12 im Kleinkindalter in Zusammenhang mit ernsten Infektionen steht (Hall, 1981). Weiter gibt es Anhaltspunkte, daß der Zellzyklus der Blutzellen, insbesondere der Leukozyten, in bestimmten Phasen von B-12 beeinflußt werden kann (Meyer u.a., 1974). Über den Einsatz von Vitamin B-12 bei der Behandlung in einem Fall mit Leukämie, aber keinem Down Syndrom, berichten Vogelsang und Spivak (1984).

In der Literatur scheinen einige Hinweise, die unsere Vermutung des Zusammenhanges zwischen dem Vitamin B-Komplex und der Beobachtung, daß kein Patient an akuter Leukämie erkrankte, bestärken. Ehrlicherweise muß aber gleichwohl angeführt werden, daß vom jetzigen Forschungsstand her bzw. aus den uns zu Verfügung stehenden einschlägigen Publikationen kein wissenschaftlich befriedigender Erklärungsansatz für diese Reduktion des Erkrankungsrisikos an akuter Leukämie beim Down Syndrom abgeleitet werden kann.

11. Problematik Sexualität

Die sexuelle Reifung des mongoloiden Kindes zum Jugendlichen und Erwachsenen verläuft in ihrer körperlichen Ausprägung sowohl beim männlichen als auch beim weiblichen Geschlecht dem Lebensalter entsprechend normal. Das heißt, daß die Entwicklung der primären und sekundären Geschlechtsmerkmale sowohl bei Jungen als auch bei Mädchen so verläuft wie beim gesunden jungen Menschen (Rett, 1973; Walter, 1980).

11.1. Sexuelle Reifung mongoloider Personen

Hierzu ist allerdings festzuhalten, daß auch der Eintritt der ersten Regelblutung altersgemäß und mit der gleichen Intensität erfolgt, vielleicht in einigen Fällen zeitlich etwas verzögert als beim gesunden Mädchen. Die Regelmäßigkeit der Menstruation ist nach 6 - 10 Monaten, mit zeitweisem überspringen eines Termins, gegeben. Besondere Beschwerden vor oder während der Menstruation sind nicht zu beobachten. Auch die psychische Verarbeitung bietet für das mongoloide Mädchen, bei aufgeklärten Eltern, keine Probleme, sofern dieses Geschehen nicht mit extremer Aufregung, sondern als Selbstverständlichkeit dargestellt und erlebt wird.

Das Klimakterium tritt, wie sich aus unseren Erfahrungen erkennen läßt, bereits ab dem 30ten Lebensjahr ein und ist fast immer mit den auch bei gesunden Frauen üblichen Begleiterscheinungen verbunden (Wallungen, Kreislauf- Probleme wie Blutdruckschwankungen, Gewichtszunahme usw.). Dieser für das Lebensalter frühe Beginn des Klimakteriums kann als weiterer Hinweis für den frühzeitig einsetzenden Alterungsprozeß gesehen werden.

Der männliche Mongoloide erlebt altersgemäß die Entwicklung seiner Schambehaarung, die in der Verteilung absolut der Norm entspricht. Die Entwicklung des Penis ist ebenso altersgemäß, wenn sich auch häufig der Eindruck ergibt, daß dieser bei den meisten Jugendlichen und Erwachsenen etwas „größer, länger und stärker" ausgebildet ist, als bei vielen Gesunden. Dies ist aber nur Eindruck, jedoch kein meßbares Faktum. Daß viele Eltern über die besondere Größe des Penis erstaunt sind, hängt sicher auch damit zusammen, daß sie sich dies bei ihrem Kind nicht vorstellen können und auch nicht erwartet haben.

Die Tatsache, daß das Sexualalter, d.h. der Zeitpunkt und das Ausmaß der sexuellen Reifung mit dem Lebensalter übereinstimmt und nicht automatisch an das Intelligenzalter gekoppelt ist, ist für viele Eltern nur schwer verständlich. Ihre Hoffnung, ihr Kind möge auch in dieser Hinsicht ein Kind bleiben, erfüllt sich nicht. Sexuelle Erregungszustände fast ausschließlich bei Jungen treten ab dem 12ten Lebensjahr dann auf, wenn lokale oder optische Reize gesetzt werden, wenn durch Wetzen oder Reiben des Penis eine Erektion zustande kommt.

Nach unserer Erfahrung durchläuft der mongoloide Junge ähnliche Phasen wie sein gesunder Altersgenosse. Dies ist zunächst jene scheinbar narzißtische Phase, in der die Jungen besonders lang am WC verweilen und dabei ihr Genitale betrachten und berühren. Das Erlernen der Masturbation mit der Hand ist eher selten zu registrieren, viel häufiger ist die Manipulation des Penis durch Gegenstände, Spielzeuge, Ecken und Kanten von Möbeln, vor allem aber Reiben mit der Faust.

In einer relativ großen Zahl von Fällen kommt es aber gar nicht zur Masturbation, sondern zu spontanen Pollutionen während des Schlafes.

Mädchen neigen kaum zur manuellen Masturbation, wie überhaupt die Erfahrung zeigt, daß die sexuelle Erregbarkeit weiblicher Mongoloider deutlich geringer ist als jene der männlichen Gruppe.

Eine wissenschaftlich bis heute nicht definitiv geklärte Frage ist jene nach der Möglichkeit der Schwängerung mongoloider Mädchen und Frauen. Wohl gibt es in der Literatur Hinweise auf vereinzelte Fälle, doch sind sie nicht in jenem Maße dokumentiert, wie dies zu einer exakten Beurteilung nötig wäre. Es muß aber davon ausgegangen werden, daß mongoloide Frauen fruchtbar sind. Demgegenüber können mongoloide Männer als nicht fruchtbar angesehen werden, d.h. eine Vaterschaft ist bei ihnen nicht möglich. Diese wäre aber in jedem Falle, mit den gleichen Argumenten wie sie weiter unten für mongoloide Frauen angeführt werden, abzulehnen.

11.2. Zur Frage des Geschlechtsverkehrs und Problematik einer Schwangerschaft

Die größere Toleranz, die in den vergangenen Jahrzehnten in der breiteren Gesellschaft gegenüber dem Thema Sexualität entstanden ist, und hier sicherlich ihren berechtigten Stellenwert hat, ist über die Personen der Behindertenbetreuer auch zu den geistig behinderten Menschen gelangt. Dies belegen die Daten der Untersuchung von Walter (1980). Ob aber eine solche Haltung, basierend auf dem Prinzip der Toleranz, auch bei Personen mit geistiger Behinderung, hier insbesonders Personen mit Down Syndrom, den günstigeren Weg im Umgang mit der Sexualität dieser Personen darstellt, wollen wir stark hinterfragen. Denn wie Speck (1977), sich beziehend auf Chauchard, meint, „dürfte die Besonderheit geschlechtlicher Probleme beim geistig behinderten Menschen – abgesehen von gewissen organisch bedingten Entwicklungsabweichungen – im wesentlichen darauf zurückzuführen sein, daß seine Steuerungsfähigkeit und damit seine Verantwortlichkeit erheblich eingeschränkt ist, denn das hauptsächliche Geschlechtsorgan ist das Gehirn"(S. 130).

Für uns jedenfalls ist die Forderung, daß weibliche Mongoloide grundsätzlich vor Geschlechtsverkehr und so vor der Möglichkeit einer eventuellen Schwängerung ferngehalten werden, eine sozial–humane, ethische und moralische Selbstverständlichkeit. Keine mongoloide Frau kann sich der Verantwortung bewußt sein, die ein solcher Akt beinhaltet. Sollte eine Schwängerung, wie immer diese vorstellbar sein mag, mit der Geburt eines Kindes enden, so bleibt die soziale und intellektuelle, aber auch praktische Fähigkeit, dieses Kind zu erziehen, doch stark reduziert. Weiter ist zu bedenken, daß das Kind, welches von einer mongoloiden Frau in die Welt gesetzt wird, nicht unbedingt ein geistig behindertes Kind sein muß. Rein theoretisch ist zu erwarten, daß 50% dieser Kinder nicht geistig behinderte Kinder sein werden. Ein normales, gesundes Kind von einer mongoloiden, geistig behinderten Mutter zu sein, kann unseres Erachtens nur schwerste Probleme für die Entwicklung dieses Kindes als Folge haben. Daß mongoloide Frauen den Wunsch nach einem Kind äußern, ist bekannt. Ähnliche Wunschäußerungen sind aber auch von vielen jungen Mädchen bekannt, und es handelt sich hierbei letztendlich um den konkreten Wunsch nach einer Puppe, die wenn möglich „lebendig" sein soll. In diesem Sinne kann der Wunsch mongoloider Frauen verstanden werden. Eine Familie zu haben, Kinder zu haben, bringt Verantwortungen mit sich und setzt voraus, daß neben den Verpflichtungen, die eine solche Partnerschaft mit sich bringt, auch erwartet werden muß, daß man den Lebensunterhalt für die Familie aus eigenen Kräften zu bestreiten vermag, d.h. daß man die finanziellen Mittel selber aufbringen kann. Wer mongoloide Menschen kennt, weiß, daß es bezüglich dieses Aspekts klare Grenzen gibt und daher von einer Elternschaft mongoloider Menschen abzusehen ist. Denn das Wegnehmen dieser Kinder von ihren Eltern würde eher früher als später eine Notwendigkeit werden, allein wenn man bedenkt, daß mongoloide Personen vorzeitig altern und dabei dement werden können.

Aus unseren langjährigen Erfahrungen ist mit Nachdruck festzuhalten, daß keine der uns bekannten mongoloiden Mädchen oder Frauen jemals den Wunsch nach Geschlechtsverkehr geäußert oder in irgendeiner Form auch nur angedeutet hätte. Wenn heute unter der falschen

Prämisse der sogenannten Normalisierung Geschlechtsverkehr zwischen geistig Behinderten, also auch Mongoloiden, gefördert wird, so ist dies in unseren Augen ein biologisches Verbrechen, das einerseits auf sexual-neurotische Fehlhaltungen bei jenen Personen deutet, die eine solche Entwicklung unterstützen und betreiben, und andererseits auch ein mangelndes Wissen um die generelle Problematik eines geistig behinderten Lebens zeigt, was letztendlich Ausdruck einer sehr fragwürdigen sozialethischen Argumentation ist. Unsere Erfahrungen gehen soweit, daß wir zahlreiche Berichte von Eltern mongoloider Jungen kennen, die zur Einführung in ein eventuelles Geschlechtsleben ihre Söhne Prostituierten zuführten. Es ist nur zu verständlich, daß diese Versuche grundsätzlich alle mißlangen, d.h. daß in dieser Situation die sexuelle Erregbarkeit auf Null sinkt. Dies kann als weiterer Beweis für die extremen psychischen Spannungen und Belastungen gesehen werden, die der Mongoloide in der Sexualität erlebt, falls sie auf genitaler Ebene ausgetragen werden.

Wir bezweifeln ernsthaft, daß ein Geschlechtsakt zwischen Mongoloiden möglich ist. Auch ist das hierfür notwendige Interesse in den meisten Fällen überhaupt nicht vorhanden (Pueschel und Scola, 1988). Zunächst ist hierzu festzustellen, daß ja das rein mechanisch-körperliche Geschehen dabei ja doch kompliziert ist und außerdem ein harmonischer Geschlechtsverkehr gegenseitige Rücksichtnahme, großes Einfühlungsvermögen in den Partner und dessen Gefühlssituation erfordert. Wieviele Partnerschaften sogenannter Gesunder scheitern nicht gerade daran!

Es ist vorstellbar, daß ein geistig Behinderter, auch ein Mongoloider, seinen erigierten Penis in eine zur Verfügung stehende Vagina einzuführen vermag, wenn ihm das gezeigt wird. Ob es dadurch aber auch zu dem kommt, was man harmonischen Geschlechtsverkehr nennt, ist unwahrscheinlich. Wir haben jedenfalls in 35 Jahren von einem solchen Gelingen nie gehört.

Wenn es heute, gar nicht so selten, sogenannte Behinderten- Betreuer gibt, die geistig Behinderten den Geschlechtsverkehr lehren, ja sogar vorzeigen, so erscheint es uns also völlig unwahrscheinlich, daß solche Experimente bei Mongoloiden überhaupt möglich sind. Da wir Geschlechtsverkehr zwischen zwei Mongoloiden für letztlich undurchführbar halten, kann es in solchen Experimenten also nur darum gehen, daß männliche Personen von unterschiedlicher Behinderungsart des Down Syndroms dies versuchen bzw. bei diesen Versuchen eingesetzt werden.

Der Schutz weiblicher Mongoloider vor solchen Experimenten ist deshalb unerläßlich und Grundprinzip jeglicher heilpädagogischer Sexualerziehung. Es ist sinnlose und zutiefst inhumane Utopie, für Mongoloide das Recht auf Sexualität, wir meinen genitale Sexualität, zu fordern. Wenn Erzieher glauben, den Mongoloiden von den Tabus der repressiven Gesellschaft befreien zu müssen, so ist eine solche Haltung in unseren Augen verbrecherisch. Gerade Mongoloide sind bekanntlicherweise häufig kontaktfreudig, neigen zu Zärtlichkeit und anschmiegsamen Körperkontakt. Gleichwohl ist die Kritikfähigkeit extrem eingeschränkt. Daraus ergibt sich die permanente Gefahr, daß diese Neigungen ausgenutzt werden, ohne daß die Aktivität bzw. der Wille hierfür von der Mongoloiden selbst ausgeht.

Liegt also die Frage einer Schwangerschaft noch immer im Rahmen einer eventuellen Möglichkeit, so erscheint es heute für viele Eltern notwendig, Antikonzeptiva zu verabreichen. Daß die Mongoloide dabei niemals aus eigenem Antrieb und Verantwortung die Regeln der Einnahme erlernen wird, ist wohl verständlich.

In den letzten Jahren konnte bei immer mehr Eltern die Angst vor der potentiellen Schwängerung ihrer Kinder festgestellt werden, was zu einem regelrechten Boom der Wünsche zur Sterilisation geführt hat. Hier scheint uns eine Perversion unserer Zeit vorzuliegen, wenn vor Aufnahme in Wohnheime für Mädchen die Sterilisation empfohlen wird, was damit begründet wird, „daß man ja nicht immer aufpassen könne" und im Zuge der „Normalisierung" Sexualität heute nicht nur möglich, sondern sogar empfehlenswert sei. Die Angst der Eltern führt also zu einem schwerwiegenden entscheidenden körperlichen Eingriff, der diese Sorge scheinbar beseitigt. Aber ist es nicht eine unerhörte Verunsicherung, wenn mongoloide Mädchen damit praktisch dem sexuellen Mißbrauch freigegeben werden? Wie empfinden diese Mädchen und Frauen solche Manipulationen? Sind sie überhaupt orgasmusfähig oder ist der Mißbrauch einer geistig Behinderten, wie dies die Deutsche Lebenshilfe, allerdings vor vielen Jahren, postuliert hat, als Körperverletzung zu sehen? Was bedeutet für dieses Kind die Defloration? Auf welcher medizinischen und rechtlichen Grundlage wird der Arzt, an den unter den angeführten Umständen der Wunsch nach diesem Eingriff herangetragen wird, entscheiden (Hiersche u.a., 1988; Eser und Koch, 1982; Rett, 1979, 1988)?

Wenn unser Erziehungssystem nicht imstande ist, die geistig behinderten Jugendlichen, jungen Erwachsenen und insbesonders die Frauen so zu behüten, daß Geschlechtsverkehr, der hier ja wohl nur passiv verlaufen kann, durchgeführt werden kann, dann ist dies einfach die Bankrotterklärung der Erziehung und Betreuung geistig behinderter Menschen. Daß sich Betreuer, die solche Vorgänge unterstützen, mit ihrer Haltung in die Nähe des Kuppelei- Paragraphen begeben, ist naheliegend.

Wenn heute von „erfolgreicher" Partnerschaft bei geistig Behinderten geredet wird, soll an erster Stelle gefragt werden, wer denn diese Personen tatsächlich sind. Wir vermuten, daß eine entsprechende

Feststellung in vielen Fällen auf eine grobe Begriffsverwirrung zurückgeführt werden kann. Liest man diese Berichte etwas genauer, so wird einem klar, daß es sich in der Regel dabei um Personen handelt, die, wenn überhaupt als geistig behindert zu bezeichnen (vergleiche Kapitel 3.1.), dann maximal als extrem leichte Fälle einzustufen sind. Und es sind keine Fälle und keine Berichte von entsprechenden Partnerschaften mit mongoloiden Personen bekannt (Kohler u.a., 1988).

11.3. Vertretbare sexualpädagogische Wege

Daß es Beziehungen zwischen geistig Behinderten, also auch Mongoloiden gibt, steht für uns seit Jahrzehnten fest. Diese sind allerdings im sogenannten „Mittel-Bereich" der Sexualität angesiedelt, der durchaus auch gewisse erotische Komponenten enthält, niemals aber in den genitalen Bereich vorstößt. Es handelt sich hierbei um partnerschaftliche Verhaltensweisen, des Zusammenseins, des Nebeneinandersitzens, des Streichelns welche aber auch einhergehen mit sichtbaren Ausbrüchen von Eifersuchtsgefühlen und Trauerreaktionen bei Trennungen, und die mit dem vielleicht altmodischen Begriff des „Miteinandergehens" definiert werden können (Rett, 1987). Wir wissen, daß solche Paarbildungen auch nur solange dauern, als eben der genitale Bereich nicht in die Beziehung einbezogen wird. Aus solchen, oft spontan entstandenen Paarbildungen jedoch auf ein Bedürfnis der mongoloiden Partner nach Geschlechtsverkehr zu schließen, zeigt letztlich eine tiefe Unkenntnis der psychischen und physischen Situation der Behinderten. Daß dieses Gebiet eine weite moralisch-ethische Komponente enthält und daß es deshalb kein Anliegen mit religiös fundierten Maßstäbe sein kann, sei nachdrücklich betont.

Wir wissen, daß Sexualerziehung bei Mogoloiden in der Vermeidung von sexuellen Reizen besteht, und daß, wenn der Mongoloide in sexuelle Erregung gerät, er dies früher oder später in Masturbation umleitet. Aus heilpädagogischer Sicht erscheint dies ein vertretbarer Weg für den Umgang mit sexuellen Spannungen zu sein, da er eine brauchbare Gewohnheit für die Person aufweist (Pueschel und Scola, 1988).

Es ist uns seit langem bekannt, daß die sexuelle Erregbarkeit männlicher Mongoloider nach dem 25ten Lebensjahr praktisch wieder „einschläft" und mit einer allgemein verringerten körperlichen Aktivität einhergeht, so daß dies kein dauerndes Problem ist. So geht es also um ein möglichst komplikationsloses Überstehen einer manchmal zwar sehr schwierigen Lebensphase, die mit größter Nachsicht von Seiten der Eltern, ohne irgendwelche grobe Verbote oder Sanktionen, quasi im „stillen Kämmerlein" abgeführt werden muß. Daß Mongoloide unter solchen optimalen Umständen etwas entwickeln, was man als Schamhaftigkeit bezeichnen kann, ist ein in der Erziehung vieler Familien durchaus erfreulicher Zustand.

Sexuelle Probleme des mongoloiden Menschen können nur gemeinsam mit ihm, seinen Eltern und dem Arzt, dem Psychologen oder dem Pädagogen gelöst bzw. überstanden werden. Hier sind laufende Kontakte und Gespräche unerläßlich. Dies sind die wichtigsten Punkte der Sexualerziehung bei mongoloiden Menschen:

1. Das Leben – soweit dies möglich ist – frei von direkten sexuellen Reizen zu halten.
2. Masturbation nicht verbieten, sondern sie im Rahmen der sozialen Möglichkeit ablaufen zu lassen.
3. Einhalten der Verhaltensweisen im Rahmen des sogenannten Mittelbereiches der Sexualität.
4. Klare Wohn- und Schlaf-Verhältnisse. Der jugendliche bzw. erwachsene Mongoloide soll im eigenen Bett, wenn möglich im eigenen Zimmer schlafen.
5. Vermeidung von Irrtümern: Viele Eltern zeigen sich im Umgang mit ihren Kleinkindern und Kindern in bestimmten Situation nackt, was durchaus natürlich erscheint. So vergessen sie, daß ihr pubertierendes mongoloides Kind die nackten Körper der Angehörigen aber grundsätzlich anders sieht als dies mit kindlichen Augen geschieht. Mongoloide entwickeln in der Regel ein deutlich ausgeprägtes Schamgefühl. Dies sollte auch respektiert werden.

12. Der Erwachsene Mongoloide und seine Familie

Michaela Pinter

12.1. Einleitung

Der überwiegende Teil der Eltern wird durch die Eröffnung der Diagnose Down Syndrom erstmals und sehr abrupt mit der Tatsache konfrontiert, daß es in unserer Gesellschaft Kinder gibt, die nicht natürlicherweise gesund geboren sind, denen *vom ersten Tag an* ein „normaler" Lebensweg nicht natürlicherweise beschieden ist. Das bedeutet:

- Eine Konfrontation, die akut einen Schmerz hervorruft, der chronifiziert werden kann – der zum chronischen, ein Leben lang anhaltenden Schmerz werden kann und z.t. auch wird.
- Eine Konfrontation, die zwangsläufig sowohl kurz– als auch langfristige Änderungen der intrafamiliären Struktur, Rollenerfüllungen, Aufgabenverteilung, Zukunftsorientierung und sozialen Beziehungsdynamik nach sich zieht.
- Eine Konfrontation, die in der familiären Interaktion für zusätzliche Spannungen sorgt, allein schon bedingt durch eine unbewußt permanent existierende, selten offen ausgesprochene Frage der Verantwortlichkeit bzw. Schuld für die Erkrankung des Kindes – Spannungen, die von jedem einzelnen Familienmitglied, angepaßt an seine psychosoziale Struktur, immer wieder von neuem verarbeitet und verkraftet, immer wieder neu überdacht werden müssen, wobei eine für ihn ganz persönlich erträgliche Stellung bezogen werden muß.
- Eine Konfrontation, die auf emotionaler und kognitiver Ebene eine Herausforderung für die Familie darstellt und von dieser eine Fülle außerordentlicher Tätigkeiten und Aktionen abverlangt (Sargent, 1983).

Dabei muß man sich stets vor Augen halten: Das Anderssein des Kindes kurbelt einen Stigmatisierungsprozeß an, von dem nicht nur das Kind, sondern auch die Eltern und Geschwister, die gesamte Familie betroffen ist, getroffen wird. Vielfach sind Eltern und Geschwister Situationen ausgesetzt, die ihnen mit aller Deutlichkeit, gepaart mit unerhörter Instinktlosigkeit und Indolenz der Außenstehenden, zum Bewußtsein bringen, daß ihr Kind ein gesellschaftlich unerwünschtes Stigma darstellt. Gesellschaftliche Unerwünschtheit, die in ihrer vorurteilbeladenen Uninformiertheit auch in der Jugend weiterlebt, wird ihnen unverfroren mitgeteilt, entgegengeschleudert. Nicht nur Eltern, auch Geschwister als unmittelbar Betroffene, müssen allen Aspekten der Belastung und der konsekutiven Änderung des Familienlebens gerecht werden. Sie müssen alle lernen, realistisch zu sein ohne zu resignieren, den Schatten der Behinderung ihres Kindes, ihrer Schwester, ihres Bruders in ihr Leben einzubauen, auch wenn sie mit dem Schicksalsschlag wohl nie ganz fertig werden, es immer Momente für sie geben wird, da sie mit ihrem Schicksal hadern. Die immer wiederkehrende Frage: „Warum gerade wir?" ist dabei menschlich sehr verständlich.

12.2. Untersuchungsmethode

– Fragestellung

Unser Bemühen war auf eine Bewältigung im Sinne von Akzeptanz gerichtet und darauf, faßbare konsekutive Veränderungen der Familieninteraktion und ihrer Dynamik über die Zeit hinweg von verschiedenen persönlichen Perspektiven aus zu beleuchten. Als zeitlicher Raster dienten uns die von jedem Kind durchgemachten Meilensteine in der Entwicklung der inzwischen erwachsen gewordenen mongoloiden Kinder.

Der Ansatz der Untersuchung war im wesentlichen bestimmt von vier Zielsetzungen:

1. Erfassung der Familiensituation, in die der mongoloide Erwachsene eingebettet ist, sowie seinen verhaltensmäßigen und emotionalen „status quo" und etwaige Veränderungen über die Zeit in Bezug auf bedeutsame Lebensereignisse, seine familiären und außerfamiliären Beziehungsstrukturen bzw. seinen Aktionsradius.

2. Elterliches Reagieren und Agieren in sämtlichen sozialen Interaktionsebenen, unter dem Eindruck, ein behindertes Kind geboren zu haben, und dessen Entwicklungsverlauf nachzuvollziehen und von ihnen als schmerzlich erlebte Mängel zu erfassen.

3. Aufspüren einer potentiellen Belastung der Geschwister in ihrem Werdegang, bedingt durch elterliche Erwartungen, das sie treffende Dilemma, hervorgerufen durch familiäre Normverhaltens–Forderungen, einerseits das behinderte Geschwisterchen zu akzeptieren, anzuerkennen, zu lieben, und es anderseits gegen tradierte Meinungen

und Einstellungen der gesellschaftlichen Norm, in der ihre eigene Zukunft stattfinden wird, zu verteidigen.

4. Erleben des Alltags mit den Augen der Familie, unter Einbezug möglichst vieler Aspekte, und den Familien in ihren Sorgen und Problemen – vergangenen, aktuellen und zukünftigen – zuhörend zu folgen.

Wie sich bei Durchsicht der Literatur sehr deutlich zeigt, verfügen wir zwar über eine nicht unbeträchtliche Anzahl empirischer Untersuchungen von Teilaspekten, einzelne Personen und ihr Reagieren und Agieren näher beleuchtend (Bach, 1967; Beuys, 1984; Gath, 1978; Moulsae, 1985; Rett, 1980 und Wunderlich, 1977), doch existieren kaum Untersuchungen, in welchen solche Familien in ihrer Gesamtheit dargestellt sind.

Unter Berücksichtigung der oben angeführten Fakten muß auch die vorliegende Studie mehr als ein Erkunden aufgefaßt werden, das folgendermaßen konzipiert wurde:

1. Änderbare Mißstände sollten von außen und in der Evolution der Akzeptanz des „Schicksals" aufgedeckt und zahlenmäßig untermauert werden.

2. Pauschalisierungen wurden vermieden, der Familienindividualität wurde so weit als möglich Rechnung getragen.

3. Anregungen zu weiteren, vielleicht detaillierterer Fragestellungen in zukünftigen Erhebungen wurden gegeben.

4. Es wurde versucht, sichtbar zu machen, daß schmerzliches Erleben und Erfahren eine tief treffende, druchaus natürliche, verständliche, ja geradezu selbstverständliche Tatsache sind.

– Untersuchungsgruppe

Sämtliche der im Familieninterview berücksichtigten mongoloiden Jugendlichen bzw. Erwachsenen und ihre Familien stehen seit Jahren, ja seit Jahrzehnten in regelmäßiger Betreuung an unserer Klinik. Die erste Untersuchung an der Klinik erfolgte bei diesen Personen zwischen den Jahren 1958 und 1970.

Die Altersverteilung der mongoloiden Personen, in deren Familien das Interview durchgeführt wurde (die Verteilung umfaßt den Altersbereich von 17 bis 44 Jahren), ist in Abbildung 23 wiedergegeben.

Wie ersichtlich, ist der Anteil der unter Dreißigjährigen mit insgesamt 70 und einem Schwerpunkt in den Altersklassen zwischen 17–21 Jahren (37 Probanden) am größten.

Dieser Umstand läßt sich einerseits durch das Einschlußkriterium – der mongoloide Erwachsenen mußte noch im familiären Verband leben und nicht in einem Heim – andererseits durch das meist höhere Lebensalter der Eltern zum Zeitpunkt der Geburt erklären.

36 männliche Jugendliche bzw. Erwachsene (40%) und 54 weibliche Jugendliche (60%) machen die Stichprobe aus (N = 90).

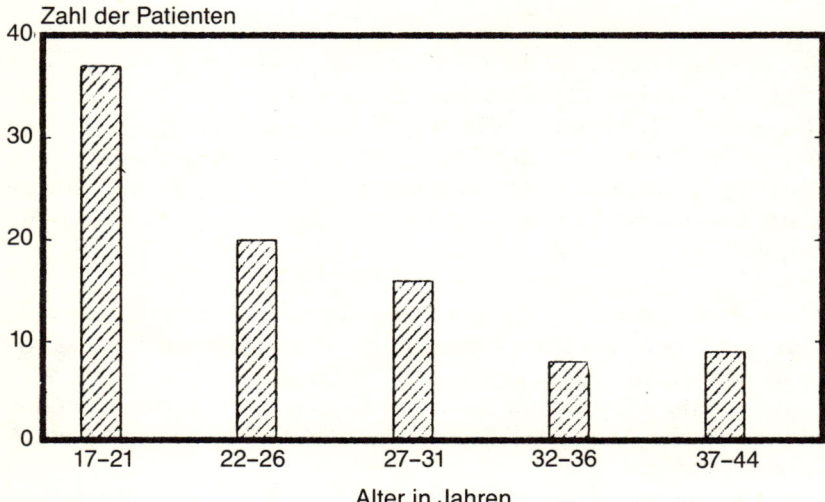

Abbildung 23: Altersverteilung der interviewten Gruppe.

– *Methode und Durchführung*

Der Schwerpunkt der Untersuchung war ein sehr ausführlich geführtes semistrukturiertes Explorationsgespräch. Diese Interviews wurden im Rahmen eines Besuches bei den Familien in ihrer häuslichen Umgebung, fern der Kliniksterilität, durchgeführt (vergleiche Abbildung 24). Das längste Interview dauerte über 5 Stunden.

Nicht verschweigen wollen wir die sehr wohl von Anfang an im Raum stehenden Zweifel, inwieweit die so gefundenen Ergebnisse umfassend, aufgrund des niederen Skalenniveaus aussagekräftig und quantifizierbar sind, – Zweifel, die uns stets bewußt waren und auch sind, und die durchaus ihre Berechtigung haben.

Doch noch einmal: Nicht statistischen Methoden wollten wir genügen; nicht einengen wollten wir die Antwortmöglichkeiten der Familien auf ein Konzept, welches vielleicht den Anforderungen einer Methodologie, theoretischen Ansprüchen gerecht wird, in seiner Eingeengtheit uns jedoch den Zugang zur breiten Dimension meschlichen Agierens und Reagierens verschließt; gerecht werden, und dies war

214

unser Grund- und Hauptanliegen, wollten wir dem menschlich individuellen Schicksal.

Unser Erhebunsinstrument soll kurz kritisch beleuchtet und seine
Vor- und Nachteile sollen diskutiert werden: gerade dann, wenn man

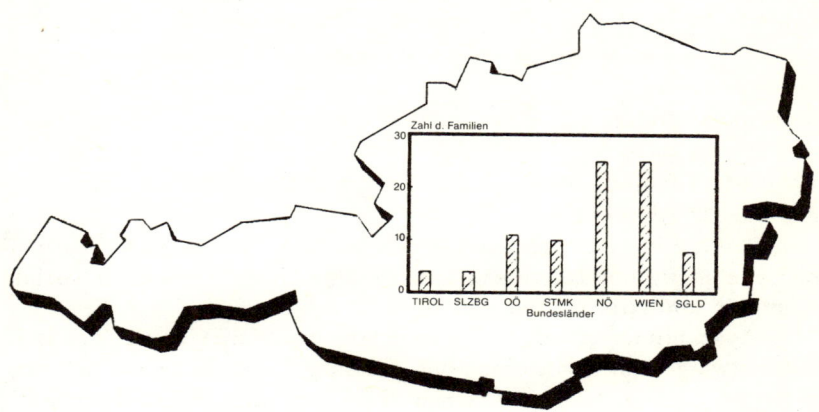

Abbildung 24: Geographische Verteilung der Familien, in deren Zuhause ein Interview durchgeführt wurde.

von einem sozialepidemiologischen Ansatz ausgehend versucht, in
Form eines explorativen Gesprächs ein weites, breitgestreutes Spek-
trum menschlichen Fühlens, Denkens und Handelns im Erleben einer
chronischen, zum Teil auch zeitlich begrenzt chronischen Krise zu erfassen, es über einen relativ großen Zeitraum nachzuvollziehen, ist
man gezwungen, auch bei angestrebter Weitsicht eine Grenze des Fra-
genspielraums festzulegen.

Eine solche Erhebung arbeitet mit retrospektivem Design, d.h. die
Erfassung bedeutsamer Lebensereignisse erfolgt aus der Rückschau,
und es drängt sich geradezu zwangsläufig die Frage auf, inwieweit damit die vergangene Realität abgebildet und widergespiegelt wird.

Wir begegnen hier dem Phänomen der Konstruktion und Rekon-
struktion von Erfahrung, Erlebtem und Empfundenem. Fakten, die
vor Jahren unter psychischer Belastung bedeutsam waren, sind bei
Besserung des eigenen Wohlbefindens im Sinne einer Anpassung und
Akzeptanz der Lebenssituation bedeutungslos, verlieren ihre eminente
Wertigkeit und Wichtigkeit, werden verdrängt, vergessen, man erinnert sich ihrer nicht mehr, sie spielen keine Rolle mehr.

Gestützt auf ein lockeres Fragengerüst sollte in einem freien,
zwanglosen Gespräch mit explorativem Charakter, in das gelegentlich
gezielt Anregungen und Fragen eingestreut werden, ein Maximum an
Information gefunden und erfaßt werden. Mit dem Einverständnis der

Eltern wurde dieses Gespräch auf Tonband mitgeschnitten, was ermöglicht, sich ausschließlich den Gesprächspartnern zu widmen, ohne dabei in der Aufmerksamkeit durch Aufzeichnungen und schriftliche Notizen abgelenkt zu werden. In einem zweiten Schritt wurden die erfaßten Aussagen nach nochmaligem Abhören der Tonbandaufzeichungen in einem eigens kreierten Fragebogen skaliert.

– Themenkomplexe

Folgende Themen können inhaltlich den angeschnittenen Fragen zugeordnet werden:

1. Beschreibung der Partnerschaftsbeziehung (gemeinsame Aufbauphase, gemeinsame Interessen, gemeinsame Unternehmungen, soziale Kontakte und Arbeitssituation).

2. Auseinandersetzung mit der bevorstehenden Geburt (Wunschkind, etwaige Angst vor einer Behinderung, Einstellung zur Schwangerschaft und zur Geburt, Erleben und Empfinden bei und unmittelbar nach der Geburt).

3. Konfrontation mit der Diagnose (wann, von wem und wie wurden die Eltern informiert? Erstes Reagieren, erste Gedanken; bei wem suchte und fand man Hilfe, Rat und Trost? Erstkontakt mit institutionellen Einrichtungen und gemachte Erfahrungen; Erkennen der Tragweite der Behinderung; wie wurde dieses Erkennen verarbeitet, welche Konsequenzen zeichneten sich ab?).

4. Erste Entwicklungsphase des Kindes (wie erlebte man selbst, wie wurde es von anderen erlebt, dieses „Anderssein" des Kindes? Einstellung der Eltern, Geschwister, Verwandten usw. zum Kind; Verhaltensänderungen im interaktionellen Modus, Änderungen in den familiären Aktivitäten, in den Sozialkontakten, berufliche und soziale Zufriedenheit).

5. Reflexion des familiären Reagierens, bezogen auf die einzelnen Entwicklungsstufen des Kindes, und Handhabung damit verbundener Probleme (Einschulung, sexuelle Reifung, Wunsch nach Selbstständigkeit und Versuch der Abnabelung).

6. Beleuchtung des Alterns der Behinderten (kognitive Leistung, Interessensverlagerung, psychopathologische Veränderungen in ihrer Wirkung auf die Familie).

7. Erfassen der geschwisterlichen Probleme im Aufbau freundschaftlicher bzw. partnerschaftlicher Beziehungen über die Zeit hinweg.

8. Inwieweit gibt es konkrete Vorstellungen und Pläne in der Familie hinsichtlich des Lebens des Behinderten nach dem Tod der Eltern – wird dieses Problem im Kreise der Familie thematisiert?

12.3. Ergebnisse und Interpretation

Die nachfolgende Beschreibung ist eine rein deskriptive Darstellung der Situation der untersuchten Familien anhand der erhobenen Fragenkomplexe; sie ist sicher nicht als vollständig zu betrachten. Wiedergegeben werden sollen nur einige der wesentlichen Momente, zum Teil in Zahlen, zum Teil in Worten und Bemerkungen: Gedanken und Erkenntnisse, die sich nicht in Zahlen fassen und darstellen lassen.

– Geburt und Mitteilung der Diagnose

Als erste Tatsache möchten wir voranstellen: in 75,3 % der Fälle war das mongoloide Kind ein Wunschkind; glücklich über die Niederkunft ihres Sprößlings waren 93,3% der Mütter und 82,2% der Väter. Lediglich 6,7% der Mütter und 14,4% der Väter standen dem Ereignis der Geburt indifferent gegenüber.

Erschütternd war für uns festzustellen, daß einem Großteil der Eltern bis zur Diagnosestellung „Down Syndrom" eine nicht zu rechtfertigende Zeitspanne der Unwissenheit und Unkenntnis der unmittelbar nach der Geburt durchaus zu diagnostizierenden Erkrankung ihres Kindes zugemutet wurde. In der folgenden Tabelle 46 wird dies zahlenmäßig dargestellt; Abbildung 25 zeigt, wem die Diagnose zuerst mitgeteilt wurde, und Tabelle 47, von wem diese Mitteilung stammt.

Tabelle 46: Zeitpunkt der Mitteilung der Diagnose an die Eltern. (N = 90)

	Kindesmutter N	Kindesvater N
unmittelbar nach der Geburt	24 (26,7%)	28 (31,1%)
bis eine Woche später	32 (35,6%)	30 (33,3%)
bis einen Monat später	14 (15,6%)	14 (15,6%)
bis drei Jahre später	20 (22,1%)	18 (20,0%)

Tabelle 47: Darstellung der Aufteilung, in welcher die verschiedenen Personen die Erstmitteilung machten

	N
Geburtshelfer bzw. Hebamme	7 (7,8%)
Arzt	73 (81,8%)
bei der Mütterberatung	7 (7,8%)
eine andere Person	3 (3,3%)

Viele der Eltern bzw. Mütter merkten meist schon unmittelbar nach der Geburt, oft noch im Kreissaal, daß mit ihrem Kind „etwas nicht stimme". Die Hintergründe für die Verzögerung des Zeitpunkts der Diagnosestellung sind mannigfaltig. Es wäre falsch und oberflächlich, den verspäteten Zeitpunkt ausschließlich als „zeitverzögerndes Fehlverhalten" des Arztes, aus welchen Gründen auch immer, zu interpretieren, und den jedem Menschen innewohnenden persönlichen Faktor, unvorhergesehenen Unannehmlichkeiten so lange wie möglich auszuweichen und diese zu negieren, nicht in Betracht zu ziehen. Immerhin konnten bzw. wollten 17,2% der Mütter und 21,1% der Väter die Diagnose am Anfang nicht glauben bzw. wahrhaben.

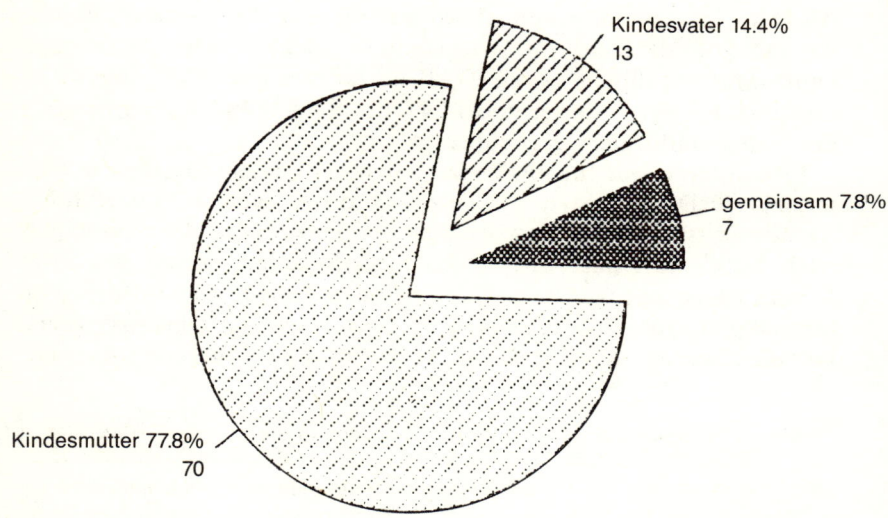

Abbildung 25: Adressat der Erstmitteilung der Diagnose.

Es wäre ebenso falsch und oberflächlich, die Tatsache, daß nur in sehr wenigen Fällen den Eltern die Diagnose gemeinsam mitgeteilt wurde, zum Vorwurf zu machen, ohne die Gründe und die äußeren Gegebenheiten für diese Vorgangsweise zu hinterfragen. Daß den Müttern dadurch eine große und schwere Belastung, ja Bürde auferlegt wird, darf nicht unreflektiert unerwähnt bleiben. Diese Tatsache sollte vielmehr der Anstoß dafür sein, *bewußt* vermehrt das gemeinsame Gespräch zu suchen. Damit würde man dem verankerten Selbstverständnis, daß die nicht ungeschehen zu machende Tatsache, einem von Geburt an behinderten Kind das Leben geschenkt zu haben, *nicht* nur eine Einzelperson, nämlich die Mutter, sondern die ganze Familie betrifft, gerecht werden.

Es ist traurig, ja im höchsten Maße schockierend und in jedem Falle unentschuldbar, daß die Diagnose den Eltern häufig, nämlich in 67,8% der Fälle, quasi zwischen Tür und Angel, brutal und ohne jeglichen Informationsgehalt mitgeteilt, d.h. ins Gesicht geschleudert wird, ohne dabei auf irgend eine Weise einen Hoffnungsschimmer zu vermitteln.

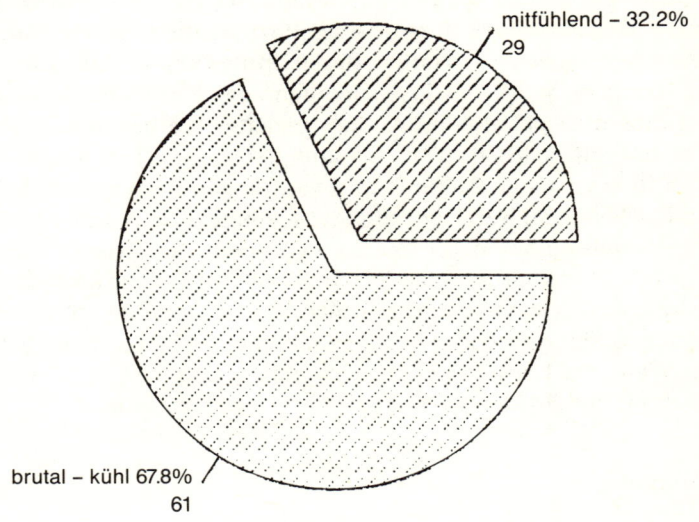

mitfühlend – 32.2%
29

brutal – kühl 67.8%
61

Abbildung 26: Art der Mitteilung der Diagnose.

Wir sind uns der subjektiven Verletzlichkeit jedes einzelnen in einer solchen Ausnahmesituation ebenso bewußt wie der Tatsache, daß die Mitteilung der Diagnose eine der schwierigsten und schwersten ärztlichen Aufgaben ist. Sie kann eine verheerende, z.T. nicht korrigierbare Weichenstellung sein in der Beziehung der Eltern zu ihrem Kind und in ihrer Folge der Beziehung der ganzen Familie zu ihrer Umwelt. Die Art der Mitteilung spiegelt für die Betroffenen die Meinung der Umwelt wider, der Mitteilende ist für sie der Repräsentant der „allgemein gültigen" Einstellung zur Behinderung und er kann das bestehende Insuffizienzgefühl, das Gefühl des Versagens seitens der Eltern verstärken und damit eine nur schwer wieder korrigierbare Fehlhaltung bei ihnen gegenüber ihrem Kind einerseits und der Umgebung andererseits bewirken und induzieren.

Hält man sich vor Augen, daß sich der überwiegende Teil der Eltern das Kind gewünscht hat, mit diesem Wunsch der Eltern Hoffnungen, Erwartungen, Träume und in der Phantasie bereits fest verankerte Zielvorstellungen und Zukunftsgedanken für das Kind verbunden sind und 95,6% von ihnen sich nie mit der Möglichkeit, ein krankes

Kind zu bekommen, auseinandergesetzt haben bzw. einen Gedanken daran verschwendeten, so ist die Ambivalenz in der emotionalen Odyssee bis zum Tag der sicheren Diagnose und danach als durchaus selbstverständliche und ganz natürliche Konsequenz einer enttäuschten Erwartungshaltung zu begreifen und letztlich auch zu deuten.

Die Geburt eines Kindes ist ein freudiges Ereignis, das in der gesellschaftlichen Meinung, in unser aller Phantasie geradezu zwangsläufig assoziiert wird mit Glück, Freude und Zufriedenheit. Seinen formalen Niederschlag findet dieses Glück in der Mitteilung durch Geburtsanzeigen, damit verbundenen Festlichkeiten usw. Die dadurch induzierten Gefühle, die sich auch im Aufbau gezielter Werbekampagnen von einer heilen, glücklichen Welt dokumentieren, drängen junge Eltern förmlich in eine rosige Zukunft und verdrängen bzw. erlauben Traurigkeit, Hilflosigkeit, Verzweiflung und Kummer, die durch die Mitteilung der Diagnose hervorgerufen werden, nicht. Im Grunde widersetzen sich Eltern, die als ganz natürliche Reaktion auf ihr krankes Kind nicht die geforderte Freude empfinden können, den an sie gestellten Erwartungen, den gesellschaftlichen Geboten. Es bleibt ihnen versagt, auf der Welle der Euphorie mitzuschwimmen, da ihnen die Grundvorraussetzung: ein gesundes Kind geboren zu haben, fehlt.

– Bewältigung

Die Geburt eines behinderten Kindes ist ausnahmslos ein schweres psychisches Trauma für die Eltern (Repond, 1956), und es werden dadurch Gefühle der Schuld gegenüber dem Kind einerseits und dem Ehepartner andererseits ausgelöst. Das Erkennen der Diskrepanz zwischen dem erwarteten Kind und der Realität, dem behinderten Kind, impliziert zwangsläufig eine Krise. Jeder Mensch hat seine ihm eigene Art, Krisen zu bewältigen, eine ihm eigene Strategie, die er sich im Erfahren früherer Krisensituationen angeeignet hat. Doch wird die Art der Antwort, die Strategie zur Bewältigung, jetzt nicht allein von der individuellen Persönlichkeit in der Familie im Umgang mit Krisensituationen bestimmt. Die externe Dialektik der Interaktion zwischen Individuum und materieller bzw. sozialer Umwelt bringt es mit sich, daß eine Person durch ihre Handlungen selbst spezifische Veränderungen in ihrer Umwelt bewirkt und so die Einflüsse, denen sie individuell ausgesetzt ist, mitbestimmt. Soziales Umfeld als dehnbarer Begriff wird selbst charakterisiert durch ethnologische Determinanten wie Kulturkreis und Religion. Unter dieser Sichtweise wird sehr deutlich, daß der Mensch sehr wohl unmittelbar abhängig ist von der Familie, in welcher er geboren ist, aber die Familie selbst in ihrem Interaktionsmodus, ihrer Dynamik und Bewältigungsarbeit einem sowohl zeitlichen als auch ethnologisch charakterisierten Abhängigkeitsverhältnis unterliegt. Abhängigkeitsgrade, beeinflussende und prägende Determinanten, lassen sich gleich einem Netz ausdehnen auf nicht unmittelbar, sehr wohl aber indirekt bestimmende und beeinflussende Faktoren.

Daß derartige Konzepte lediglich nur Orientierungshilfen sein können im Verstehen der Vielschichtigkeit und Vielfältigkeit des emotionalen Irrens, sowohl für die unmittelbar betroffenen Eltern als auch für alle Nicht-Unmittelbar-Betroffenen, versteht sich von selbst. Daß sie nicht zur Pauschalisierung mißbraucht werden dürfen und können – wie einfach und unkompliziert wäre dann das Leben – , muß nicht betont werden. Doch vielleicht kann dadurch jeder Mensch, denn wer hat noch nie in seinem Leben um einen geliebten Menschen getrauert, in Erinnerung seiner eigenen durchgemachten und erlebten Gefühlswirren die Gefühle der Eltern in ihrer Natürlichkeit besser nachvollziehen und in dieser Reflexion, im Bezug zu sich selbst besser verstehen.

Wir mußten erfahren, und dies läßt sich nicht in Zahlen dokumentieren, auch nicht quantifizieren, daß jede Familie in ihrer eigenen Dynamik sämtliche Phasen durchschritt. Einige erlebten Rückschäge, Rückfälle; einige pendelten zwischen den einzelnen Stufen hin und her; einige übersprangen auch Phasen; wer wirklich die oberste Stufe erreicht, für immer, dies läßt sich nicht objektivieren, nur erahnen und erleben.

Zahlenmäßig erfaßt wurde nur, daß zum Zeitpunkt der Mitteilung 12,3% der Mütter und 20,0% der Väter bedingt durch die Kenntnis der Krankheit ihrem Kind ablehnend bzw. distanziert gegenüberstanden; bei einem weitaus größeren Teil dies aber keine Änderung in der emotionellen Einstellung zu ihrem Kind mit sich brachte. Nach Überwindung des ersten Schocks, dem Heraustreten aus der Phase der Lähmung, wurde bei 93,3% der Mütter und 78,8% der Väter eine durchaus zunehmend positive Färbung der emotionalen Bindung zum Kind registriert, beim verbleibenden Teil die Haltung als unverändert beschrieben.

Der Faktor „benötigte Zeit", um zu einer rückhaltlosen Akzeptanz gegenüber dem Kind und seiner Erkrankung zu gelangen, mag vielleicht als Maß der schwersten seelischen Krise in der Bewältigungsarbeit zu deuten sein, ist aber sicher nicht als Endpunkt dieser zu werten. Die unterschiedliche „Verteilung" zwischen Müttern und Vätern ist in Abbildung 27 graphisch dargestellt.

Dem gegenüberzustellen ist die sowohl von Rett als auch von den Eltern selbst sehr subjektive, nicht objektivierbare Feststellung, wie weit sie die Behinderung ihres Kindes verkrafteten bzw. bewältigten in ihrem Leben, nicht bewältigten oder in Resignation flüchteten. Unkommentiert soll die Diskrepanz in Tabelle 48 wiedergegeben werden.

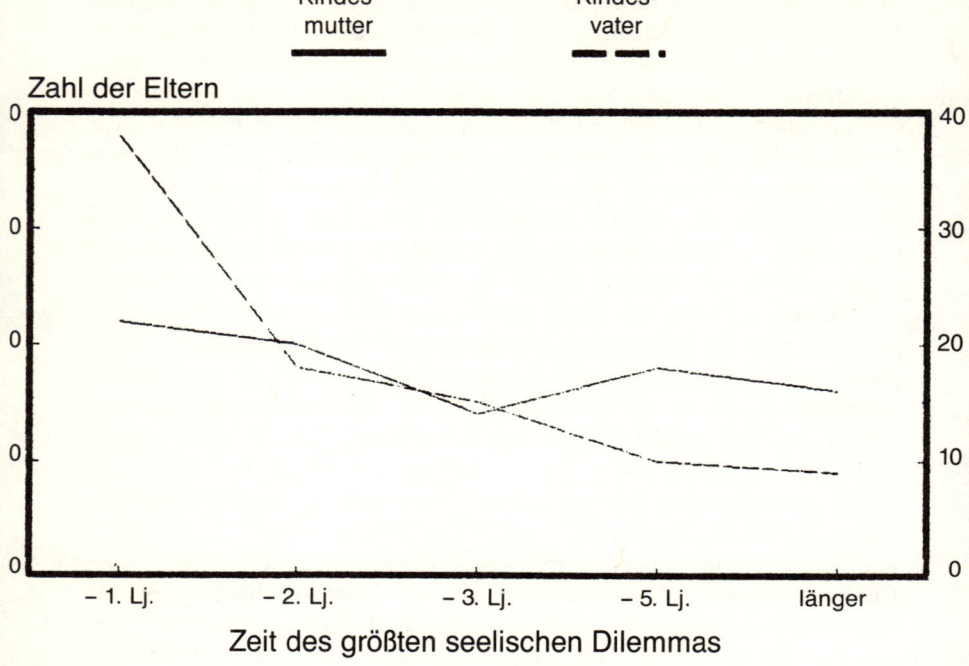

Zeit des größten seelischen Dilemmas

In Lebensjahren des Kindes

Abbildung 27: Benötigte Zeit bis zur Akzeptanz des behinderten Kindes.

Tabelle 48: Bewältigung der Behinderung seitens der Eltern

| | aus der Sicht Eltern | | aus der Sicht des Experten (Rett) | |
	Mutter	Vater	Mutter	Vater
bewältigt	86,8%	79,1%	53,9%	38,5%
nicht bewältigt	6,6%	8,8%	37,4%	35,2%
resigniert	6,6%	12,1%	7,7%	25,3%

– Änderung in der Beziehung zwischen Eltern und mongoloidem Kind

Es steht außer Frage, daß die Realität, ein mongoloides Kind sein Kind zu nennen, eine Reihe von Veränderungen in der Einstellung und im Verhalten zum Partner, zu anderen Familienmitgliedern, zu Freunden und Bekannten nach sich zieht und eine Revision der Bedeutung der Kinder für die Eltern und ihrer damit verbundenen Vorstellung der Elternrolle von ihnen fordert. Akzeptieren des kleinen

222

Wesens, welches ein Leben lang Kind bleiben wird, verlangt mehr als ein bloßes Annehmen. Werte, die früher den Lebensinhalt darstellten, müssen aufgegeben werden, ungeahnte Sorgen und Probleme kommen auf einen zu, das gemeinsame Leben muß in neue Bahnen gelenkt werden.

Auf die Dynamik der Eltern, das mongoloide Kind zu akzeptieren und liebzugewinnen, sind wir bereits eingegangen. Einige noch offene deskriptive Daten zum Status quo der Beziehung sollen hier ihren Niederschlag finden. In 71,9% der Fälle ist die Mutter Hauptbezugsperson des Kindes, eine Tatsache, die allein durch die gesellschatliche intrafamiliäre Rollenverteilung gegeben ist. Miteinbezogen in das Gespräch wurde der mongoloide Erwachsenen in allen Familien. Deutlich besser und eindrucksvoller nachvollziehen, als uns dies an der Klinik möglich war, konnten wir in 81,3%, wie sehr der mongoloide Erwachsene in seiner gewohnten Umgebung auflebt, mit welcher Selbstverständlichkeit ihm gewisse Aufgaben in der Familie zugeteilt sind, denen er mit einer ungeheuren Begeisterung und seinem Maß an Pflichtbewußtsein nachgeht.

In der folgenden Abbildung soll die Beziehung der Eltern zu ihrem Kind aus der Sicht der Mutter und des Vaters einerseits, der Eindruck von Rett, der die Familien über Jahrzehnte begleitet, andererseits dargestellt werden

Es ist sicher nicht zu leugnen, daß die Tatsache einer lebenslangen Betreuung ihre Spuren hinterläßt, daß zwangsläufig die Mutter stärker und intensiver in die Betreuung involviert ist und dadurch zwangsläufig die Beziehung der Mutter zu ihrem Kind geprägt wird. Es lohnt sich, darüber nachzudenken, daß ein resignierendes Verhalten vor allem bei Vätern gefunden wurde, nach Meinung von Rett häufiger als zugegeben wird.

- Änderung in der Beziehung der Eltern

Hat ein behindertes Kind Einflüsse auf die Partnerschaft der Eltern? – Wenn ja, welche? Daß diese Tatsache sehr wohl Spuren hinterläßt, ist sicher eindeutig mit ja zu beantworten. Doch nie eindeutig wird die Frage der Qualität und die Richtung dieser Spuren zu beantworten sein, trotz vielfältiger Bemühungen, an diese Frage empirisch nachvollziehbar heranzutreten. Wie weit positiv oder negativ diese Realität eine Partnerschaft, das Leben jedes einzelnen Familienmitglieds beeinflußt, ist geradezu unmöglich, und es wäre vermessen, dies anhand objektivierbarer Kriterien nachzuvollziehen, bedenkt man, daß die Wurzeln jeglichen Reagierens, Handelns und menschlichen So–Seins unendlich vielfältig und vielgestaltig sind. Vermessen wäre es, Kausal-

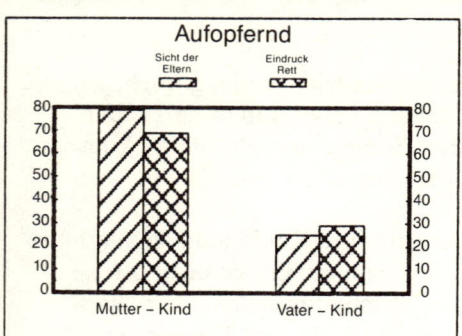

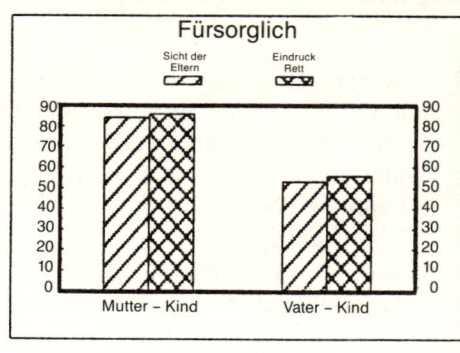

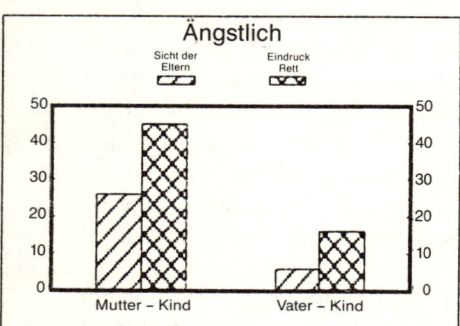

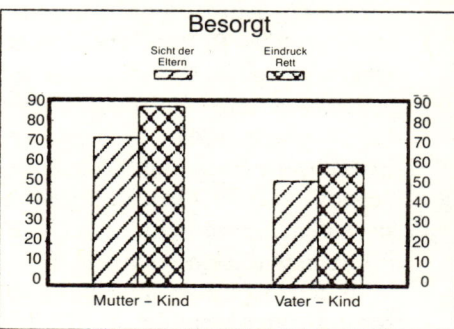

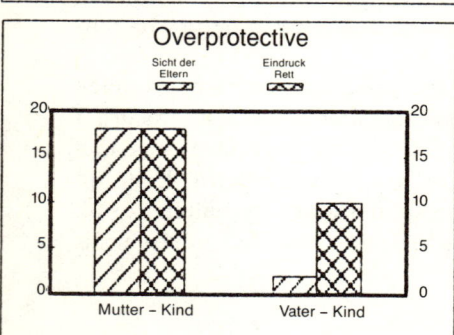

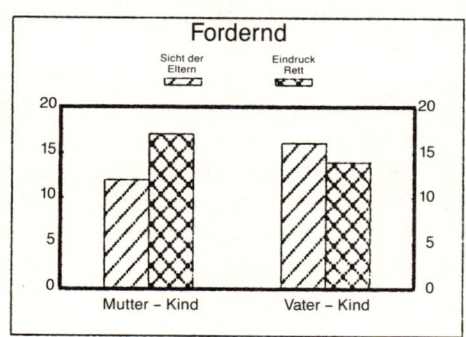

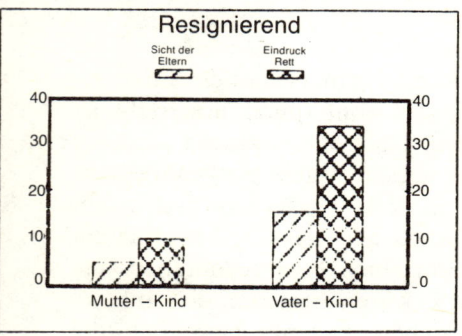

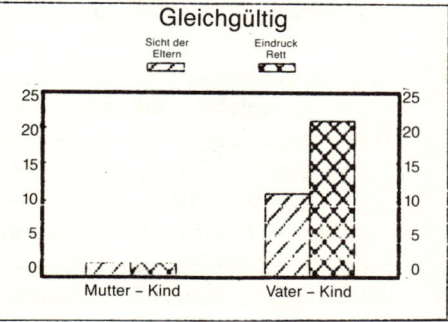

Abbildung 28: Eltern–Kind–Beziehung aus der Sicht der Eltern und des Experten (Rett).

zusammenhänge zu suchen und diese als ausschließlich gültig und wirksam zu erklären.

Für Rett (1980) ist die Struktur der Ehe, in die ein geistig behindertes Kind hineingeboren wird von entscheidender Bedeutung. Aber die Auseinandersetzung mit der Behinderung des Kindes bedeutet eine in vielen Fällen oft unerträgliche Belastung für die Ehe, für die Partner. Heftige, akute wie auch permanent unterschwellige Krisen und eine allzu internsive Identifikation der Mutter mit dem geistig behinderten Kind führen häufiger, als man es bei oberflächlicher Betrachtung annehmen möchte, zu einer Distanzierung der Ehepartner voneinander. Zahlenmäßig spiegelt sich dies wider in der Tatsache, daß 41,9% der Väter gegenüber 11,9% der Mütter zunehmend Familienaktivitäten vernachlässigten. Im folgenden soll eine erlebte „Beurteilung", inwieweit die Behinderung des Kindes zu einer Änderung in der partnerschaftlichen Beziehung führte, von verschiedenen Warten aus betrachtet werden:

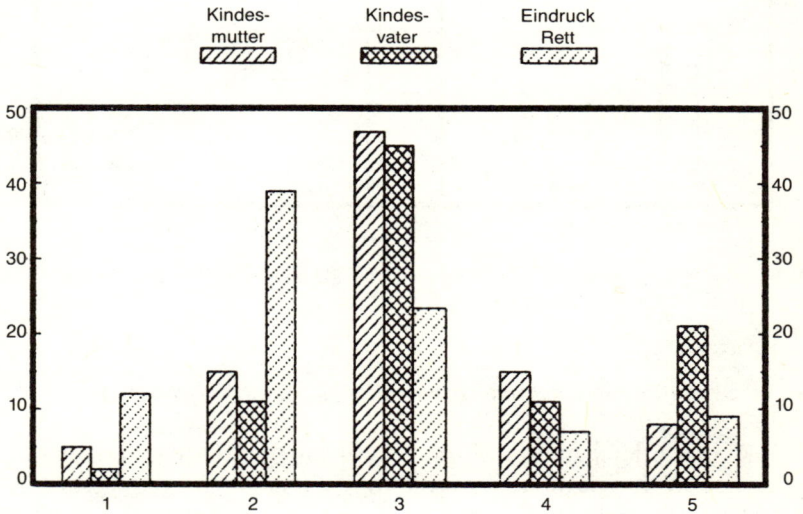

Abbildung 29: Veränderungen in der Partnerschaft durch das mongoloide Kind aus der Sicht der Mutter, des Vaters und des Experten (1 = bis heute andauernde Ehekrise, 2 = vorübergehende Schwierigkeiten, 3 = keine Änderung, 4 = Vertiefung der Partnerschaft, 5 = Verschlechterung bzw. Scheidung).

Die sich hier und auch in der nachfolgenden Abbildung bezüglich der aktuellen Lage der Partnerschaft auftuenden Diskrepanzen sind sicher zum Teil durch unterschiedliche individuelle Grundhaltungen und Wertvorstellungen, durch die Persönlichkeit jedes Einzelnen erklärbar, zum Teil aber auch durch den retrospektiven Wert der gestellten Fragen, läßt man prinzipiell eine Grundsatzdiskussion bezüglich der Relevanz dieser sehr persönlichen Bewertungskriterien außer acht. Erwähnung finden soll noch, daß 55,1% der Eltern glauben, alles nur Mögliche für ihr krankes Kind getan zu haben, nur 21,3% sprachen offen aus, was sie „opferten", nur 32,2% verbalisierten die Einschränkungen, die auf sie durch die Behinderung des Kindes zukamen.

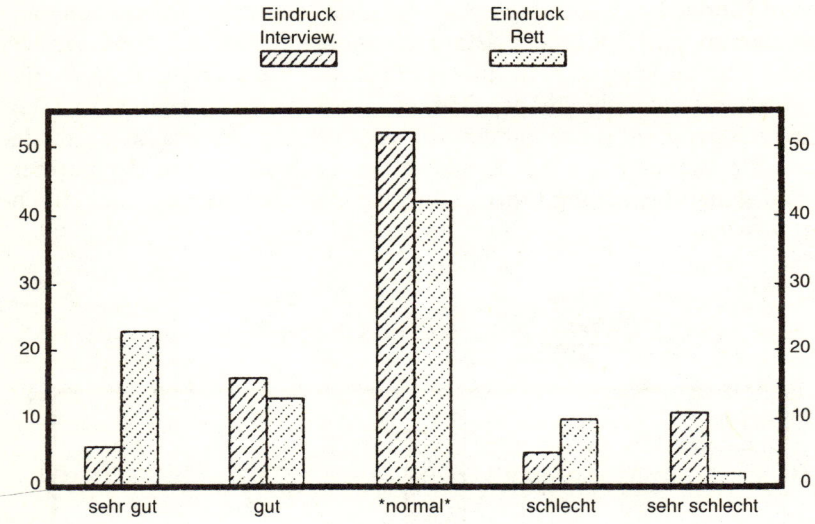

Abbildung 30: Aktuelle Lage der Partnerschaft aus der Sicht des Interviewers (Pinter) und des Experten (Rett).

– *Die Bedeutung des behinderten Kindes für seine Geschwister*

Alle Kinder brauchen ihre Eltern. Eltern sollen ihren Kindern emotionale, liebevolle, zärtliche Zuwendung schenken, in geborgener Atmosphäre Raum freihalten zur Selbstentfaltung, Entwicklung individueller Kreativität, Findung der Identität. Aus tiefenpsychologischer Sicht nicht zu negieren sind Auswirkungen der Geschwisterkonstellation auf die Persönlichkeitsentwicklung bzw. Evolution psychopathologischer Dysfunktionen. Doch generell Rückschlüsse zu ziehen über Auswirkungen, Prägung einzelner Aspekte wird erschwert, wenn nicht unmöglich allein durch die nicht zu übersehende Komplexität der Wechselwirkungen verschiedenster situativer Gegebenheiten.

Rivalitäten, Eifersucht und Konkurrenzverhalten haben durchaus ihren Raum in der Kinderstube. Fühlen sich jedoch Kinder durch ein krankes Geschwister vernachlässigt, zurückgesetzt, verdrängt vom

Platz an der Sonne mütterlicher bzw. elterlicher Zuwendung, so kann Rivalität sehr wohl pathogene Ausmaße annehmen. Biermann (1975) bezeichnet sie als Schattenkinder, die den Leidensweg geschädigter Kinder, die schicksalsbedingt im Mittelpunkt elterlicher Verwöhnung stehen, begleiten. Nur wenn es der Mutter gelingt, einen Mittelweg zwischen Ablehnung des Kindes und symbiotischer Fixierung an das Kind zu finden (Ross, 1967), kann die Existenz des Schattenkinder-Daseins unterbunden werden, wird den Geschwistern über das Erleben der adäquaten Einstellung ihrer Eltern ein spannungsfreier Zugang zum behinderten Kind gebahnt.

Welche Bedeutung es für die heranwachsenden Menschen hat, ein mongoloides Kind seine Schwester bzw. seinen Bruder zu nennen, und ob dadurch und inwieweit sich diese Tatsache positiv oder negativ auswirkt, ist nicht nur schwer nachzuvollziehen, sondern allein in unserem Fall durch den Umstand, daß ein großer Teil der Geschwister bereits den elterlichen Haushalt verlassen hat, sein eigenes Leben aufgebaut hat, zum Teil schon eigene Familie hat, nicht wirklich zu objektivieren. So waren wir in den meisten Fällen auf die Aussage der Eltern angewiesen, die ganz natürlich und somit auch verständlich eher einer Idealisierung als der Realität entsprechen. Aus diesem Grunde sind auch die folgenden Daten mit entsprechendem Vorbehalt zu betrachten: Abgesehen von ganz wenigen Ausnahmefällen wurde das behinderte Geschwister akzeptiert und in ihr Leben eingebaut und es kam im wesentlichen zu keiner Änderung in der Beziehungsqualität (Tabelle 49).

Tabelle 49: Einstellung der Geschwister gegenüber dem mongoloiden Geschwister früher und heute.

	früher	heute
ablehnend	5,5%	8,8%
distanziert	3,3%	7,7%
akzeptiert	91,2%	89,0%

In 13% der Fälle wurde eine Einstellungsänderung um die Phase der Pubertät vollzogen. Rund 90% spielten mit ihrem mongoloiden Geschwister, scheuten sich nicht, Freunde mit nach Hause zu bringen und die behinderte Schwester bzw. Bruder soweit wie möglich in das gemeinsame Spiel miteinzubeziehen.

Ablehnende Haltung und Abkehr erfuhren nur 14,5% von seiten ihres Freundeskreises. Ebenso konnten nur in 15,9% der Fälle Schwierigkeiten und negative Erfahrungen bei der Wahl des Partners gefunden werden. Die zuletzt genannten Werte stehen in absolutem Widerspruch zu der später angeführten intoleranten Haltung der Umwelt dem behinderten Kind und seiner Familie gegenüber und scheinen uns viel zu niedrig angesetzt.

Wir wollen in der nächsten Abbildung wiedergeben, inwieweit die Geschwister durch das mongoloide Kind eine Beeinträchtigung erfuhren aus der Sicht der Eltern und Rett.

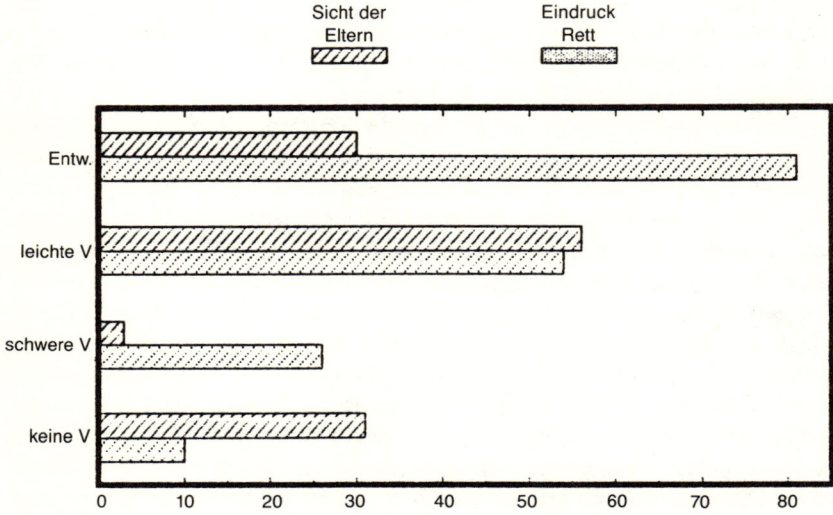

Abbildung 31: Beeinträchtigung der Geschwister durch das behinderte Kind aus der Sicht der Eltern und des Experten (Entw. = Entwicklung beeinträchtigt, V. = Verhaltensstörung).

- *Die Frage nach der Zukunft*

Die aus der Erfahrung mit der Umwelt, deren Unverläßlichkeit und Unverständnis, mit dem Älterwerden der Kinder und ihrer Eltern wachsende Sorge um die Zukunft ist verständlich. Zwar schwebt über allen Familien die Frage: Wer kümmert sich nach unserem Tod um unser Kind? Doch von fast einem Drittel wird dies in den Hintergrund gedrängt. Sie haben weder eine Vorstellung, wer nach ihrem Tod für ihr Kind sorgen wird, noch haben sie sich mit dieser Frage wirklich auseinandergesetzt. In der Phantasie eines weiteren Drittels wird es die Aufgabe der Geschwister sein: in 20,9% der Fälle die der Schwester, in 7,7% die des Bruders. 38,5% der Eltern sehen die Lösung in der Unterbringung in einem Heim.

Im Grunde weiß man nur in wenigen Fällen eine konkrete Antwort und hat den Schritt dafür schon jetzt gewagt, obwohl für 76,9% der Familien die Frage der Vorsorge als belastend empfunden wird. Dieses

Thema ist mit zu vielen Emotionen besetzt, als daß man wagt, schon jetzt darüber zu sprechen. Lediglich 36,3% der Befragten vermochten, das Problem offen zu verbalisieren. Immerhin 38,9% verdrängen die Frage um die Zukunft ihres mongoloiden Kindes, in der stillen Hoffnung, es werde vor den Eltern sterben.

12.4. Diskussion

Ein zu Beginn in seiner Tragweite sicher noch nicht zu realisierendes Wort wie Mongolismus, Down Syndrom, Trisomie 21, beinhaltet den Anfang einer schmerzlichen Erfahrung. Im ersten Augenblick wird nur wahrgenommen: Das Erwünschte, Ersehnte, Erhoffte ist nicht eingetreten. Die Diagnose selbst, ihre Ätiologie, ihre medizinisch ausgerichtete Prognose hat für die Eltern im Augenblick der ersten Mitteilung keine Bedeutung. Wichtig und unter allen Umständen entscheidend in der Flut von ersten Emotionen und Gefühlen der Enttäuschung, des Versinkens eines Traums, des von den Eltern schmerzlich zu erlebenden Verlustes einer lang gehegten und fest verankerten Erwartung ist die positive Schwingung, die in der Art und Weise der Mitteilung und des Mitteilenden spürbar wird und ist das Angebot, sie ein Stück des Weges zu begleiten und für ihre im Laufe der Zeit wachsenden Fragen und Probleme offen zu sein.

Gerade das Thema, wie sieht die Realität aus, wird – ohne sichtbaren Effekt – immer wieder abgehandelt und wir sind mit unseren Erfahrungen nicht allein: Die Verharmlosungen, Verniedlichungen der tatsächlichen Situation sind für die Eltern erschütternd; denn im Vergleich mit gleichaltrigen, gesunden Kindern werden sie unbarmherzig immer wieder auf die kleinen Unterschiede zu ihrem Kind aufmerksam, selbst wenn sie eine befürchtete Behinderung ihres Kindes nicht wahrhaben wollen. Erklärende Worte, die dem kleinen Wesen von vorneherein jegliche Existenzberechtigung und ihnen selbst eine begleitende Stütze für das Ja zu ihrem Kind versagen, werden zu recht als eine ungeheuerliche Brutalität, als inhuman und verletzend empfunden. Ebenso untragbar ist das Verstecken der Tatsache hinter Fachtermini und die Unterlassung, diese in eine verständliche Sprache zu übersetzen. Die betroffenen Eltern fühlen sich dadurch nicht ernst genommen, verlassen, allein und ohnmächtig in der Stigmatisierung ihres Kindes (vgl. Muller-Miezio, 1983; Beuys, 1984; Koop, 1982; Wunderlich, 1977). Eltern sagen es uns mit dem Beigeschmack der Verbitterung und der Traurigkeit: Nicht allein die Diagnose ihres Kindes traf sie schwer, niederschmetternd war allzu oft das damit verbundene allein Stehen im kalten Regen der Verzweiflung.

Warum schenken wir gerade diesem Thema so viel Beachtung? Weil es ein tiefgreifendes Anliegen jener Eltern ist, die heute noch, Jahrzehnte später, stark emotional gefärbt ihre damalige Verwundung verbalisieren und zu recht nach Änderung verlangen. Weil sich auch heute im wesentlichen, wie eine Untersuchung von Murdoch (1984) zeigt, wenig geändert hat: 88% der Mütter von Kindern mit Down Syndrom wurde innerhalb der ersten Woche nach der Geburt die Diagnose mitgeteilt; über die Hälfte der Mütter waren zufrieden mit der Art der Mitteilung, doch wurde bei einem Großteil nur der Mutter die Diagnose offeriert, der auch betroffene Vater war nicht anwesend. 31% der Mütter wurde nicht die Möglichkeit eingeräumt, weitere Fragen zu stellen, über ihre Gefühle zu sprechen, keine begleitende Stütze wurde ihnen angeboten bzw. empfohlen.

Die Zeit und die wachsende Erfahrung, sein Kind lieben zu können, können helfen beim Überwinden der akuten Phase des größten Leids. Residuen von Leiden und Traurigkeit bleiben immer zurück und chronischer Kummer begleitet sie ein Leben lag; er kann für lange Zeit fast unbemerkt in einem schlummern und dann plötzlich akut wieder zum Ausbruch kommen. Eine nie wirklich zu beendende Bewältigungsarbeit.

Durch die Geburt eines behinderten Kindes wird zwangsläufig der normale Lebenszyklus unterbrochen, eine Krise eingeleitet. Wie wir auch fand Moulsae (1985), daß erste elterliche Reaktionen zumeist durch Gefühle der Schuld, der Scham und des Versagens geprägt sind, daß aber 80% der Eltern nach Durchirren der beschriebenen Bewältigungsstraße bereit waren, die Situation zu akzeptieren. In Übereinstimmung dazu stehen unsere gefundenen Zahlen bei der Auffassung der Eltern, die Behinderung ihres Kindes bewältigt zu haben. Die Diskrepanz zu Retts Eindruck glauben wir in seiner Erfahrung bei der Betreuung dieser Familien über Jahrzehnte und somit einem „Langzeiteindruck" suchen zu müssen, in seiner ganz persönlichen Definition von Bewältigung und in seinem Wissen und Erleben des „chronischen Kummers".

Sicher ist Bewältigung auch ein Zusammenspiel von Strategien, welche dahin zielen, Streß auszuweichen oder gar zu reduzieren, wobei Streß Ausdruck eines Ungleichgewichts ist zwischen Anforderungen, gestellt an die Eltern, bedingt durch die neue Situation und den ihnen zur Verfügung stehenden Resourcen, diesem zu begegnen (Ray u.a., 1982). Resourcen, verstanden als bedeutungsvolle soziale Beziehungen, die für einen Menschen unter dem Eindruck einer Problem- bzw. Krisensituation hilfreich werden, um im Alltag auftretenden Belastungen angemessener und erfolgreicher gewachsen zu sein. Als Schutz bergen sie latente, im Bedarfsfall zu aktivierende Hilfen (Ferber, 1983) und sind in der Bewältigungsarbeit der Familien nicht zu negierende essentielle Stützpfeiler. Daß in der Konfrontation mit der Realität, ein behindertes Kind sein eigen zu nennen, wenig soziale Beziehungen bestehen bleiben und man oft erst dann die falsche Einschätzung der Bedeutung geglaubter Beziehungen erkennt, spiegelt sich in der von den Eltern gemachten Erfahrung mit der Umwelt: der Familie, den Freunden, den Bekannten und Menschen, denen man zufällig irgendwann und irgendwo begegnet, wider.

Einem behinderten Kind das Leben zu schenken, wird noch allzu oft als dunkles, als durch naturwissenschaftliche Erklärungen nicht ausreichend erhellbares Schicksal gedeutet, es wird als Strafe, Sühne, Buße interpretiert, als ob Behinderung selbstverschuldet sei. Die Existenz von Schuldgefühlen in den Familien, von Schuldzuweisungen durch andere ist eine nicht zu leugnende Tatsache, die einer Klärung bedarf (Bach, 1967; Roos, 1967). Die Wurzeln dieser oft lebenslangen Schulderklärungen mögen nicht überwundene, über Generationen tradierte Ressentiments der Menschen gegenüber Behinderung, Andersartigem sein. Sie werden genährt und unterhalten durch die Begegnung und Auseinandersetzung mit den Vorurteilen der Nichtbetroffenen.

So verlangt, und das darf in seiner Tragweite nicht übersehen werden, die Geburt eines behinderten Kindes auch in dieser Sichtweise eine Einstellungsänderung von jedem einzelnen in der Familie, ein Sich-Befreien von einer veilleicht unreflektierten, in frühester Kindheit anerzogenen Grundhaltung; ein Schwimmen gegen den Strom, ein Ankämpfen gegen festgefahrene Meinungen: zum Teil der eigenen, zum Teil der vieler anderer. Und allein daraus schon wird die in den Eltern wohnende Ambivalenz in der Begegnung mit nicht unmittelbar Betroffenen verständlich, daß diese Annahme sehr wohl ihre Berechtigung hat. Wir mußten erfahren, daß die von den Eltern erlebte Einstellung der Umwelt ihren Niederschlag in einer erschütternden Zahlenrelation hat: Unweigerlich werden betroffene Eltern im von der Gesellschaft unkritisch geübten Beschneiden ihrer sozialen Identität zur Verteidigung oder zum Rückzug gezwungen. Den meisten gelingt es, den Weg der Verteidigung einzuschlagen, doch es gibt auch heute noch Familien, wenn auch wenige, die sich und ihr Kind total isolieren: Rückzug heute mitten in Wien! Man glaubt es nicht!

Nur wenn die Familie selbst ihre Rolle zu ihrem behinderten Kind klar definiert hat, wird sie lernen, trotz latentem innerem emotionalem Aufruhr erfahrener Taktlosigkeit vermittelnd zu begegnen, und erlebt diese heute gegenüber früher als nicht mehr so verletzend.

Daß alle bis jetzt angeführten Gedanken und Fakten in nie objektivierbarer Weise die intrafamiliäre Interaktion und Beziehungsdynamik auf sehr unterschiedliche individuelle Art und Weise mitbestimmmern, wird niemand bestreiten. Doch wie schwer, wenn überhaupt, zu beantworten ist die Frage, inwieweit und welchen Einfluß die Behinderung des Kindes auf intrafamiliäre Interaktion unter dem Eindruck sozialer, wirtschaftlicher und kultureller Gegebenheiten hat.

Unbestritten bedeutend ist sicher die Stabilität, die Tragfähigkeit, die Harmonie, die Struktur der Ehe (Rett, 1980), in die ein geistig behindertes Kind hineingeboren wird; bedeutend ist sicher auch, inwieweit Ehepartner in ihrer gemeinsamen Beziehung gelernt und erfahren haben, Krisensituationen miteinander zu begegnen und zu meistern.

Ein behindertes Kind induziert zwangsläufig eine Verschiebung der Rollenverteilung und kann dadurch eine Störung der Homöostase der partnerschaftlichen Beziehung bedingen (Ross, 1967). Ohne große Diskussion übernimmt die Mutter, entsprechend ihrer traditionsgebundenen Rolle, die Erziehung, Pflege und Förderung des behinderten Kindes mit all seinem kräfteverzehrenden Mehraufwand, der Vater engagiert sich immer mehr in seinem Beruf, zum Teil unter dem Eindruck tatsächlicher finanzieller und wirtschaftlicher Mehrbelastung, da die Frau als Zweitverdienerin meist wegfällt. Das zunehmende Engagement beider Eltern in verschiedene Richtungen führt zu einer zeitlichen Auslastung beider auf verschiedenen Ebenen, gemeinsame Aktivitäten werden vor allem vom Mann, wie sich zeigt, vernachlässigt; das kann eine symbiotische Verstrickung der Mutter mit dem Kind einleiten und den Vater in der Familienhierarchie meist unter der Mutter stehend nun an die Peripherie der Familie drängen.

Im Erkennen der Geschwisterproblematik in jahrzehntelanger Betreuung von Familien mit einem mongoloiden Kind schlägt Rett (1980) folgende Weichenstellung für ein harmonisches Familienleben vor: „Früh beginnende und kontinuierliche Betreuung des mongoloiden Kindes in heilpädagogischen Einrichtungen über den Tag hinweg. Altersgemäße Aufklärung der gesunden Geschwister ohne Verniedlichung und Beschönigung. Abgrenzung der Positionen der einzelnen Familienmitglieder, ihres Wohnraums, der Freizeit, der Ferien; Garantie des Eigenlebens. Freihalten von finanziellen und persönlichen Belastungen durch die Sorge um das mongoloide Kind".

In diesem Zusammenhang soll nochmals die Frage der Zukunft des behinderten Kindes, der Zukunft nach dem Tod der Eltern aufgerollt werden. Erinnern wir uns der ambivalenten unsicheren Haltung der Eltern zu dieser Frage, und wieviele Eltern diese Frage in der stillen Hoffnung, noch vor ihrem mongoloiden Kind zu sterben, verdrängen, keine konkreten Vorstellungen haben. Erinnern wir uns, daß nahezu ein Drittel der Eltern von den gesunden Geschwistern erwartet, daß diese die Sorge, Verantwortung und Belastung auf sich nehmen. Verständlich aus den gemachten und erlebten Erfahrungen der Eltern ist ihre Ambivalenz, ihre Unsicherheit, ihre Angst, daß ihre Kinder nach ihrem Tod allein und verloren sind. Verständlich ist auch ihr Wunschdenken, das vielfach noch gar nicht mit den Geschwistern selbst besprochen wurde.

Richtet man den Blick in die schicksalshafte Zukunft des behinderten Kindes und seiner Geschwister, wird die mit Nachdruck formulierte Forderung von Rett (1977) nach sozialen Präventivmaßnahmen mehr und mehr zu einer unbedingten Notwendigkeit: „Es geht vielmehr darum, die soziale und gesellschaftliche Position der Behinderten und ihrer Familien zu verbessern. Hier scheinen uns die Geschwisterprobleme besonders wichtig zu sein. Die Annahme vieler Eltern, das Schicksal ihres behinderten Kindes wäre später ohnehin einmal bei seinen gesunden Geschwistern in besten Händen, ist krasse Utopie. Wir meinen und verlangen vielmehr, daß grundsätzlich die gesunden Brüder und Schwestern, soweit dies möglich ist, aus der Betreuungszeit herauszuhalten sind".

13. Anforderungen und Ziele in der Arbeit mit Erwachsenen geistig Behinderten

Auf der Basis der vorliegenden empirischen Ergebnissen und der praktischen Erfahrungen können ansatzweise Richtlinien abgeleitet werden, die die Arbeit mit erwachsenen Mongoloiden sowie jenen Mongoloiden, die ein fortgeschritteneres Lebensalter erreicht haben, charakterisieren. Im Zusammenhang mit diesen Richtlinien soll nochmals auf eine wesentliche Klarstellung, wie sie aus den Untersuchungsergebnissen hervorgegangen ist, verwiesen werden: nämlich, daß mongoloide Personen im Vergleich zu nicht behinderten Personen, aber auch im Vergleich zu Personen mit anderen Formen von geistiger Behinderung, wesentlich früher in ihrem Leben altern und daß dieser Alterungsprozeß auch deutlich schneller abläuft. Dabei fällt auf, daß die Auswirkungen des Alterungsprozesses nicht bei allen mongoloiden Personen in den betreffenden Funktionsbereichen von ähnlichem Ausmaß ist, sondern daß sich neben der typischen Alterung im motorischen System bei allen über 30-jährigen Personen mit Down Syndrom, bei etwa 35 bis 45% der mongoloiden Personen zusätzlich, so um das 30ste Lebensjahr herum, ein massiver geistiger Abbauprozeß bemerkbar macht, der durch das klinische Bild der Demenz gekennzeichnet ist. Diesem Prozeß gehen meistens massive affektive und seelische Verstimmungen voraus. Es ergeben sich daraus Forderungen an eine Betreuung bzw. das Versorgungssystem für erwachsene Mongoloide bzw. generell für erwachsene geistig behinderte Personen. Diese Forderungen beziehen sich sowohl auf fachliche als auch auf sozialethische und sozialpolitische Aspekte.

Bestimmte Risikofaktoren können nachgezeigt werden für jene mongoloiden Personen die durch einen vorzeitigen geistigen Alterungsprozeß gekennzeichnet sind. Diese, in Tabelle 50 angeführten, Risikofaktoren stehen im Zusammenhang mit einer reduzierteren Lebenserwartung. Bei dieser Tabelle handelt es sich um eine Überarbeitung und Ergänzung jener bei Walford (1980), Sinex und Merill (1982), Thase (1982 a) und Balzazs und Brooksbank (1985) genannten Faktoren. Weiter kann angenommen werden, daß der Alterungsprozeß bzw. das mehr oder weniger schnell und in relativ frühen Jahren verlaufende biologische Altern, bei mongoloiden Personen genauso wie bei nicht behinderten Personen noch zusätzlich in Abhängigkeit von den jeweiligen Lebensbedinungen zu sehen ist.

Tabelle 50: Indikatoren des vorzeitigen Alterungsprozeßes mit reduzierterer Lebenserwartung bei Personen mit Down Syndrom (Risikofaktoren).

- angeborener Herzfehler
- Erkrankungen des Herz-Kreislaufsystems
- vorzeitiges Ergrauen der Haare
- Auffälligkeiten in den immunologischen Reaktionen (z.B.: starke Reduktion der T-Lymphozyten)
- häufige Infektionserkrankungen
- Erkrankungen des Atmungstraktes
- Katarakt
- maligne Erkrankungen
- vaskuläre Erkrankungen des ZNS (Hirnschlag)
- starker Abbau im verbal-kognitiven Leistungsbereich
- chronische seelische und affektive Einengung

Eine angemessene Betreuung von geistig Behinderten im Erwachsenenalter soll mindestens folgende fünf Bereiche enthalten bzw. berücksichtigen.

13.1. Medizinischer Bereich

Eine jährliche medizinische Durchuntersuchung mit ausführlicher Beratung der Eltern bzw. der Hauptbezugsperson des Behinderten erscheint erforderlich. Durch diese Maßnahme, die vorwiegend präventivmedizinschen Charakter hat, sollen etwaige gravierende Entgleisungen, die durch komplexe biologische Wirkungszusammenhängen gekennzeichnet sind, frühzeitig erkannt werden. Es erscheint selbstverständlich, daß die ärztlichen Untersuchungen sich nicht bloß auf die biologischen Parameter beschränken sollen, sondern sozialmedizinische Aspekte sind auch als Bestandteil der jährlichen Kontrolluntersuchungen zu sehen.

13.2. Psychologischer Bereich

Im Abstand von zwei Jahren wird die Durchführung von psychologischen Untersuchungen empfohlen, welche auch Überprüfungen zur sozialen Kompetenz beinhalten sollen. Solche Untersuchungen können Anhaltspunkte liefern, die für die Gestaltung individueller Förder- bzw. Fortbildungsprogramme herangezogen werden sollen. Darüberhinaus liefern solche Untersuchungen wertvolle Hinweise über etwaige sich anbahnende bzw. beginnende psychopathologische Prozesse bzw. frühe Anzeichen für Demenzprozesse. Auf der Basis der medizinischen und psychologischen Untersuchungen, unter Einbezug der sozialen Lebensrealität des einzelnen Mongoloiden sowie unter Bedachtnahme seiner Bedürfnisse ist eine frühzeitige realistische Beratung für die weitere Lebensgestaltung möglich.

13.3. Pädagogischer Bereich

Da im jungen Erwachsenenalter bei Mongoloiden noch eine Weiterentwicklung in bestimmten Kompetenzbereichen erwartet werden kann, soll dies durch entsprechende Förderungsangebote in diesem Alter ausgenutzt werden. Die Effekte einer bis ins junge Erwachsenenalter hineinreichenden Förderung sind vor allem in der Vergrößerung bzw. in der weiteren Verfestigung der sozialen Kompetenzen zu sehen, die wiederum eine günstigere Ausgangslage und Basis im Bereich des Arbeitsverhalten bzw. der beruflichen Rehabilitation bei diesen Personen erwarten lassen.

Die extreme Neigung zur Passivität und der Mangel an Eigeninitiative bei erwachsenen Mongoloiden können als zentrale Herausforderung für die Betreuung dieser Personen gesehen werden. Besonders in der Freizeit, die im Unterschied zur Arbeitszeit, kaum strukturiert und selten inhaltlich angemessen aufgefüllt ist, wird der Mangel an Eigeninitiative bezüglich aktiver Gestaltung extrem auffällig. Es besteht ein dringender Bedarf nach sinnvollen regelmäßigen Freizeitangeboten. Freizeitangebote für erwachsene geistig Behinderte sollen kurz dauernde und kurzfristig erreichbare, bis hin zu länger dauernden, über mehrere Tage bzw. ein bis zwei Wochen dauernden, Aktivitätsmöglichkeiten vorsehen. In den organisierten Freizeitaktivitäten sollen die sogenannten „Erwachsenenbildungsprogramme" für geistig Behinderte (Speck, 1982) eine besondere Stellung einnehmen. Die Erwachsenenbildung für geistig Behinderte fällt, neben der Vermittlung von Inhalten zu ausgewählten „Kulturthemen", vor allem die Aufgabe zu, die lebenspraktischen Fertigkeiten dieser Personen auszubauen bzw. diese Fertigkeiten zumindest auf dem bestehenden Funktionsniveau zu halten.

Die Planung und Durchführung von Freizeitaktivitäten für erwachsene geistig Behinderte stellt für die Behindertenverbände zum Teil ein neues Aufgabengebiet dar. Dabei ist zu berücksichtigen, daß der Bedarf an Angeboten von unterschiedlichen Freizeitprogrammen zusätzlich von der stetig wachsenden Anzahl erwachsener und auch älteren Personen mit geistiger Behinderung verändert wird. Für die Familien mit erwachsenen geistig Behinderten erscheint es besonders wichtig, daß die von den Verbänden konzipierten Freizeitangebote, auch als echte Entlastung für die älter werdenden Eltern der geistig Behinderten gesehen werden sollen. Die Freizeitangebote sollen für die körperliche und physische Ertüchtigung angemessene Programme vorsehen.

Weiter könnten bei solchen Freizeitaktivitäten vermehrt ältere Personen mit geistiger Behinderung, die, wegen ihrer Altersgrenze oder sonstigen altersbedingten Gründen nicht mehr in den Werkstätten für Behinderte aufgenommen bzw. beschäftigt werden können, angemessene Orientierungspunkte für die Struktur ihres Alltages finden.

13.4. Differenzierte Beschäftigungs- und Arbeitsmöglichkeiten

Der erwachsene Mongoloide braucht eine seinen speziellen Befähigungen entsprechende Beschäftigung bzw. Arbeit. In dieser Arbeit soll er auch Zufriedenheit empfinden können, d.h. die Arbeit soll seinen Bedürfnissen und seinen persönlichen Grenzen in angemessener Form entsprechen. Dies kann durchaus die Arbeit in einer Werkstätte für geistig Behinderte oder einer vergleichbaren Einrichtung sein. Es soll aber in Zukunft vermehrt an andere Arbeitsorte bzw. Beschäftigungsformen für diese Personen gedacht werden, wie z.B. kleine Gärtnerarbeiten, leichte Hofarbeit in landwirtschaftlichen Betrieben bzw. Arbeitsverrichtungen in sozialen und medizinischen Einrichtungen. Die Angebotspalette an Beschäftigungsinhalten und Orten für diese Verrichtungen soll vergrößert werden, so daß auch Arbeitswechsel möglich werden. Oelerich und Schwinger (1988) heben in einem Bericht zu berufsrelevanten Fähigkeiten bei Personen mit Down Syndrom unter anderem besonders hervor, daß die individuellen Charaktereigenschaften das Arbeitsleben nur in einzelnen Fällen belasten. Die Arbeitsleistung von Personen mit Down Syndrom wird von diesen Autoren mit kaum beeinträchtigt angegeben, da heute, wenn adäquat gefördert, kaum ein Mangel an lebenspraktischen Fertigkeiten zu erwarten ist.

13.5. Wohnbereich

Was für die Arbeit erstrebenswert erscheint, nämlich ein inhaltlich reichhaltiges Angebot bereitzustellen, erscheint für den Wohnbereich prinzipiell auch von Gültigkeit. Doch birgt eine solche Forderung, neben den Problemen und Belastungen, die der Ablösungsprozeß für die betroffenen Personen mit sich bringt (Fehlhaber, 1987), ein gewisses Dilemma in sich, welches kurz skizziert sein soll.

Es gilt heute vielerorts als besonders anstrebsam, daß sich Personen mit geistiger Behinderung ab dem jungen Erwachsenenalter vom Elternhaus lösen sollen, mit dem Ziel in anderen Wohnformen, unabhängig von der Familie, zu leben. Das hierbei verwendete Argument, daß wenn diese Personen erst nach dem Ableben der Eltern, und dann meistens notgedrungenermaßen, einer entsprechenden Wohnform zugewiesen werden, die außerhalb der Familie ist, sie nicht mehr leicht in diese zu integrieren sind, hat einiges an sich. Weiter wird auch argumentiert, daß das Zusammenleben mit alten Eltern die Passivitätsneigung verstärkt und die Isolation der behinderten Personen fördert (Wertheimer, 1981). Geistig Behinderte und besonders Personen mit Down Syndrom hätten weniger Chancen, sich zum erwachsenen geistig Behinderten entwickeln zu können; er würde in der Familie vielmehr in seiner Kinderrolle stecken bleiben.

Diesen Argumenten ist auf den ersten Blick sicherlich einiges abzugewinnen. Demgegenüber wollen wir aber jene Bedenken kurz streifen, die sich ergeben, wenn Wohnformen entstehen, die nicht mehr den Schutz der behinderten Personen an erste Stelle setzen, sondern gezielt das Wecken bestimmter Bedürfnisse bei den geistig behinderten Personen betreiben. So, wie diese Tendenz sich weiterverbreitet, erscheint es uns sehr problematisch Empfehlungen zu bestimmten Wohnformen für geistig behinderte Menschen abzugeben.

Es ist weiter zu fragen in wie fern ein breitgefächertes, nach verschiedenen Kompetenzniveaus der behinderten Personen abgestuftes Wohnformangebot erstrebenswert ist. Ein nach individuellen Kompetenzen abgestuftes Modell enthält das Moment in sich, daß der geistig behinderte Mensch, der ja mit fortschreitendem Alter oft nachhaltige ungünstige Veränderungen in seiner Funktiontüchtigkeit hinnehmen muß, nicht mehr in seine ursprüngliche Wohnform hineinpaßt und in die nächste Wohnumgebung geschoben wird. O'Connor meint hierzu in etwa, „wir nehmen sie (die älteren und alten geistig behinderten Personen) weg aus jener Umgebung, wo ihre Freunde arbeiten und leben, trotz der Tatsache, daß wir gelernt haben, daß ihre sozialen Kontakte und ihre gewohnten Interaktionsmöglichkeiten für sie von viel größerer Wichtigkeit sind als unsere ‚Mittelklasse–Arbeitsethik‘ (O'Connor, 1983, S.191). Die Möglichkeit, sein Lebensalter, sofern keine medizinische Intensivbetreuung notwendig wird, in der vertrauten Umgebung erleben zu können, ist eine der heute häufiger werdenden Anforderungen an Planungen in diesem Bereich (Seltzer und Krauss, 1987 und Janicki, 1988). Die Planung von zukünftigen Wohnstrukturen soll jene Maßnahmen enthalten, die es ermöglichen, daß eine einmal fest etablierte Gruppe von geistig Behinderten auch zukünftig zusammenbleiben kann.

Eine weitere Forderung die an Wohnformen, die außerhalb der Familie lokalisiert sind, gestellt werden soll, ist unseres Erachtens die Forderung, daß den Personen mit geistiger Behinderung in diesen Wohnformen ein Recht auf persönlichen Schutz garantiert wird.

Das Wohnen im Elternhaus bzw. bei Familienangehörigen, unabhängig von angemessenen außerfamiliären Wohnsituationen, soll auch weiterhin als eine Möglichkeit für erwachsene geistig Behinderte angesehen und anerkannt werden (Thomae, 1982). Für die Familie, die mit dem erwachsenen geistig Behinderten diesen Weg geht, sollten entsprechende Hilfs- und Unterstützungsangebote flankierend angeboten werden (z.b.: ambulante, mobile Haushilfe).

Es soll auch klar ausgesprochen werden, daß das Altwerden eines mongoloiden Menschen meistens mit einem Einsamer- Werden einhergeht. Wir meinen hier das existentielle „Einsamer-Werden", das nicht direkt auf die Wohnform zurückgeführt werden kann, sondern das dem menschlichen Altern eher immanent anhaftet.

Diese fünf erwähnten Bereiche stellen wesentliche Eckpfeiler der Arbeit mit erwachsenen geistig behinderten Personen dar. Diese Pfeiler sind nicht unabhängig voneinander zu sehen. Eine sinnvolle Behindertenarbeit, in der die betroffene Person im Mittelpunkt aller Überlegungen steht, erfordert eine Sichtweise, die Abhängigkeiten und Wechselwirkungen zwischen den verschiedenen Fachbereichen und Problembereichen erkennt und daraus Handlungsmuster ableitet.

Die Arbeit mit geistig Behinderten setzt, gleichgültig ob im Kindes-, Jugend- oder Erwachsenenalter, beim Fachpersonal und den Betreuern sowohl breite als auch spezifische Kenntnisse voraus. Erst auf der Grundlage eines fächerübergreifenden Wissens ist zu erwarten, daß interdisziplinäre Arbeit fruchtbar wird. Ansonsten bleibt interdisziplinäre Arbeit nichts anderes als ein Nebeneinander-Arbeiten von Personen aus verschiedenen Disziplinen. Wobei das Nebeneinander nicht selten zusätzlich durch ein Gegeneinander charakterisiert wird, was schlußendlich zu Lasten der Betroffenen, den behinderten Personen, ausgetragen wird.

Arbeiten werden durch Ziele geleitet. Dem jeweiligen Teilziel, welches eine Arbeit bzw. einen Handlungsschritt bestimmt, kann darüber hinaus jeweils nur ein bestimmtes Hauptziel übergeordnet sein. Das Prinzip welches das oberste Ziel jeglicher Arbeit mit geistig behinderten Personen bestimmen soll, erscheint unseres Erachtens unbedingt das Prinzip des Schutzes für Personen mit geistiger Behinderung zu sein.

13.6. Schutz als übergeordnetes Prinzip in der Arbeit mit erwachsenen geistig behinderten Personen

Viele der weiter oben angesprochenen Problemkreise sind heute schon Realität und es steht mit Sicherheit fest, sofern die Angaben populationsdemographischer Entwicklungen für industrialisierte Länder nicht bezweifelt werden, daß innerhalb der nächsten 30 Jahre mit einer bedeutenden Zunahme in der Anzahl von alten geistig behinderten Personen zu rechnen ist (National Institute on Aging, 1987). Das heißt, daß, wenn an Lösungen der genannten Problemkreise nicht zielstrebig gearbeitet wird, insbesonders die soziale Lage dieser Menschen, unabhängig von den spezifischen biologischen Belastungen welche die genannte Personengruppe zum Teil kennzeichnet, sich dramatisch verschärfen könnte.

Die Erarbeitung angemessener Lösungen zu den erwähnten Problemkreisen bildet die zentrale Herausforderung für Entwicklungen in der Behindertenarbeit schlechthin (Janicki, 1988). Sicherlich erfordert diese Situation eine ständige Überprüfung der eigenen Positionen. Die Konsequenzen solcher Überprüfungen sind Reformen und Ergänzungen zu dem, was bisher aufgebaut wurde. Daß Reformen sich einer Evaluationsüberprüfung stellen sollen, erscheint selbstverständlich. Bei aller Sympathie für Reformschritte wird man aber die Realitäten bzw. die aus den geplanten Reformen zu antizipierenden ungünstigen Konsequenzen für die Betroffenen nicht aus den Augen zu verlieren haben. Im Zusammenhang mit Reformen in der Gestaltung der geistig Behindertenarbeit wird jedoch ein überdurchschnittliches Maß an Realitätsbewußtsein und Realitätseinschätzung abverlangt, nichtzuletzt deshalb, weil bei den zu betreuenden Personen, gefördert mit allen nur erdenklichen Methoden und Maßnahmen, bestenfalls eine Verbesserung des relativen Selbständigkeitsgrades erreicht werden kann. Das bedeutet, daß stets in irgendeiner Form und Ausprägung eine dritte Person, quasi als Lebensmanager, dem erwachsenen geistig behinderten Menschen begleitend zur Seite stehen wird. Die Verantwortung dieses Betreuers ist gewaltig, hat er doch Entscheidungen zu treffen, die direkt die persönliche Sphäre des Betreuten berühren.

Die steigende Lebenserwartung und die zu erwartende Zunahme in der Population der erwachsenen und alten Personen mit geistiger Behinderung sowie die sich dadurch ergebende vermehrte Verlagerung der Betreuung dieser Personen in außerfamiliäre Einrichtungen, erfordern angemessene Richtlinien zum Schutz von geistig behinderten Personen. An verschiedenen Stellen sind hier Bemerkungen zu doch sehr bedenklichen Entwicklungen in institutionellen Betreuungseinrichtungen für geistig Behinderte angeführt worden. Es wird vor allem kritisiert, daß der persönliche Schutz, der diesen Institutionen anvertrauten Personen, nicht als oberstes Prinzip in der Betreuungsarbeit angesehen wird.

Hierzu folgender kurzer Bericht aus den USA, wo Entwicklungen und Reformen in der geistig Behindertenarbeit, im Vergleich zu den deutschsprachigen Ländern, um Jahre voraus geeilt sind. Seit Anfang des Jahres 1985 ist im Staate Connecticut ein besonderes Gesetz in Kraft getreten, in welchem das Recht auf Schutz für erwachsene geistig Behinderte verankert ist – dies nicht zu letzt als Reaktion auf Reformen, die Effekte mit sich brachten die nicht besonders wünschenswert waren. Die Anzahl der Fälle, die im Zusammenhang mit diesem Gesetz behandelt wurden und sich als schwerwiegend herausstellten, stieg in den ersten drei Jahren von 165 auf 264. Geahndet werden durch dieses Gesetz nicht nur Fälle des physischen und sexuellen Mißbrauchs, sondern auch Fälle von Vernachlässigung der behinderten Personen, sei dies in therapeutischer, medizinischer und ernährungsmäßiger Beziehung. Verurteilt nach diesem Gesetz wurden 1985 in 56% der Fälle Behindertenbetreuer, 1987 machten Betreuer 68% der verurteilten Fälle aus. Familienmitglieder wurden, für vorgekommene Mißstände, im Jahre 1985 in 15% und 1987 in 13% der Fälle als verantwortlich angesehen. Die Vergehen wurden 1985 in 12% der Fälle von anderen Personen mit geistiger Behinderung begangen und 1987 konnten 2% der Fälle geistig behinderten Personen zugeschrieben werden (Furey und Haber, 1989).

Wohlintendierte Reformen und fortschrittlich klingende Konzepte können, wenn die notwendigen Rahmenbedingungen nicht gegeben sind bzw. wenn die Reformen falsch verstanden werden, völlig ihr Ziel verfehlen. Als Ergebnis hiervon wird letztendlich die Art und Weise ersichtlich wie eine Gesellschaft zu einem bestimmten Zeitpunkt mit ihren geistig behinderten Menschen umgeht bzw. es ermöglicht und toleriert hat wie über diese Personen verfügt wurde. Und nichtzuletzt sagt dies etwas über den Stellenwert menschlichen Lebens in dieser Gesellschaft schlechthin aus.

14. Schlußwort

Dieses Buch zu lesen, seine Ergebnisse und Schlußfolgerungen in sich aufzunehmen ist zweifellos eine schwere Aufgabe, die Kraft und Einfühlungsvermögen erfordert.

Vor allem aber braucht dieses Buch den Mut zur Aufrichtigkeit vor sich selbst, wenn man das Leben seines eigenen mongoloiden Kindes auf die im Buch enthaltenen Fakten projiziert.

Die Ergebnisse lassen aber auch erkennen, wie unterschiedlich das Leben mongoloider Menschen verläuft, wie wichtig Früherkennen, Frühaufklärung, Frühtherapie und konsequente Lebensführung ist, wie ungeheuer stark die mögliche Entwicklung von der Umwelt, den Angehörigen, ihrem Erziehungsstil, der Zuwendung und der Liebe zum Kind abhängt.

Wir können am Ende des Buches aus den daraus niedergelegten Resultaten einige grundsätzliche Bedingungen festhalten, die eine angemessene Entwicklung erwarten lassen:

- liebevolle Konsequenz in der Erziehung,
- frühzeitiges Erlernen des Gehens,
- frühzeitiges Erlernen der Sprache,
- Erkennen der Grenzen der körperlichen und geistigen Möglichkeiten,
- konsequente Führung im Sexualbereich.

Diese Faktoren bestimmen das frühe Leben, steuern aber auch in hohem Maße die Pubertät und das Älterwerden der Mongoloiden, also jener Phase, die uns die schwierigsten Probleme auferlegt.

Klar und einsichtig ist die Tatsache, daß „Erwachsenwerden" für den Mongoloiden eine enorme Krise bedeutet. Wir können sie, alle gemeinsam, Eltern, Erzieher, Ärzte, Psychologen und Betreuer, durch sinnvolle Zusammenarbeit auch sinnvoll bewältigen.

Die Gefahren psychischer Entgleisungen bleiben trotzdem groß und ist wohl die größte Gefahr, daß alle mühsam erworbenen Fähigkeiten verloren gehen können und die Persönlichkeit letzten Endes zusammenbricht.

Das Buch zeigt diese Gefahren auf und soll helfen, sie zu vermeiden. Wenn uns heute, nach vielfach mehr als 30 Jahren Betreuung Mongoloider, quasi über ein Leben hinweg, viele Eltern sagen, daß ihnen ihr mongoloides Kind auch in diesem Alter viel Freude macht und sie sich ein Leben ohne dieses erwachsene „Kind" nicht vorstellen können, dann zeigt dies, daß hier das Notwendige, vor allem aber das Richtige getan wurde.

Gefahren drohen allerdings heute von den sogenannten „Behinderten-Romantikern", die ohne genügendes Wissen um die körperlichen und geistigen Probleme Mongoloider undifferenziert die „Normalisierung" forcieren, ohne auch nur eine Ahnung davon zu haben, daß es im wahrsten Sinne des Wortes „lebensgefährlich" ist, die klar zu erkennenden Grenzen der eigentlichen körperlichen, geistigen, vor allem aber seelischen Leistungsfähigkeit und Belastbarkeit zu überschreiten. Hüten wir uns vor solchen „Romantikern", die allem Anschein nach weder die eigenen Grenzen noch jene der ihnen anvertrauten Personen zu erkennen vermögen.

Sie werden dieses Buch kaum lesen, weil damit ihre „pseudo- ideologischen" Vorstellungen ad absurdum geführt werden würden. Bleiben wir ehrlich und aufrichtig, erleben wir das Leben und die Entwicklung des mongoloiden Kindes und des mongoloiden Erwachsenen mit dem nötigen Maß an Liebe, Konsequenz und Kraft, die unerläßlich sind.

Vielleicht nimmt dieses Buch manchen jungen Eltern junger Mongoloider jene Hoffnungen, die ihm unverantwortlich agierende Betreuer der verschiedensten Gebiete einzureden versuchen. Daß mit der Hoffnung der Menschen immer noch das größte Geschäft in der Welt gemacht werden kann, ist gerade auf diesem Gebiet bekannt.

Uns geht es um etwas anderes: Klare Aussichten auf die Zukunft, das Erkennen der Grenzen der Entwicklungsmöglichkeiten, das volle Ausschöpfen der innerhalb dieser Grenzen liegenden Möglichkeiten. Warnung vor sinnlosen utopischen Erwartungen und Konzentration auf das Mögliche. Und das kann viel sein.

Andreas Rett und Germain Weber

15. Anhang – Tabellen (AT)

Tabelle AT1: Aszendenz väterlicherseits.
(N = 156)

	KV % (N)	Gsch % (N)	GrV % (N)	GrM % (N)
körperl.Behinderung	5,8 (9)	3,2 (5)	0,6 (1)	–
Sinnesbehinderung	2,6 (4)	–	–	1,3 (2)
geistige Behinderung	–	1,9 (3)	–	–
Psychose	1,3 (2)	–	–	0,6 (1)
Epilepsie	0,6 (1)	3,8 (6)	–	–
Fehlbildungen	–	0,6 (1)	–	–
Stoffwechselerkr.	3,2 (5)	0,6 (1)	1,3 (2)	1,9 (3)
chronische Krankheit	1,3 (2)	0,6 (1)	1,3 (2)	1,9 (3)
Alkoholismus	5,8 (9)	–	1,3 (2)	–
spontane Aborte		–		1,3 (2)
Totgeburt		–		0,6 (1)
Suizid	–	–	–	0,6 (1)
Sonstiges	21,8 (34)	16,6 (26)	3,8 (6)	4,5 (7)

Tabelle AT2: Aszendenz mütterlicherseits.
(N = 156)

	KV % (N)	Gsch % (N)	GrV % (N)	GrM % (N)
körperl.Behinderung	0,6 (1)	–	0,6 (1)	–
Sinnesbehinderung	1,9 (3)	–	0,6 (1)	–
geistige Behinderung	0,6 (1)	1,9 (3)	–	–
Psychose	–	–	0,6 (1)	0,6 (1)
Epilepsie	1,3 (2)	1,3 (2)	–	0,6 (1)
Fehlbildungen	1,3 (2)	–	–	–
Stoffwechselerkr.	5,8 (9)	–	–	3,2 (5)
chronische Krankheit	23,1 (36)	1,3 (2)	3,2 (5)	5,1 (8)
Alkoholismus	0,6 (1)	0,6 (1)	1,3 (2)	0,6 (1)
spontane Aborte	21,8 (34)	5,1 (8)		0,6 (1)
Totgeburt	1,9 (3)	–	–	–
Suizid	–	1,3 (2)	0,6 (1)	–
Sonstiges	35,8 (56)	21,1 (33)	7,7 (12)	9,6 (15)

Tabelle AT3: Auffälligkeiten am Skelettsystem nach Altersgruppen und Geschlecht.
(N = 177)

Gruppen	A1 %	A2 %	A3 %	A4 %	A5 %	A6 %	m %	w %	Alle %
unauff.	83,3	88,0	83,3	94,5	88,9	80,0	88,5	83,5	85,8
disproport.	12,5	8,0	11,1	4,5	15,6	20,0	10,3	11,0	10,7
Lordose	2,1	4,0	0,0	0,0	15,6	0,0	1,3	2,2	1,8
zart	2,1	0,0	5,6	0,0	0,0	0,0	0,0	3,3	1,8

246

Tabelle AT4: Auffälligkeiten der Haut nach Altersgruppen und Geschlecht. (N = 177)

Gruppen	A1 %	A2 %	A3 %	A4 %	A5 %	A6 %	m %	w %	Alle %
unauff.	35,4	36,0	33,3	31,8	44,4	25,0	35,9	33,0	34,3
Ekzanthem	6,3	8,0	16,7	9,1	27,8	30,0	9,0	18,7	14,2
Infektion	12,5	4,0	13,9	4,5	0,0	5,0	11,5	5,5	8,3
cutis ekzemat.	10,4	16,0	16,9	22,7	16,7	25,0	15,4	17,6	16,6
cuits marmor.	20,6	20,0	8,3	9,1	0,0	15,0	14,1	11,0	12,4
Akne	6,3	8,0	0,0	0,0	0,0	0,0	2,6	3,3	3,0
trockene Haut	6,3	4,0	5,6	9,1	15,6	15,0	6,4	5,5	5,9
Krampfadern	22,1	4,00	0,0	4,5	15,6	15,0	2,6	3,3	3,0

Tabelle AT5: Auffälligkeiten in der Behaarung nach Altersgruppen und Geschlecht. (N = 177)

Gruppen	A1 %	A2 %	A3 %	A4 %	A5 %	A6 %	m %	w %	Alle %
Kopfhaar									
unauff.	91,7	88,8	83,3	81,8	84,4	55,0	88,5	80,3	84,0
schütter	8,3	12,0	16,7	18,1	15,6	45,0	11,6	19,7	16,0
Körperbehaarung									
unauff.	87,5	92,0	88,9	91,0	68,9	70,00	84,6	91,2	88,2
schütter	2,1	4,0	8,3	4,5	15,6	15,0	7,7	4,4	5,9
starke	10,4	4,0	2,8	4,5	15,6	15,0	7,7	4,4	5,9

Tabelle AT6: Auffälligkeiten an der Morphologie des Schädels, Gesichtes und Gesichtsausdruckes nach Altersgruppen und Geschlecht. (N = 177)

Gruppen	A1 %	A2 %	A3 %	A4 %	A5 %	A6 %	m %	w %	Alle %
Schädel									
unauff.	2,0	12,0	16,7	13,6	11,1	5,0	10,3	8,8	9,5
mikrozephal	4,2	8,0	0,0	4,5	0,0	10,0	1,3	6,6	4,1
brachyzeph.	93,8	80,0	83,3	81,8	88,9	85,9	88,5	84,6	86,4
Gesicht									
unauff.	10,4	8,0	2,8	13,6	5,6	10,7	9,0	7,7	8,3
Facies-mongoloides	89,6	92,0	97,2	86,4	94,4	89,3	91,0	98,3	91,7
Mimik									
unauff.	31,3	20,0	22,2	38,1	33,3	30,0	22,1	34,1	28,6
starre	22,9	48,0	41,7	42,9	50,0	55,0	45,5	35,2	39,0
reduzierte	35,4	28,0	30,6	14,3	16,7	15,0	27,3	25,3	26,2
grimmass.	10,4	4,0	5,6	4,8	0,0	0,0	5,2	5,5	5,4

Tabelle AT7: Auffälligkeiten an der Morphologie der Ohrmuschel und des Gehörganges nach Altersgruppen und Geschlecht. (N = 177)

Gruppen	A1 %	A2 %	A3 %	A4 %	A5 %	A6 %	m %	w %	Alle %
Ohrmuschel									
unauff.	29,2	28,0	19,4	27,3	27,8	20,0	32,1	19,8	25,4
Fehlstellg.	22,9	24,0	19,4	4,5	11,1	5,0	15,4	17,6	16,6
Dysplasie	47,9	48,0	61,1	68,2	61,1	75,0	52,6	62,6	58,0
Gehörgang									
unauff.	91,7	88,0	94,3	81,8	80,1	73,7	80,9	88,8	84,9
auff.	8,3	12,0	5,7	18,2	19,9	26,3	19,1	11,2	15,1
Trommelfell									
unauff.	95,8	80,0	85,7	77,3	66,7	75,0	83,3	83,3	83,3
auff.	4,2	20,0	14,3	22,7	33,9	25,0	16,7	16,7	16,7

Tabelle AT8: Auffälligkeiten an der Morphologie des Auges nach Altersgruppen und Geschlecht. (N = 177)

Gruppen	A1 %	A2 %	A3 %	A4 %	A5 %	A6 %	m %	w %	Alle %
Augenbrauen									
unauff.	66,7	64,0	36,1	59,1	61,1	85,0	60,3	60,4	60,4
kurz	10,4	16,0	38,9	34,8	27,8	10,0	25,6	18,7	21,9
zusammen- gewachsen	22,9	20,0	25,0	9,1	11,1	5,0	14,1	20,9	17,8
Lidspalte									
unauff.	95,8	84,0	88,9	100,0	88,9	95,0	91,0	93,4	92,3
Ptosis	0,0	4,0	5,6	0,0	5,6	0,0	1,3	3,3	2,4
asymmetr.	4,2	12,0	5,6	0,0	5,6	5,0	7,7	3,3	5,3
Lidachse									
horizontal	4,2	0,0	2,8	4,5	0,0	5,0	1,3	4,4	3,0
schräg	95,8	60,0	97,2	95,5	100,0	95,0	98,7	95,6	97,0
Augenlider									
unauff.	50,0	68,0	8,9	36,4	44,4	60,0	52,6	46,2	49,1
Epikanthus	43,8	32,0	55,6	54,5	55,6	30,0	43,6	47,3	45,6
andere Auff.	6,3	0,0	5,6	9,1	0,0	10,0	3,8	6,3	5,3
Augenabstand									
unauff.	37,5	48,0	47,2	59,1	55,6	65,0	51,3	47,3	49,1
Hypertelo- rismus	62,5	52,0	52,8	40,9	44,4	35,0	46,2	49,5	47,9
Konjunktiven									
unauff.	79,2	92,0	86,1	86,4	94,4	95,0	87,2	86,8	87,0
chronisch- entzündet	20,8	8,0	13,9	13,6	5,6	5,0	12,8	13,2	13,0
Bulbus									
unauff.	97,9	92,0	97,2	95,5	88,9	95,5	96,2	95,6	95,9
Protrusio- bulbi	2,1	8,0	0,0	4,5	11,1	5,0	3,8	4,4	4,1
Hornhaut									
unauff.	97,9	92,0	97,2	95,5	100,0	100,0	97,4	96,7	97,0
trocken	2,1	8,0	2,8	4,5	0,0	0,0	2,6	3,3	3,0
Linse									
unauff.	97,9	88,0	100,0	100,0	100,0	85,0	93,6	92,7	95,9
auff.	2,1	12,0	0,0	0,0	0,0	15,0	6,4	2,1	4,1

Tabelle AT9: Farbe der Iris nach Geschlecht.
(N = 177)

Farbe	männlich %	weiblich %	gesamt %
Braun	35,9	39,6	37,9
Blau	35,9	25,3	30,2
Blau-Grau	5,1	8,8	7,1
Grau	6,4	6,6	6,5
Grün-Braun	6,4	6,6	6,5
Braun-Grau	2,6	3,5	4,1
Grün-Blau	5,1	3,3	4,1
Grün-Grau	2,6	4,4	3,6

Tabelle AT10: Auffälligkeiten an der Pupille und der Lichtreaktion nach Altersgruppen und Geschlecht.
(N = 177)

Gruppen	A1 %	A2 %	A3 %	A4 %	A5 %	A6 %	m %	w %	Alle %
Pupille rechts									
unauff.	66,7	56,0	50,0	72,7	55,6	55,0	53,8	64,8	59,8
eng	18,8	36,0	36,1	27,3	44,1	35,0	34,6	27,5	30,8
weit	4,2	0,0	2,8	0,0	0,0	0,0	1,3	2,2	1,8
entrundet	10,4	8,0	11,1	0,0	0,0	10,0	10,3	5,5	7,7
Reaktion rechts									
unauff.	61,5	77,8	91,7	83,3	94,4	70,0	80,0	77,0	78,9
Lichtr.- verzögert	19,5	6,1	0,0	0,0	5,6	20,0	7,4	11,4	9,5
kons.Reakt.- verzögert	11,8	6,7	5,6	8,3	0,0	0,0	5,4	6,8	6,1
Lichtr. + kon.Reakt.- verzögert	7,1	9,4	3,8	8,4	0,0	10,0	7,2	3,8	5,5
Pupille links									
unauff.	70,8	60,0	52,8	72,7	55,6	52,6	53,8	68,9	61,9
eng	20,8	28,0	30,6	27,3	38,9	36,8	33,3	24,4	28,6
weit	2,1	4,0	2,8	0,0	0,0	0,0	2,6	1,1	1,8
entrundet	6,3	8,0	13,9	0,0	5,6	10,5	110,3	5,6	7,7
Reaktion links									
unauff.	63,5	74,0	91,7	87,5	100,0	85,0	80,0	82,2	81,7
Lichtr.- verzögert	19,5	14,5	2,8	0,0	0,0	10,0	9,9	8,3	9,5
kons.Reakt.- verzögert	8,1	0,0	2,8	12,5	0,0	0,0	4,2	4,1	3,8
Lichtr. + kon.Reakt.- verzögert	9,1	11,4	2,8	0,0	0,0	15,0	5,9	4,4	5,7

Tabelle AT11: Auffälligkeiten an der Morphologie der Kiefer und des Mundes nach Altersgruppen und Geschlecht. (N = 177)

Gruppen	A1 %	A2 %	A3 %	A4 %	A5 %	A6 %	m %	w %	Alle %
Oberkiefer									
unauff.	79,2	84,0	75,0	90,5	88,9	90,0	88,5	77,8	82,7
Prognathie	4,2	4,0	5,6	0,0	5,6	0,0	1,3	5,6	3,6
and.Auff.	16,7	12,0	19,4	9,5	25,0	10,0	10,3	16,7	13,7
Unterkiefer									
unauff.	87,5	84,0	83,3	85,7	88,9	95,0	92,3	82,2	86,9
Progenie	12,5	16,0	2,8	9,5	5,0	5,0	5,1	12,2	8,9
and.Auff.	0,0	0,0	13,9	4,8	5,6	0,0	2,6	5,6	4,2
Mund									
unauff.	35,4	32,0	44,4	47,6	55,6	47,4	41,0	42,4	41,9
offen	50,0	60,0	47,2	38,1	44,4	26,3	42,3	49,4	46,1
Speichelfluß	12,5	8,0	8,3	9,5	0,0	26,3	14,1	7,9	10,8
and.Auff.	2,1	0,0	0,0	4,8	0,0	0,0	2,6	0,0	1,2

Tabelle AT12: Auffälligkeiten an der Morphologie der Mundhöhle nach Altersgruppen und Geschlecht. (N = 177)

Gruppen	A1 %	A2 %	A3 %	A4 %	A5 %	A6 %	m %	w %	Alle %
Zunge									
Unauff.	10,4	8,3	8,3	5,0	16,7	10,0	3,8	14,6	9,6
Furchung	33,3	36,0	25,0	40,0	22,2	35,0	32,1	31,5	31,7
Makroglossie	25,0	28,0	36,1	40,0	38,9	45,0	39,8	28,1	33,5
Furchung + Makroglossie	31,3	28,0	30,6	15,0	22,2	10,0	24,4	25,8	25,1
Mundschleimhaut									
unauff.	66,7	68,0	80,6	95,2	94,4	94,7	74,4	84,3	79,6
trock.Lippen	6,3	0,0	0,0	0,0	0,0	0,0	1,3	2,2	1,8
Stomatitis	6,3	12,0	2,8	0,0	0,0	0,0	5,1	3,4	4,2
Gingivitis	12,5	12,0	11,1	4,8	0,0	0,0	11,5	5,6	8,4
Gingival-hypertrophie	8,3	8,0	5,6	0,0	5,6	5,3	7,7	4,5	6,0
Harter Gaumen									
unauff.	56,3	36,0	41,7	63,2	72,2	68,4	55,1	52,9	53,9
Spaltbidung	2,1	0,0	0,0	0,0	0,0	0,0	1,3	0,0	0,6
eng-hoch	31,3	52,0	47,2	36,8	27,8	21,1	34,6	40,2	37,0
flach	8,3	58,0	11,1	0,0	0,0	10,5	9,0	5,7	7,3

Tabelle AT13: Auffälligkeiten an der Morphologie der Rachenhinterwand und der
Tonsillen nach Altersgruppen und Geschlecht.
(N = 177)

Gruppen	A1 %	A2 %	A3 %	A4 %	A5 %	A6 %	m %	w %	Alle %
Rachenhinterwand									
unauff.	89,6	91,7	88,2	93,8	68,8	70,6	82,2	89,0	85,8
Schleim	10,4	8,3	11,8	6,3	31,9	29,4	17,8	11,0	14,2
Tonsillen									
unauff.	20,8	47,8	38,7	46,2	42,9	41,2	34,3	36,7	35,6
Hypertroph.	6,3	13,0	3,2	15,4	17,1	0,0	0,0	12,7	6,8
chron.Entzü.	4,2	0,0	0,0	0,0	14,3	12,8	1,5	6,3	4,1
entfernt	68,8	39,1	58,1	38,5	35,7	47,1	64,2	44,3	53,4

Tabelle AT14: Auffälligkeiten an der Morphologie des Halses und des Thoraxes
nach Altersgruppen und Geschlecht.
(N = 177)

Gruppen	A1 %	A2 %	A3 %	A4 %	A5 %	A6 %	m %	w %	Alle %
Hals									
unauff.	87,5	92,0	80,6	80,0	66,7	85,0	80,8	85,4	83,2
kurz–dick	12,5	8,0	19,4	20,0	33,3	15,0	19,2	14,6	16,8
Schilddrüse									
unauff.	87,5	96,0	94,4	100,0	94,4	100,0	92,3	95,6	94,0
vergrößert	12,5	4,0	5,6	0,0	5,8	0,0	7,7	4,4	6,0
Thorax									
unauff.	83,0	80,0	75,0	95,2	88,9	80,0	81,8	83,3	82,6
kurz	0,0	0,0	5,6	0,0	5,6	0,0	1,3	2,2	1,2
substernale Einengung	15,6	7,0	20,0	19,4	5,6	29,0	16,9	14,4	15,6

Tabelle AT15: Anatomisch-morphologische Auffälligkeiten an der Wirbelsäule nach Altersgruppen und Geschlecht.
(N = 177)

Gruppen	A1 %	A2 %	A3 %	A4 %	A5 %	A6 %	m %	w %	Alle %
unauff.	37,5	44,0	45,7	50,0	38,9	70,0	44,9	46,7	45,8
Rundrücken	29,2	20,0	20,0	36,4	27,8	20,0	29,5	22,2	25,6
Kyphose	4,2	4,0	8,6	4,5	5,6	0,0	2,6	6,7	4,8
Skoliose	20,8	16,0	17,1	4,5	16,7	5,0	14,1	15,6	14,9
Hyperlordose	8,3	16,0	8,6	4,5	11,1	5,0	9,0	8,9	8,9

Tabelle AT16: Auffälligkeiten an der Bauchregion nach Altersgruppen und Geschlecht.
(N = 177)

Gruppen	A1 %	A2 %	A3 %	A4 %	A5 %	A6 %	m %	w %	Alle %
Abdomen									
unauff.	87,5	88,0	84,4	86,4	66,7	70,0	87,2	82,4	84,6
Bauchschürze	4,2	4,0	0,0	9,1	27,8	25,0	6,4	11,0	8,9
Fettbauch	8,3	8,0	5,6	4,5	5,6	5,0	6,4	6,6	6,5
Bauchdecke									
unauff.	84,7	77,8	92,7	79,2	100,0	80,0	89,9	80,5	85,2
Druckschmerz	5,9	0,0	0,0	0,0	0,0	5,0	2,2	2,2	2,2
Abwehr-spannung	11,4	8,8	2,8	8,5	0,0	5,0	3,7	10,5	7,1
and.Auff.	0,0	13,7	5,6	12,3	0,0	10,0	4,7	6,3	5,5
Nabel									
unauff.	95,8	96,0	94,4	95,5	76,5	100,0	93,5	94,5	94,0
chr.entzünd.	4,2	4,0	5,6	4,5	23,5	0,0	6,5	5,5	6,0
Nierenlage									
unempfind.	97,9	100,0	100,0	100,0	94,4	100,0	97,4	100,0	98,8
empfindlich	2,1	0,0	0,0	0,0	5,6	0,0	2,6	0,0	1,2

Tabelle AT17: Auffälligkeiten an den primären und sekundären Geschlechtsmerk-
malen nach Geschlecht.
(N = 177)

Männer (N = 81)	
Äußeres Genital	%
altersgemäß entwickelt	89,7
Kryptorchismus	5,1
Phimose	2,6
Leistenhoden (Maldescensus)	2,6
Pubesbehaarung	%
altersgemäß	98,7
auff.	1,3
Frauen (N = 96)	
Äußeres Genital	%
altersgemäß entwickelt	98,9
auff.	1,1
Pubesbehaarung	%
altersgemäß	94,5
auff.	5,5
Mammae	%
unauff.	90,1
Hängebusen riesig	9,1

Tabelle AT18: Auffälligkeiten an der Morphologie der Hand nach Altersgruppen
und Geschlecht.
(N = 177)

Gruppen	A1 %	A2 %	A3 %	A4 %	A5 %	A6 %	m %	w %	Alle %
Hand									
unauff.	39,1	44,0	38,9	63,6	61,1	70,0	38,5	58,2	49,1
4-Finger-furche	60,4	56,0	61,1	36,4	38,9	30,0	61,5	41,8	50,9

Tabelle AT19: Auffälligkeiten hinsichtlich Trophik, Tonus und Kraft der oberen
Extremität nach Altersgruppen und Geschlecht.
(N = 177)

Gruppen	A1 %	A2 %	A3 %	A4 %	A5 %	A6 %	m %	w %	Alle %
Oberarm									
T.ausrei.	68,8	72,0	77,8	77,3	83,3	65,0	80,2	64,8	73,4
T.vermind.	14,6	12,0	8,3	9,1	0,0	25,0	10,3	13,2	11,8
T.vermehrt	16,7	16,0	13,9	13,6	16,7	10,0	6,4	22,0	14,8
Unterarm									
T.ausrei.	75,0	80,0	75,0	77,3	83,3	70,0	84,6	69,2	76,3
T.vermind.	12,5	12,0	8,3	9,1	0,0	25,0	9,0	13,2	11,2
T.vermehrt	12,5	8,0	16,7	13,6	16,7	5,0	6,4	17,6	12,4
Tonus									
normoton	45,8	32,0	36,1	59,1	55,6	50,0	61,5	30,8	45,0
hypoton	54,2	68,0	63,9	40,9	44,4	50,0	38,5	69,2	55,0
Kraft									
ausreichend	66,7	60,0	58,3	90,9	77,8	65,0	75,6	61,5	68,0
vermindert	33,3	40,0	41,7	9,1	22,2	35,0	24,6	38,5	32,0

(T.ausrei. = Trophik ausreichend)
(T.vermind. = Trophik vermindert)
(T.vermehrt = Trophik vermehrt)

Tabelle AT20: Auffälligkeiten hinsichtlich Trophik, Tonus und Kraft der unteren
Extremität nach Altersgruppen und Geschlecht.
(N = 177)

Gruppen	A1 %	A2 %	A3 %	A4 %	A5 %	A6 %	m %	w %	Alle %
Trophik									
ausreichend	70,8	72,0	75,0	72,7	83,3	60,0	80,8	64,8	72,2
vermindert	10,4	8,0	5,6	13,6	5,6	30,0	10,3	12,1	11,2
vermehrt	18,8	20,0	19,4	13,6	11,1	10,0	9,0	23,1	16,6
Tonus									
normoton	56,3	52,0	66,7	63,6	55,6	50,0	69,2	48,4	58,0
hypoton	43,8	48,0	33,3	36,4	44,0	50,0	30,8	51,6	42,0
Kraft									
ausreichend	72,9	80,0	88,9	90,9	83,3	70,0	84,6	76,9	80,5
vermindert	27,1	20,0	11,1	9,1	16,7	30,0	14,1	24,4	19,5

Tabelle AT21: Auffälligkeiten an der Morphologie der Füße und der Zehen nach Altersgruppen und Geschlecht. (N = 177)

Gruppen	A1 %	A2 %	A3 %	A4 %	A5 %	A6 %	m %	w %	Alle %
Fuß (Mehrfachnennungen)									
unauff.	5,8	11,1	11,1	12,5	16,7	15,0	11,1	10,4	10,7
Klumpfuß	0,0	7,4	2,8	0,0	11,1	,00	2,5	1,0	1,7
Knickfuß	46,2	48,1	38,9	41,7	38,9	40,0	45,7	40,6	42,9
Plattfuß	71,2	77,8	69,4	58,3	44,4	65,0	65,4	67,7	66,7
Spreizfuß	53,8	37,0	50,0	37,5	16,7	25,0	46,9	36,5	41,2
Sichelfuß	8,4	12,3	2,8	12,5	0,0	0,0	3,7	6,3	5,1
Spitzfuß	17,4	7,4	5,6	7,5	0,0	0,0	3,4	6,3	5,1
klein zart	7,7	0,0	0,0	8,3	16,7	25,0	7,4	8,3	7,9
Zehen									
unauff.	30,8	33,3	5,6	22,7	17,6	10,0	16,7	25,8	21,6
Mongolenzehe	51,9	37,5	44,4	27,3	23,5	40,0	46,2	38,2	41,9
Greifzehe	7,7	25,0	30,6	31,8	29,4	40,0	26,9	22,5	24,6
Sandalenlücke	1,9	0,0	5,6	9,1	5,9	0,0	1,3	5,6	3,6
Mykosis	0,0	4,3	13,9	9,1	23,5	10,0	9,0	7,9	8,4

Tabelle AT22: Auffälligkeiten in den Bewegungen der oberen Extremität nach Altersgruppen und Geschlecht. (N = 177)

Gruppen	A1 %	A2 %	A3 %	A4 %	A5 %	A6 %	m %	w %	Alle %
Bewegungsart									
frei	41,7	56,0	66,7	81,0	72,2	65,0	63,6	57,1	60,1
langsam	54,2	32,0	30,6	19,0	27,8	25,0	31,2	38,5	35,1
eingeschränkt	2,1	4,0	0,0	0,0	0,0	5,5	2,6	1,1	1,8
apraktisch	2,1	4,0	2,8	0,0	0,0	5,5	2,6	2,2	2,4
rasch	0,0	4,0	0,0	0,0	0,0	0,0	0,0	1,1	0,6

Tabelle AT23: Auffälligkeiten in den Bewegungen und der Stellung der unteren
Extremität nach Altersgruppen und Geschlecht.
(N = 177)

Gruppen	A1 %	A2 %	A3 %	A4 %	A5 %	A6 %	m %	w %	Alle %
Bewegungsart									
frei	83,3	92,0	88,9	72,7	72,1	64,0	85,9	84,6	85,2
verlangsamt	6,3	8,0	8,3	18,2	22,3	36,0	9,0	9,9	9,5
Primatengang	10,4	0,0	2,8	9,1	5,6	0,0	5,1	5,5	5,3
Stellung									
unauff.	72,9	54,0	38,9	31,8	30,0	36,0	46,2	28,6	36,7
X-Beine	22,9	46,0	58,3	68,2	79,0	64,0	51,3	70,3	61,5
O-Beine	0,0	0,0	2,8	0,0	0,0	0,0	0,0	1,1	0,6
Coxa valga	4,2	0,0	0,0	0,0	0,0	0,0	2,6	0,0	1,2

Tabelle AT24: Auffälligkeiten bei Belastungsübungen der unteren Extremität nach
Altersgruppen und Geschlecht.
(N = 177)

Gruppen	A1 %	A2 %	A3 %	A4 %	A5 %	A6 %	m %	w %	Alle %
Stehen auf 1 Bein (geschloss.Augen)									
unauff.	52,1	40,0	31,4	35,0	0,0	15,0	39,5	29,5	34,1
auff.	18,8	20,0	42,9	35,0	12,5	30,0	21,1	31,8	26,8
n.möglich	29,2	40,0	25,7	30,0	87,5	55,0	39,5	38,6	39,0
Zehenspitzengang									
unauff.	66,7	64,0	72,2	70,0	47,1	55,0	66,2	62,9	64,5
auff.	6,3	8,0	8,3	15,0	11,8	10,0	9,1	9,0	9,0
n.möglich	27,1	28,0	19,4	15,0	41,2	35,0	24,7	28,1	26,5
Fersengang									
unauff.	60,4	64,0	72,2	75,0	52,9	55,0	68,8	59,6	63,9
auff.	10,4	16,0	11,1	10,0	5,9	15,0	9,1	13,5	11,4
n.möglich	29,2	20,0	16,7	15,0	41,2	30,0	22,1	27,0	24,7
Gehen auf Linie									
unauff.	52,1	54,2	57,6	50,0	31,3	26,8	50,0	46,5	48,1
auff.	0,0	12,5	18,2	25,0	12,5	15,8	13,5	10,5	11,9
n.möglich	47,9	33,3	24,2	25,0	56,3	57,9	36,5	43,0	40,0
Hinsetzen-Aufstehen									
frei	91,7	92,0	91,4	85,0	94,4	80,5	93,5	86,5	89,8
mit Hilfe	8,3	8,0	8,6	10,0	15,6	15,5	5,2	12,4	9,0
n.möglich	0,0	0,0	0,0	5,0	0,0	5,0	1,3	1,1	1,2

Tabelle AT25: Auffälligkeiten der Herzgeräusche und des Pulses nach Altersgruppen und Geschlecht. (N = 177)

Gruppen	A1 %	A2 %	A3 %	A4 %	A5 %	A6 %	m %	w %	Alle %
Herzgeräusche									
asku.unauff.	33,3	24,0	47,2	59,1	61,1	55,0	34,6	51,6	43,8
G.syst.	35,4	48,0	41,7	27,3	33,3	30,0	42,3	31,9	36,7
G.diast.	2,1	0,0	0,0	0,0	0,0	0,0	1,3	0,0	0,6
G.sys.dia.	29,2	28,0	11,1	13,6	5,6	15,0	21,8	16,5	18,9
Puls									
unauff.	72,3	88,0	83,3	81,0	88,9	75,0	79,2	81,1	80,2
erhöht	17,0	4,0	2,8	14,3	11,1	10,9	8,9	11,7	10,2
Bradykardie	6,4	8,0	5,6	4,8	0,0	15,0	6,5	6,7	6,6
Arrhythmie	4,3	0,0	8,3	0,0	0,0	0,0	2,6	3,3	3,0

(asku.   = askulatorisch)
G.syst.   = Geräusche systolisch)
(G.diast.   = Geräusche diastolisch)
(G.sys.dia. = Geräusche systolisch + diastolisch)

Tabelle AT26: Auffälligkeiten bei Puls- und Blutdruckwerten nach Altersgruppen und Geschlecht. (N = 177)

Gruppen	A1 %	A2 %	A3 %	A4 %	A5 %	A6 %	m %	w %	Alle %
Puls (in Hz)									
Mittelwert	85,1	83,8	79,3	91,0	87,7	81,3	84,5	83,9	84,2
SA	15,4	14,6	11,1	16,7	19,2	20,8	15,9	14,5	15,1
Blutdrucksystolisch (in mm Hg)									
Mittelwert	106,5	106,9	113,1	116,3	121,9	117,0	115,2	109,5	112,2
SA	9,9	13,7	13,6	18,0	18,5	19,7	17,4	13,2	15,5
Blutdruckdiastolisch (in mm Hg)									
Mittelwert	65,3	65,1	66,6	67,4	69,7	67,2	67,7	65,5	66,6
SA	9,3	10,8	11,1	13,6	12,5	10,0	10,8	10,9	10,9

258

Tabelle AT27: Auffälligkeiten der Lungenaktivität nach Altersgruppen und Geschlecht.
(N = 177)

Gruppen	A1 %	A2 %	A3 %	A4 %	A5 %	A6 %	m %	w %	Alle %
askul.unauff.	89,6	96,0	91,7	100,0	94,4	85,0	89,7	94,5	92,3
grobblasig	8,3	4,0	2,8	0,0	0,0	10,0	6,4	3,3	4,7
trocken	0,0	0,0	2,8	0,0	0,0	0,0	1,3	0,0	0,6
spastisch	2,1	0,0	2,8	0,0	0,0	5,0	1,3	2,2	1,8
abgeschwächt	0,0	0,0	0,0	0,0	5,6	0,0	1,3	0,0	0,6

(askul. = askulatorisch)

Tabelle AT28: Auffälligkeiten an den Gesichtsreflexen nach Altersgruppen und Geschlecht.
(N = 177)

Gruppen	A1 %	A2 %	A3 %	A4 %	A5 %	A6 %	m %	w %	Alle %
Glabellareflex									
unauff.	89,4	87,5	92,9	83,3	100,0	80,5	88,2	89,4	88,9
gesteigert	10,6	12,5	7,1	16,7	0,0	19,5	11,8	10,6	11,1
Masseterreflex									
unauff.	74,5	70,8	82,1	88,9	87,5	68,4	74,6	80,0	77,6
gesteigert	25,5	25,0	14,3	11,1	12,5	15,8	22,4	14,1	17,8
n.durchführ.	0,0	4,2	3,6	0,0	0,0	15,8	3,0	5,9	4,6
Chvostek-Zeichen									
negativ	54,2	64,0	83,3	77,3	72,2	80,0	65,4	73,6	69,8
positiv	45,8	36,0	16,7	22,7	27,8	29,0	34,6	26,4	30,2

Tabelle AT29: Auffälligkeiten der Reflexüberprüfungen der oberen Extremität nach Altersgruppen und Geschlecht. (N = 177)

Gruppen	A1 %	A2 %	A3 %	A4 %	A5 %	A6 %	m %	w %	Alle %
Bizepsreflex									
normal	66,7	72,0	58,3	65,0	70,6	70,0	62,3	69,7	66,3
lebhaft	31,3	28,0	38,9	30,0	29,9	25,0	37,7	25,8	31,3
abgeschwächt	0,0	0,0	2,8	5,0	0,0	5,0	0,0	3,4	1,8
Abwehrsprung	2,1	0,0	0,0	0,0	0,0	0,0	0,0	1,1	0,6
Trizepsreflex									
normal	64,6	72,0	58,3	65,0	70,6	70,0	62,3	68,5	65,7
lebhaft	33,3	24,0	38,9	30,0	29,4	25,0	37,7	25,8	31,3
gesteigert	0,0	4,0	0,0	0,0	0,0	0,0	0,0	1,1	0,6
abgeschwächt	0,0	0,0	2,8	5,0	0,0	5,0	0,0	3,4	1,8
Abwehrsprung	2,1	0,0	0,0	0,0	0,0	0,0	0,0	1,1	0,6
Brachioradialreflex									
normal	56,3	64,0	52,8	55,0	72,2	65,0	53,8	64,0	59,3
lebhaft	39,6	32,0	41,7	40,0	27,8	30,0	44,9	29,2	36,5
gesteigert	4,2	4,0	2,8	0,0	0,0	0,0	1,3	3,4	2,4
abgeschwächt	0,0	0,0	2,8	5,0	0,0	5,0	0,0	3,4	1,8
Knipsreflex									
vorhanden	20,8	25,9	11,1	8,4	5,5	5,0	14,0	11,6	12,8
nicht vorha.	79,2	94,1	88,9	91,6	94,5	95,0	86,0	88,4	87,2
Bauchdeckenreflex									
vorhanden	95,3	92,0	91,7	77,3	72,2	70,0	82,7	83,5	83,1
n.vorhanden	12,5	4,2	8,0	22,7	27,8	30,0	17,3	16,5	16,9

Tabelle AT30: Auffälligkeiten der Reflexüberprüfungen der unteren Extremität nach Altersgruppen und Geschlecht. (N = 177)

Gruppen	A1 %	A2 %	A3 %	A4 %	A5 %	A6 %	m %	w %	Alle %
PSR									
normal	58,3	60,0	55,6	55,0	38,9	50,0	47,4	60,7	54,5
lebhaft	39,6	36,0	36,1	20,0	33,3	30,0	38,5	30,3	34,1
gesteigert	0,0	4,0	8,3	15,0	16,7	10,0	10,3	4,5	7,2
abgeschwächt	2,1	0,0	0,0	0,0	5,6	5,0	1,3	2,2	1,8
n.durchführ.	0,0	0,0	0,0	10,0	5,6	5,0	2,6	2,2	2,4
ASR									
normal	56,3	68,0	58,3	61,1	41,2	55,0	49,4	64,4	57,3
lebhaft	41,7	28,0	30,6	22,2	35,3	30,0	37,8	28,7	32,9
gesteigert	0,0	4,0	11,1	16,7	17,6	10,0	10,4	5,7	7,9
abgeschwächt	2,1	0,0	0,0	0,0	5,9	0,0	1,3	1,1	1,2
n.durchführ.	0,0	0,0	0,0	0,0	0,0	5,0	1,3	0,0	0,6
FKR									
normal	68,8	70,8	63,9	58,8	58,8	57,9	62,2	67,4	65,0
lebhaft	31,3	20,8	11,1	23,5	23,5	21,1	25,7	19,8	22,5
gesteigert	0,0	0,0	2,8	5,9	0,0	0,0	1,4	1,2	1,2
abgeschwächt	0,0	0,0	0,0	0,0	5,9	5,3	0,0	2,3	1,2
fehlend	0,0	8,3	19,4	11,8	11,8	10,5	9,5	9,3	9,4
n.durchführ.	0,0	0,0	2,8	0,0	0,0	5,3	1,4	0,0	0,6
Chaddock									
negativ	91,7	100,0	97,2	100,0	100,0	100,0	97,4	96,6	97,0
positiv	8,3	0,0	2,8	0,0	0,0	0,0	2,6	3,4	3,0

n. durchführ. = nicht durchführbar

Tabelle AT31: Ergebnisse der EEG Untersuchung nach Altersgruppen und Geschlecht. (N = 136)

Gruppen	A1 %	A2 %	A3 %	A4 %	A5 %	A6 %	m %	w %	Alle %
Grundrhythmus (Mehrfachantworten möglich)									
altersentsp.	40,5	17,6	14,3	17,6	6,7	11,8	22,4	21,7	22,5
dysrhythm.	14,3	47,1	14,3	5,9	6,7	17,6	10,4	23,2	16,8
verlangsamt	52,4	52,9	57,1	58,8	67,0	82,4	53,7	66,7	60,2
EEG- Befund									
n.beurteilb.	12,5	6,3	9,5	0,0	16,7	0,0	7,1	9,6	8,4
i.r.Norm	37,5	31,2	33,3	30,8	33,3	37,5	35,7	33,9	34,8
grenzwertig	30,0	37,5	28,6	38,5	16,7	25,0	41,1	19,4	30,2
leicht diff.	15,0	25,0	23,8	23,1	33,3	37,5	16,1	27,4	21,7
mäßig diff.	2,5	0,0	4,8	7,6	0,0	0,0	0,0	6,5	3,2
diff.abnorm	2,5	0,0	0,0	0,0	0,0	0,0	0,0	3,2	1,6
deutl.abnorm	–	–	–	–	–	–	–	–	–
Pathologische Veränderungen (Mehrfachantworten möglich)									
gener.Grup.	4,8	0,0	0,0	23,5	0,0	5,9	0,0	4,3	2,2
Ausbreitung	7,2	5,9	10,7	29,4	26,7	35,3	10,4	21,7	16,2
diffus eing.	11,9	23,5	10,7	23,5	6,7	5,9	14,9	11,6	13,2
steile Well.	66,7	58,8	50,0	64,7	60,0	64,7	50,7	71,0	61,0
spitze Well.	2,4	0,0	0,0	0,0	0,0	5,9	0,0	2,9	1,5
langsame W.	16,6	17,6	21,4	17,6	26,7	47,1	20,9	33,3	27,2

n.beurteil.:   nicht beurteilbar
i.R.Norm: im Rahmen der Norm
diff.:   diffus
gener.Grup.: generalisierte Gruppen
Well., W.:   Wellen

262

Tabelle AT32: Auffälligkeiten in den serologischen und urologischen Untersuchungen nach Altersgruppen und Geschlecht. (N = 180)

Gruppen	A1 %	A2 %	A3 %	A4 %	A5 %	A6 %	m %	w %	Alle %
KBB									
path.	13,3	23,1	16,1	9,5	15,4	11,5	10,8	17,5	14,5
SKg									
path.	15,6	12,0	19,4	52,4	46,2	38,9	32,4	41,2	36,8
Differential-Blutbild									
pathologisch	6,7	20,0	9,7	19,0	7,7	–	9,6	11,3	10,5
GOT									
path.	2,2	4,2	8,8	–	17,6	4,8	7,2	3,1	5,2
GPT									
path.	17,8	16,7	17,6	12,5	35,3	28,2	31,2	10,3	20,8
Harnstoff									
path.h.	2,2	4,2	8,8	4,2	5,9	–	0,0	2,1	1,1
Harnsäure									
path.	17,8	25,0	11,8	12,5	11,8	19,0	30,0	5,3	17,7
Kreatinin									
path.	8,9	20,8	14,7	20,8	11,8	14,3	22,8	7,2	15,0
ASL									
positiv	62,2	41,7	52,9	54,2	58,8	61,9	42,2	61,8	55,5
Cholesterin									
hyper.	6,7	–	18,8	4,2	17,6	19,0	12,0	9,3	10,7
hypo.	13,3	8,7	–	–	11,8	–	6,0	6,2	6,1
Triglyceride									
hyper.	6,7	–	3,1	12,5	23,5	23,8	13,2	7,2	9,9
hypo.	31,1	17,4	31,3	12,5	17,6	4,8	16,9	25,8	21,6
Blutzucker									
path.	2,2	8,0	8,8	–	5,9	4,8	7,2	2,1	4,9
Harnprobe									
auff.	15,6	13,0	14,8	15,8	16,7	18,8	1,2	27,8	15,5

Tabelle AT33: Beurteilung des „schlechteren Ohres" nach Alter und Geschlecht
(N = 140)

Gruppen	A1 %	A2 %	A3 %	A4 %	A5 %	A6 %	m %	w %	Alle %
schlechteres Ohr									
links	26,0	29,6	26,5	20,0	38,9	30,0	27,8	27,4	27,6
rechts	18,0	11,1	14,7	4,0	22,2	20,0	15,2	14,7	14,9
gleichwert.	38,0	29,6	38,2	36,0	11,1	25,0	31,6	32,6	32,2
keine HS	4,0	3,7	0,0	8,0	0,0	0,0	2,5	3,2	2,9
n.beurteil.	14,0	25,9	20,6	32,0	27,8	25,0	22,8	22,1	22,4

HS: Hörstörung
n.beurteil.: nicht beurteilbar

Tabelle AT34: Beurteilung der Hörauffälligkeiten nach Davies für das rechte und
linke Ohr nach Altersgruppen und Geschlecht.
(N = 140)

Gruppen	A1 %	A2 %	A3 %	A4 %	A5 %	A6 %	m %	w %	Alle %
Rechts									
unauff.	8,7	4,5	6,3	10,5	0,0	0,0	5,9	6,0	6,0
minimalst	4,3	0,0	6,3	0,0	0,0	5,9	1,5	4,8	3,3
minimal	15,2	31,8	12,5	15,8	6,7	29,4	17,6	18,1	17,9
leicht	39,1	40,9	37,5	47,4	40,0	35,3	42,6	37,3	39,7
mild loss	13,0	9,1	15,6	5,3	33,3	5,9	11,8	14,5	13,2
marked loss	10,9	0,0	3,1	10,5	13,3	11,8	3,6	13,2	7,9
severe loss	0,0	4,5	3,1	5,3	6,7	0,0	1,5	3,6	2,6
taub	2,2	0,0	0,0	0,0	0,0	0,0	1,5	0,0	0,7
n.beurteilb.	6,5	9,1	15,6	5,3	0,0	11,8	4,4	12,0	8,6
Links									
unauff.	10,9	9,1	0,0	10,5	0,0	0,0	5,9	6,0	6,0
minimalst	2,2	0,0	12,5	0,0	0,0	0,0	1,5	4,8	3,3
minimal	19,6	22,7	0,0	10,5	6,7	17,6	10,3	15,7	13,2
leicht	28,3	31,8	46,9	36,8	40,0	29,4	41,2	30,1	35,1
mild loss	21,7	22,7	15,6	15,8	26,7	23,5	19,1	21,7	20,5
marked loss	8,7	4,5	6,3	10,5	26,7	17,6	13,2	8,4	10,6
severe loss	0,0	0,0	0,0	10,5	0,0	0,0	1,5	1,2	1,3
taub	2,2	0,0	3,1	0,0	0,0	0,0	2,9	0,0	1,3
n.beurteil.	6,5	9,1	15,6	5,3	0,0	11,8	4,4	12,0	8,6

Tabelle AT35: Arten der Hörstörung für rechtes und linkes Ohr nach Alter und Geschlecht. (N = 140)

Gruppen	A1 %	A2 %	A3 %	A4 %	A5 %	A6 %	m %	w %	Alle %
Rechts									
keine	8,0	3,7	5,9	8,0	0,0	0,0	5,1	5,3	5,2
Schalleitung	22,0	22,2	11,8	0,0	11,1	10,0	10,1	17,9	14,4
Schallempfi.	20,0	11,1	32,4	40,0	27,8	30,0	29,1	23,2	25,9
kombiniert	36,0	37,0	17,6	16,0	22,2	20,0	27,8	25,3	26,4
n.beurteil.	14,0	25,9	32,4	36,0	38,9	40,0	27,8	28,4	28,2
Links									
keine	10,0	7,4	2,9	8,0	0,0	0,0	5,1	6,3	5,7
Schalleitung	20,0	14,8	17,6	4,0	5,6	10,0	15,2	12,6	13,8
Schallempfi.	16,0	11,1	35,3	32,0	27,8	25,0	20,3	26,3	23,6
kombiniert	38,0	40,7	11,8	20,0	27,8	30,0	32,9	25,3	28,7
n.beurteil.	16,0	25,9	32,4	36,0	38,9	35,0	26,6	29,5	28,2

Tabelle AT36: Lokalisation der Hörstörung für rechtes und linkes Ohr nach Alter und Geschlecht. (N = 140)

Gruppen	A1 %	A2 %	A3 %	A4 %	A5 %	A6 %	m %	w %	Alle %
Rechts									
Tiefton	0,0	0,0	0,0	0,0	11,1	0,0	2,5	0,0	1,1
Mittelton	0,0	0,0	8,8	4,0	0,0	10,0	2,5	4,2	3,4
Hochton	20,0	18,5	29,4	20,0	16,7	15,0	24,1	17,9	20,7
Tief–Mittel	6,0	0,0	2,9	8,0	11,1	5,0	6,3	4,2	5,2
Mittel–Hoch	10,0	11,1	0,0	16,0	33,3	15,0	10,1	13,7	12,1
Tief–Hoch	16,0	14,8	14,7	4,0	5,6	0,0	10,1	11,6	10,9
Frequ.unabh.	28,0	25,9	17,6	12,0	5,6	30,0	21,5	21,1	21,3
n.beurteil.	12,0	25,9	20,6	28,0	16,7	25,0	17,7	22,1	20,1
keine HS	8,0	3,7	5,9	8,0	0,0	0,0	5,1	5,3	5,2
Links									
Tiefton	4,0	3,7	2,9	0,0	5,6	0,0	6,3	0,0	2,9
Mittelton	2,0	3,7	5,9	0,0	5,6	0,0	1,3	4,2	2,9
Hochton	22,0	18,5	23,5	20,0	27,8	10,0	24,1	17,9	20,7
Tief–Mittel	2,0	0,0	5,9	8,0	11,1	15,0	6,3	5,3	5,7
Mittel–Hoch	14,0	18,5	5,9	20,0	16,7	25,0	12,7	17,9	15,5
Tief–Hoch	14,0	11,1	17,6	4,0	11,1	0,0	6,3	14,7	10,9
Frequ.unabh.	18,0	11,1	17,6	12,0	5,6	25,0	20,3	11,6	15,5
n.beurteil.	14,0	25,9	20,6	28,0	16,7	25,0	17,7	23,2	20,7
keine HS	10,0	7,4	0,0	8,0	0,0	0,0	5,1	5,3	5,2

HS = Hörstörung

Tabelle AT37: Mittlere Dioptriewerte der Brillengläser getrennt nach Alter und Geschlecht.
(N = 93)

Gruppen	A1 M	A2 M	A3 M	A4 M	A5 M	A6 M	m M	w M
Rechts								
Sph.Diopt.	-0,61	0,60	-3,67	-2,32	-7,81	-4,97	-1,27	-3,18
Cyl.Diopt.	0,76	-0,03	0,36	0,42	0,37	0,03	0,46	0,35
Links								
Sph.Diopt.	-1,04	0,83	-3,27	-1,42	-7,31	-4,40	-1,70	-2,73
Cyl.Diopt.	1,48	-0,10	0,75	0,35	0,50	1,35	1,24	0,52

Tabelle AT38: Visuswerte (Mittelwerte) für beide Augen nach Altersgruppen und Geschlecht.
(N = 157)

Gruppen	A1 M	A2 M	A3 M	A4 M	A5 M	A6 M	m M	w M	Alle M
Fernvisus									
Rechts									
V.nat.	0,34	0,16	0,35	0,26	0,21	0,32	0,29	0,29	0,29
V.cc.	0,33	0,24	0,30	0,28	0,21	0,14	0,29	0,23	0,27
Links									
N.nat.	0,37	0,18	0,28	0,27	0,21	0,25	0,28	0,29	0,29
V.cc.	0,36	0,22	0,30	0,32	0,23	0,14	0,30	0,27	0,28
Nahvisus									
Rechts									
V.nat.	0,39	0,22	0,39	0,33	0,28	0,22	0,34	0,32	0,33
V.cc.	0,35	0,31	0,31	0,37	0,26	0,14	0,31	0,31	0,31
Links									
N.nat.	0,41	0,28	0,39	0,31	0,27	0,16	0,33	0,33	0,33
V.cc.	0,37	0,32	0,30	0,37	0,30	0,14	0,32	0,31	0,31

Tabelle AT39: Häufigkeitsverteilungen der Ausprägungen in den motorischen Variablen nach Altersgruppen.
(N = 162)

Altersklassen		Variablen Bvz Hd	Schr Hd	ST Hd	Dia	OE Lat
A1 Score	0					
	1	2.78	16.67	20.00	19.44	13.89
	2	16.67	0.00	37.14	27.78	50.00
	3	22.22	83.33	42.86	52.78	36.11
	4	50.00				
	5	8.33				
A2 Score	0					
	1	7.14	7.14	18.18	14.29	21.43
	2	7.14	0.00	9.09	42.86	28.57
	3	21.43	92.86	72.73	42.86	50.00
	4	57.14				
	5	7.14				
A3 Score	0					
	1	0.00	11.11	11.11	22.22	14.81
	2	14.81	0.00	40.74	29.63	59.26
	3	18.52	88.89	48.15	48.15	25.93
	4	55.56				
	5	11.11				
A4 Score	0	0.00				
	1	15.00	0.00	16.67	21.05	22.22
	2	20.00	0.00	38.89	36.84	38.89
	3	15.00	100.00	44.44	42.11	38.89
	4	30.00				
	5	20.00				
A5 Score	0					
	1	0.00		13.33	13.33	6.67
	2	13.33	0.00	33.33	33.33	53.33
	3	20.00	0.00	53.33	53.33	40.00
	4	46.67	100.00			
	5	20.00				
A6 Score	0					
	1	0.00	5.88	12.50	0.00	0.00
	2	11.76	0.00	37.50	52.94	41.18
	3	5.88	94.12	50.00	47.06	58.82
	4	58.82				
	5	23.53				

| Altersklassen | Variablen | | | | | |
	Sti N	Sch N	Bvz Aug	B Hup	ST	Psm EWR
A1 Score 0						13.89
1	2.78	13.89	36.67	44.44	100.00	72.22
2	16.67	27.78	3.33	19.44		13.89
3	80.56	58.33	60.00	36.11		0.00
4						0.00
5						
A2 Score 0						21.43
1	7.69	23.08	38.46	63.64	100.00	28.57
2	23.08	15.38	7.69	18.18		42.86
3	69.23	61.54	53.85	18.18		7.14
4						0.00
5						
A3 Score 0						7.41
1	0.00	11.11	51.85	19.23	100.00	66.67
2	19.23	40.74	3.70	38.46		22.22
3	80.77	48.15	44.44	42.31		3.70
4						0.00
5						
A4 Score 0						14.29
1	0.00	0.00	41.18	50.00	100.00	28.57
2	23.53	47.06	5.88	25.00		38.10
3	76.47	52.94	52.94	25.00		14.29
4						4.76
5						
A5 Score 0						20.00
1	0.00	14.29	53.85	16.67	100.00	33.33
2	40.00	50.00	0.00	25.00		33.33
3	60.00	35.71	46.15	58.33		13.33
4						0.00
5						
A6 Score 0						11.76
1	0.00	5.88	6.25	46.15	100.00	47.06
2	0.00	47.06	0.00	38.46		29.41
3	100.00	47.06	93.75	15.38		5.88
4						5.88
5						

Schlüssel zu den Tabellen AT39, AT40:

Bvz Hd	=	Bevorzugte Hand in Zweihandaufgaben
Schr Hd	=	Bevorzugte Schreibhand
ST Hd	=	Die schnellere Hand in der Scheibenprobe
Dia	=	Die schnellere Hand in der Diadochokinese
OE Lat	=	Die bessere obere Extremität gemäß der Motoskopie
Sti N	=	Neigung des Bleistiftes in der rechten Hand
Sch N	=	Neigung der Schrift der rechten Hand
Bvz A	=	Das bevorzugte Auge

(Fortsetzungfolg.Seite

Tabelle AT40: Häufigkeitsverteilung der Ausprägungen in den motorischen Variablen nach Geschlecht. (N = 162)

Geschlecht		Bvz Hd	Schr Hd	ST Hd	Dia	OE Lat
Männlich						
Score	0					
	1	4.62	10.77	20.63	18.46	10.77
	2	12.31	0.00	34.92	33.85	47.69
	3	21.54	89.23	44.44	47.69	41.54
	4	46.15				
	5	15.38				
Weiblich						
Score	0					
	1	3.13	6.35	10.17	10.17	16.13
	2	17.19	0.00	35.59	35.59	46.77
	3	14.06	93.65	54.24	54.24	37.10
	4	53.13				
	5	12.50				

Geschlecht		Sti N	Sch N	Bvz Aug	B Hup	ST	Psm EWR
Männlich							
Score	0						12.12
	1	1.59	14.29	42.86	36.07	100.00	59.09
	2	23.81	39.68	3.57	29.51		21.21
	3	74.60	46.03	53.57	34.53		7.58
	4						0.00
	5						
Weiblich							
Score	0						15.63
	1	1.67	8.20	35.00	41.51	100.00	43.75
	2	15.00	34.43	3.33	24.53		32.81
	3	83.33	57.38	61.67	33.96		4.69
	4						3.13
	5						

B Hupf = Bevorzugte untere Extremität für das Einbeinhüpfen

B Bal = Bevorzugte untere Extremität für das Stehen auf einem Bein oder das Heben eines Beines

ST = Leistung (in P.R.) in der Scheibenprobe

Ps EWR = Psychomotorische Entwicklungsrückstand

Cer Bew = Hinweise auf zerebrale Bewegungsstörungen der oberen Extremitäten

Score = Ausprägungen der betreffenden Variable (vergleiche mit Kapitel 8.2.3.)

Tabelle AT41: Häufigkeitsverteilungen in den Ausprägungen der Variable „zerebrale Bewegungsstörungen der oberen Extremitäten" nach Altersklassen.
(N = 179)

	A1	A2	A3	A4	A5	A6	Tot
Score							
1	6.25	4.17	5.88	8.00	11.76	10.00	7.14
2	93.75	95.83	94.12	92.00	88.24	90.00	92.86

Tabelle AT42: Häufigkeitsverteilungen in den Ausprägungen der Variable „zerebrale Bewegungsstörungen der oberen Extremitäten" nach Geschlecht.
(N = 179)

	Männlich	Weiblich	Total
Score			
1	8.64	5.75	7.14
2	91.36	94.25	92.86

Tabelle AT43: Mittelwerte und Standardabweichungen zum Verbalteil des HAWIE nach Altersklassen.
(N = 135)

Alters-klassen	A1 M (SA)	A2 M (SA)	A3 M (SA)	A4 M (SA)	A5 M (SA)	A6 M (SA)	Alle M (SA)
AW:	1,32	1,69	2,11	1,70	1,07	2,43	1,68
	(2,1)	(1,1)	(2,7)	(1,8)	(1,0)	(1,8)	(2,0)
AV:	1,69	2,00	1,87	1,40	0,87	1,37	1,59
	(1,3)	(1,2)	(1,3)	(1,2)	(1,2)	(0,8)	(1,2)
ZN:	3,09	3,53	3,00	2,40	1,23	3,50	2,87
	(2,0)	(2,5)	(2,5)	(2,4)	(1,7)	(2,6)	(2,3)
RD:	0,31	0,54	0,41	0,06	0,15	0,25	0,29
	(0,6)	(0,7)	(0,7)	(0,2)	(0,3)	(0,4)	(0,5)
GF:	3,00	3,61	3,81	2,65	2,54	3,50	3,19
	(2,5)	(1,9)	(3,1)	(2,6)	(2,4)	(2,1)	(2,5)

Tabelle AT44: Mittelwerte und Standardabweichungen zum Handlungsteil des HA-WIE nach Altersklassen. (N = 135)

Alters-klassen	A1 M (SA)	A2 M (SA)	A3 M (SA)	A4 M (SA)	A5 M (SA)	A6 M (SA)	Alle M (SA)
ZS:	9,95 (7,8)	12,23 (8,7)	12,11 (3,5)	4,64 (6,1)	4,69 (5,1)	5,50 (5,1)	8,75 (7,3)
BO:	1,65 (2,1)	2,31 (2,4)	1,70 (2,1)	1,80 (2,5)	0,76 (1,3)	1,00 (1,6)	1,58 (2,1)
BE:	2,48 (2,1)	3,77 (2,6)	3,37 (2,6)	2,14 (2,0)	2,23 (2,1)	1,68 (1,8)	2,62 (2,3)
MT:	3,48 (4,3)	6,15 (5,9)	4,00 (3,8)	1,40 (2,6)	1,54 (2,3)	3,12 (3,8)	3,30 (4,1)
FL:	7,39 (5,1)	10,38 (6,7)	6,81 (4,7)	5,64 (4,9)	5,15 (4,8)	4,81 (4,2)	6,77 (5,2)

Tabelle AT45: Mittelwerte und Standardabweichungen der Wertpunkte und IQ-Punkte des HAWIE nach Altersklassen. (N = 135)

Alters-klassen	A1 M (SA)	A2 M (SA)	A3 M (SA)	A4 M (SA)	A5 M (SA)	A6 M (SA)	Alle M (SA)
VW:	10,01 (4,1)	11,92 (3,2)	11,67 (5,2)	9,95 (4,0)	8,15 (2,8)	11,75 (3,8)	10,56 (4,2)
HW:	11,12 (7,3)	15,69 (9,2)	12,11 (7,2)	7,85 (5,9)	7,07 (6,2)	7,50 (4,7)	10,43 (7,3)
GW:	21,18 (9,6)	27,61 (11,3)	23,89 (11,5)	17,80 (9,0)	15,23 (8,1)	19,25 (6,6)	21,04 (10,1)
VI:	49,81 (5,7)	52,84 (4,2)	51,89 (6,5)	51,05 (5,2)	50,84 (3,6)	58,06 (5,3)	51,84 (5,9)
HI:	50,81 (9,8)	56,84 (11,7)	51,79 (9,1)	48,40 (7,2)	49,53 (7,7)	53,31 (5,5)	51,41 (9,1)
GI:	47,32 (7,1)	52,15 (7,4)	50,22 (7,5)	47,90 (5,7)	47,69 (5,1)	52,68 (4,6)	49,16 (6,7)

VW: Verbalteil-Wertpunkte
HW: Handlungsteil-Wertpunkte
GW: Gesamt-Wertpunkte
VI: Verbalteil-IQ-Werte
HI: Handlungsteil-IQ-Werte
GI: Gesamt-IQ-Werte

271

Tabelle AT46: Signifikanzangaben zu Mittelwertvergleichen (t-Test) zwischen benachbarten Altersklassen bezogen auf Verbal-, Handlungsteil, Wertpunkte und IQ-Werte. (N = 135)

Altersklassen	A1/A2	A2/A3	A3/A4	A4/A5	A5/A6
Verbalteil					
AW:	n.s.	n.s.	n.s.	*	**
AV:	n.s.	n.s.	n.s.	*	n.s.
ZN:	n.s.	n.s.	n.s.	*	**
RD:	n.s.	n.s.	*	n.s.	n.s.
GF:	n.s.	n.s.	*	n.s.	*
Handlungsteil					
ZS:	*	n.s.	***	n.s.	*
BO:	n.s.	n.s.	n.s.	*	n.s.
BE:	*	n.s.	*	n.s.	n.s.
MT:	*	*	**	n.s.	n.s.
FL:	n.s.	n.s.	n.s.	n.s.	n.s.
Wertpunkte					
VW:	n.s.	n.s.	n.s.	n.s.	**
HW:	n.s.	n.s.	*	n.s.	n.s.
GW:	*	n.s.	*	n.s.	n.s.
IQ-Werte					
VI:	n.s.	n.s.	n.s.	n.s.	**
HI:	n.s.	n.s.	n.s.	n.s.	n.s.
GI:	*	n.s.	n.s.	n.s.	*

*: $p < 0,05$
**: $p < 0,01$
***: $p < 0,001$
n.s.: nicht signifikant

Tabelle AT47: Signifikanzangaben zu Mittelwertvergleichen (t-Test) bei nicht benachbarten Alterklassen für Verbal- und Handlungsteil, Wertpunkte und IQ-Punkte. $(N = 135)$

	Signifikanzniveau und Gruppenpaar (Altersklassen)
Verbalteil	
AV:	*: A1/A5, A2/A5, A3/A5
ZN:	*: A2/A5, A3/A5
RD:	**: A2/A4
Handlungsteil	
ZS:	***: A3/A5, A3/A6
	**: A1/A4, A2/A5, A2/A6
	*: A1/A5, A1/A6
BO:	*: A2/A5
BE:	**: A2/A6
	*: A1/A5, A3/A6
MT:	**: A1/A5, A2/A5
	*: A1/A4, A3/A5
FL:	**: A2/A6
	*: A1/A5, A2/A5
Wertpunkte	
VW:	**: A2/A5
HW:	**: A2/A4, A2/A5, A2/A6
	*: A3/A5, A3/A6
GW:	**: A2/A4, A2/A5
	*: A1/A5, A3/A5, A2/A6
IQ-Werte	
VI:	**: A4/A6
	*: A2/A6, A3/A6
HI:	**: A2/A4
	*: A4/A6
GI:	**: A4/A6

*: $p < 0,05$
**: $p < 0,01$
***: $p < 0,001$
n.s.: nicht signifikant

273

Tabelle AT48: Mittelwerte, Standardabweichungen und t-Test Signifikanzen der individuellen Leistungen aus den Bereichen (AW bis FL) sowie den Parametern der Wertpunkte und der IQ-Werte getrennt nach Geschlecht. (N = 135)

	männlich M (SA)		weiblich M (SA)		t-Test
AW:	2,17	(2,46)	1,25	(1,48)	**
AV:	1,74	(1,21)	1,45	(1,27)	*
ZN:	3,23	(2,31)	2,57	(2,33)	*
RD:	0,36	(0,63)	0,23	(0,54)	n.s.
GF:	3,61	(2,88)	2,81	(2,21)	**
ZS:	8,61	(7,18)	8,88	(7,43)	n.s.
BO:	1,67	(2,17)	1,50	(2,04)	n.s.
BE:	2,64	(2,51)	2,60	(2,28)	n.s.
MT:	3,42	(4,21)	3,20	(4,14)	n.s.
FL:	6,82	(5,39)	6,72	(5,03)	n.s.
VW:	11,35	(5,10)	9,86	(3,21)	*
HW:	10,66	(7,55)	10,24	(7,12)	n.s.
GW:	22,02	(11,10)	20,17	(9,16)	n.s.
VI:	52,83	(7,25)	50,95	(4,41)	*
HI:	51,67	(9,42)	51,18	(8,79)	n.s.
GI:	49,88	(7,59)	48,52	(5,96)	*

16. Literatur

Aagesen L., Grinstad J. and Mikkelsen M. (1984): Advanced grandmaternal age on the mother's side. A risk of giving rise to trisomy 21. Annals of Human Genetics, 48, 297.

Allard D., Signoret M. und Stalleicken G. (1988): Alzheimer Demenz. Springer Verlag, Berlin.

Allore R., O'Hanlon D., Price R., Neilson K., Willard H.F., Cox D.R., Marks A. and Dunn R.J. (1988): Gene encoding the beta subunit of S100 protein is on chromosome 21: Implications for Down Syndrome. Science, 239, 1311-1313.

Alzheimer A. (1907): Über eine eigenartige Erkrankung der Hirnrinde. Allg. Z. Psychiatr. Psych. u. Gericht Med., 64, 146-148.

Aman M.G. (1987): Overview of pharmacotherapy: current status and future directions. Journal of Mental Deficiency Research, 31, 121-130.

Anastasi A. (1961): Psychological Testing. 2nd Edition. Macmillan Company, New York.

Annett M. (1981): The right shift theory of handedness and developmental language problems. Bulletin of the Orton Society 31, 103-121.

Anwar F. (1981): Motor function in Down's Syndrome. In: Ellis N.R. (ed.): International Review of Research in Mental Retardation, Vol. 10. Academic Press, New York.

Bach H. (1967): Wandel der Familienbelastung angesichts der Entwicklung des geistig behinderten Kindes. Lebenshilfe, 6, 57-65.

Bätz B., Kugler J., Scheuler W., Kubicki St., Künkel H. und Weinmann H.M. (1985): Richtlinien zur Beschreibung und Beurteilung des EEG. EEG- Labor, 7, 1-3.

Balla D., Butterfield E.C. and Zigler E. (1974): Effects of institutionalization on retarded children: A longitudinal cross institutional investigation. American Journal on Mental Deficiency, 78, 530.

Ball M.J. and Nuttall K. (1981): Topography of neurofibrillary tangles and granulovacuoles in hippocampi of patients with Down's Syndrome: quantitative comparison with normal ageing and Alzheimer's disease. Neuropathology and Applied Neurobiology, 7, 13-20.

Balzazs R. and Brooksbank B.W. (1985): Neurochemical approaches to the pathogenesis of Down's Syndrome. Journal of Mental Deficiency Research, 29, 1-14.

Barden H.S. (1977): Vitamin A and carotene values of institutionalised mentally retarded subjects with and without Down's Syndrome. Journal of Mental Deficiency Research, 21, 63-74.

Baxter R.G., Larkins R.G., Martin F.I.R., Heyman P., Myles K. and Ryan L. (1975): Down's Syndrome and thyroid function in adults. Lancet, 2, 794-798.

Bell A. and Zubeck J.P. (1960): The effect of age on the intellectual performance of mental defectives. Journal of Gerontology, 15, 285.

Benda C.E. (1960): Down's Syndrome. 2nd Edition, Grune and Stratton, New York.

Benson B.A., Reiss S., Smith D.C. and Laman D. (1985): Psychosocial correlates of depression in mentally retarded adults: II. Poor social skills. American Journal of Mental Deficiency, 89, 657-659.

Berger E. (1977): Minimale cerebrale Dysfunktion bei Kindern. Verlag Hans Huber, Bern.

Bernard J.G., Mathe J. and Delorme J.C. (1954): The leucocytes of three small infants. Arch. F. Pediatr., 12, 470–502.

Berry P., Groeneweg G., Gibson D. and Brown R.I. (1984): Mental development of adults with Down Syndrome. American Journal of Mental Deficiency, 89, 252–256.

Beuys B. (1984): Am Anfang war nur Verzweiflung. Rowohlt Verlag, Reinbek.

Biermann G. (1975): Die psychosoziale Entwicklung des Kindes in unserer Zeit. Ernst Reinhardt Verlag, München.

Blackwood D.H., Clair D.M., Muir W.J., Oliver C.J. and Dickens P. (1988): The development of Alzheimer's disease in Down's Syndrome assessed by auditory event–related potentials. Journal of Mental Deficiency Research, 32, 439– 453.

Borthwick N.M., Gordon A. and Yates C.M. (1985): Reductions in soluble brain proteins in older subjects with Down's Syndrome. Journal of the Neurological Sciences, 68, 205–214.

Brackhane R. (1984): „Behinderung" und „Rehabilitation" – Zur Notwendigkeit einer psychologischen Betrachtung. Psychologische Rundschau, 25, 71–78.

Brooks D.N., Wooley H. and Kanjilal G.C. (1972): Hearing loss and middle ear disorders in patients with Down's Syndrome (Mongolism). Journal of Mental Deficiency Research, 16, 21–29.

Brooks P.H. and McCauley C. (1984): Cognitive research in mental retardation. American Journal of Mental Deficiency, 88, 479–486.

Bruckmüller M. (1985): Aggression und Regression bei geistiger Behinderung – Ausdrucksmittel oder Störung? Geistige Behinderung, 2, 114–125.

Brushfield T. (1924): Mongolism. British Journal of Child Disabilities, 21, 241–258.

Buger P.C. and Vogel S.F. (1973): The development of the pathologic changes of Alzheimer's disease and senile dementia in patients with Down's Syndrome. American Journal of Pathology, 73, 457–476.

Burgio G.R., Ugazio A.G., Nespoli L., Marcioni A.F., Bottelli A.M. and Pasquali F. (1975): Derangements of immunoglobulin levels, phytohemagglutinin responsiveness and T and B cell markers in Down's Syndrome at different ages. Europeen Journal of Immunology, 5, 600–612.

Campaigne B.N. und Glueck Ch.J. (1985): Der Einfluß körperlicher Bewegung auf die Blutfette bei Kindern. Pädiatrische Praxis, 31, 597–604.

Cardoso–Martins C. and Mervis C.B. (1985): Maternal speech to prelinguistic children with Down Syndrome. American Journal of Mental Deficiency, 89, 451–458.

Carter G. and Jancar J. (1983): Mortality in the mentally handicapped: a fifty year survey at State Park Group of Hospitals (1930 – 1980). Journal of Mental Deficiency Research, 27, 143–156.

Cattell R.B. (1971): Abilities: Their structure growth and action. Houghton Mifflin, New York.

Chaney R.H. (1987): Neurogenic aetherosclerosis in mentally retarded persons. Journal of Mental Deficiency Research, 31, 235–240.

Chumlea W.C. and Cronk Ch.E. (1981): Overweight among children with trisomy 21. Journal of Mental Deficiency Research, 25, 275–280.

Chutko S.M. (1965): Ophthalmologic findings in Down's disease. Vestn. Oftal. 78, 68–73.

Clarke A.D., Clarke A.M. and Reiman S. (1958): Cognitive and social changes in the feeble-minded – Three further studies. British Journal of Psychology, 49, 144.

Coleman M., Sobel S., Bhagavan H.N., Coursin D., Marquardt A., Guay M. and Hunt C. (1985): A double blind study of vitamin B-6 in Down's Syndrome infants. Part 1 – Clinical and biochemical results. Journal of Mental Deficiency Research, 29, 233–240.

Cote L. (1985): Aging of the brain and dementia. In: Kandel E. and Schwartz J.H. (eds.): Principles of Neural Sciences. Elsevier, New York.

Cottrell D.J. and Crisp A.H. (1984): Anorexia nervosa in Down's Syndrome - A case report. British Journal of Psychiatry, 145, 195-196.

Cowie V.A. (1970): A study of the early development of mongols. Pergamon Press, Oxford.

Cullen J.F. (1963): Blindness in mongolism (Down Syndrome). British Journal of Ophthalmology, 47, 331-336.

Dahle A.J. and McCollister F.P. (1986): Hearing and otologic Disorders in children with Down's Syndrome. American Journal of Mental Deficiency, 90, 636-642.

Dalton A.J., Crapper D.R. and Schlotterer G.R. (1974): Alzheimer's disease in Down's Syndrome: visual retention deficits. Cortex, 10, 366-375.

Day K.A. (1987): The elderly mentally handicapped in hospital: a clinical study. Journal of Mental Deficiency Research, 31, 131-146.

Donaldson D.D. (1961): The significance of spotting of the iris in mongoloids. Brushfield's spots. Archives of Ophthalmology, 65, 26-31.

Down J.L.H. (1866): Observations on an ethnic classification of idiots. Clin. Lect. Rep. London Hospital, 3, 259-262.

DSM-III (1982): Diagnostic and Statistic Manual of Mental Disorders. American Psychiatric Association, 3. Edition, Washington-D.C.

Dupont A., Vaeth M. and Videbech P. (1986): Mortality and life expectancy of Down's Syndrome in Denmark. Journal of Mental Deficiency Research, 30, 111-120.

Edwards J.H. (1978): Skin age in Down's Syndrome: A note on the findings of Murdoch and Evans. Journal of Mental Deficiency Research, 22, 223.

Eisner D.A. (1983): Down's Syndrome and ageing: is senile dementia inevitable? Psychological Rep., 52, 119.

Ellis W.G., McCulloch J,R. and Corley C.L. (1974): Presenile dementia in Down's Syndrome. Ultrastructural identity with Alzheimer's disease. Neurology, (February), 101-106.

Erickson J.D. (1978): Down's Syndrome, paternal age, maternal age and birth order. Annals of Human Genetics, 41, 289-298.

Eser A. und Koch H.G. (1982): Aktuelle Rechtsprobleme der Sterilisation. Gynäkologe, 15, 62-71.

Eyman R.K., Borthwick-Duffy A.S., Call T.L. and White J.F. (1988): Prediction of mortality in community and institutional settings. Journal of Mental Deficiency Research, 32, 203-213.

Fehlhaber C. (1987): Ablösungskrisen bei geistig behinderten Jugendlichen. In: Lempp R. (Hrsg.): Reifung und Ablösung. Verlag Hans Huber, Bern.

Fenner M.E., Hewitt K.E. and Torpy D.M. (1987): Down's Syndrome: intellectual and behavioural functioning during adulthood. Journal of Mental Deficiency Research, 31, 241- 249.

Ferber von Ch. (1983): Soziale Netzwerke - ein neuer Name für eine alte Sache ? Geistige Behinderung, 4, 250-258.

Finley W.H., Finley S.C., Hardy J.P. and McKinnon T. (1968): Down's syndrome in mother and child. Obstet. Gynecol., 32, 200-203.

Fischer M.A. and Zeaman J.P. (1970): Growth and decline of retarded intelligence. In: Ellis N.R. (ed.): International Review of Mental Retardation (Vol. 4); Academic Press, New York.

Fleischmann U. (1989): Altern und Gedächtnis. Verlag Hans Huber, Bern.

Flynn J.R. (1985): Wechsler Intelligence Test: do we really have a criterion of mental retardation? American Journal of Mental Retardation, 90, 236-244.

Fogelman C. (ed.) (1975): AAMD Adaptive Behavior Scale Manual. American Association of Mental Deficiency Research, Washington D.C..

277

Fraser J. and Mitchell A. (1876): Kalmuck idiocy: Report of a case with autopsy, with notes on 62 cases by A. Mitchell. J. Ment. Sci., 22, 161.

Fraser W.I. (1978): Speech and language development of children with Down's Syndrome. Developmental Medicine and Child Neurology, 20, 106-109.

Fraser W.I., Leudar I., Gray J. and Campbell I. (1986): Psychiatric and behaviour disturbance in mental handicap. Journal of Mental Deficiency Research, 30, 49-57.

Frolkis V. (1982): Aging and life-polonging process. Springer Verlag, Wien.

Frühmann E. und Roth G. (1963): Mongolismus und EEG: Versuch einer Korrelation vom klinischen Zustandsbild und EEG- Befund. Proceedings of the 2nd International Congress on Mental Retardation (Vienna 1961), (Teil 1, 381-386), Karger Verlag, Basel.

Fryers T. (1986): Survival in Down's Syndrome. Journal of Mental Deficiency Research, 30, 101-110.

Fulton R.T. and Lloyd L.L. (1968): Hearing impairment in a population of children with Down's Syndrome. American Journal of Mental Deficiency, 73, 289-297.

Furey E.M. and Haber M (1989): Protecting adults with mental retardation. A model statute. Mental Retardation, 27, 135- 140.

Gath A. (1978): Down's Syndrome and the family: the early years. London.

Gericke G.S., Hesseling P.B., Brink S. and Tiedt F.C. (1977): Leukemogenesis in Down's Syndrome. South African Medical Journal, 51, 158-162.

Gershwin M.E., Crinella F.M., Castles J.J. and Trent J.K. (1977): Immunologic characteristics of Down's Syndrome. Journal of Mental Deficiency Research, 21, 237-249.

Gibbs E.L., Gibbs F.A. and Hirsch W. (1964): Rarity of 14 and 16 per-second positive spiking among mongoloids. Neurology, 14, 581.

Gibson D. (1978): Down's Syndrome: the Psychology of Mongolism. Cambridge University Press, Cambridge.

Giraud F. and Mattei J.F. (1975): Aspects epidemiogioques de la trisomie 21. Journal Genetique Humaine, 23, 1-30.

Glenner G.G. and Wong C.W. (1984): Alzheimer's disease and Down's Syndrome: Sharing of a unique cerebrovascular amyloid fibril protein. Biochemical and Biophysical Research Communications, 120, 1131-1135.

Gnad H.D. und Rett A. (1979): Ophthalmologische Symptome beim Down Syndrom. Wiener Klinische Wochenschrift, 91, 735- 738.

Goodman J.F. (1977): IQ Decline in mentally retarded adults: A matter of fact or methodological flaw. Journal of Mental Deficiency Research, 21, 199-203.

Göllnitz G (1973): Neuropsychiatrie des Kinder- und Jugendalters, 2. Aufl. Fischer VEB, Jena.

Gregoziades P. and Pampiglione G. (1966): EEG study of mongolism. Society proceedings, EEG Soc., January.

Grossman H. (ed.) (1983): Classification in mental retardation. American Association on Mental Deficiency Research, Washington D.C..

Gustavson K.H. (1964): Down's Syndrome: A clinical and cytogenetical Investigation. Almquist & Wiksells, Uppsala.

Gustavson K.H., Holmgren G., Jonsell R. and Son Blomquist K.K. (1977): Severe mental retardation in children in a northern swedish country. Journal of Mental Deficiency Research, 21, 161-179.

Hall C.A. (1981): Congenital disorders of vitamin B-12 transport and their contributions to concepts. II. Yale Journal of Biology and Medicine, 54, 485-498.

Hamon C.G., Blair J.A. and Barford P.A. (1986): The effect of tetrahydrofolate on tetrahydrobiopterin metabolism. Journal of Mental Deficiency Research, 30, 179-183.

Hansford R.G. (1983): Bioenergetics in aging. Biochem. Biophys. Acta, 726, 41.

278

Harrell R.F., Capp R.H., Davis D.R., Peerless J. and Ravitz L.R. (1981): Can nutritional supplements help mentally retarded children? An exploratory study. Proceedings of the National Academy of Sciences (USA), 78, 574.

Harrison M.J., Thomas D.J., Du Bulay G.H. and Marshall J. (1979): Multiinfarct dementia. Journal of Neurological Sciences, 40, 97-103.

Henderson A.S. (1986): The epidemiology of Alzheimer's disease. British Medical Bulletin, 42, 3-10.

Heston L.L. and Mastri A.R. (1977): The Genetics of Alzheimer's Disease. Archive of General Psychiatry, 34, 976- 981.

Hewitt K.E., Fenner M.E. and Torpy D. (1986): Cognitive and behavioural profiles of the elderly mentally handicapped. Journal of Mental Deficiency Research, 30, 217-225.

Heyman A., Wilkinson W.E., Hurwitz B.J., Schmechel D., Sigmon A.H., Weinberg T., Helms M. and Swift M. (1983): Alzheimer's Disease: Genetic aspects and associated clinical disorders. Annals of Neurology, 14, 507-515.

Heyman A., Wilkinson W.E., Stafford J.A., Heims M.J., Sigmon A.H. and Weinberg T. (1984): Alzheimer's disease: A study of epidemiological aspects. Annals of Neurology, 15, 335-341.

Hiersche H.D., Hirsch G. und Graf–Baumann T (Hrsg.) (1988): Die Sterilisation geistig Behinderter. Springer Verlag, Berlin.

Hochleitner M. (1971): Untersuchungstechnik zur Erkennung minimaler zerebraler Bewegungsstörungen. Fortschritte der Medizin, 89, 100.

Hoey H., Linnell J.C., Oberholzer V.G. and Laurence B.M. (1982): Vitamin B-12 deficiency in a breastfed infant of a mother with prenicious anaemia. Journal of the Royal Society of Medecine, 75, 656.

Holland W.W., Doll R. and Carter C.O. (1962): The mortality from leukemia and other cancers among patients with Down's Syndrome (mongols) and among their parents. British Journal of Cancer, 16, 177-186.

Hook E.B. (1982): Epidemiology of Down's Syndrome. In: Pueschel S.M. and Rynders J.E. (eds.): Down Syndrome. Advances in biomedicine and the behavioral sciences. Academic Press, Cambridge (Mass.).

Hook E.B. (1983): Chromosome abnormalities and spontaneous fetal death following amniocentesis: further data and association with maternal age. Human Genetics, 35, 110-116.

Jackson C.V., Holland A.J., Williams C.A. and Dickerson J.W. (1988): Vitamin E and Alzheimer's disease in subjects with Down's Syndrome, Journal of Mental Deficiency Research, 32, 479-484.

James D.H. (1986): Psychiatric and behvioural disorders amongst older severely mentally handicapped inpatients. Journal of Mental Deficiency Research, 30, 341-345.

Jancar J. (1984): Aging in mentally retarded. In: Dobbing J., Clarke A.D., Corbett J., Hogg J. and Robinson R.O. (eds.): Scientific studies in mental Retardation. Royal Society of Medicine, Macmillan, London.

Janicki M.P. (1988): Symposium Overview: Aging - The new challenge. Mental Retardation, 26, 177-180.

Jasper H.H. (1958): Report of the committee on methods of clinical examination in electroencephalography. Electroencephalography and Clinical Neurophysiology, 10, 370.

Jellinger K. (1972): Neuropathological features of unclassified mental retardation. In Cavanagh J.B. (ed.): The brain in unclassified mental retardation. Churchill Livingstone, London.

Jervis G.A. (1948): Early senile dementia in mongoloid idiocy. American Journal of Psychiatry, 105, 102-106.

Jeziorowska A., Jakubowski L., Lach J. and Kaluzewski B. (1988): Regular trisomy

21 not accompanied by increased copper–zinc superoxide dismutase (SOD-1) activity. Clinical Genetics, 33, 11–19.

Kardos G., Revesz T., Bulin A., Fekete G., Vargha : and Schuler D. (1983): Leukaemia in children with Down's Syndrome. Oncology, 40, 280–283.

Katzman R. (1978): Dementias. Postgraduate Medicine, 64, 119–125.

Katzman R. and Terry R. (1983): The Neurology of Aging. Davis Company, Philadelphia.

Kavanagh K.T., Kahane J.C. and Kordan B. (1986): Risks and benefits of adenotonsillectomy for children with Down's Syndrome. American Journal of Mental Deficiency, 91, 22–29.

Keiser H., Montague J., Wold D., Maune S. and Pattison D. (1981): Hearing loss of Down's Syndrome adults. American Journal of Mental Deficiency, 85, 467–472.

Kiely J.L., Paneth N., Stein Z.A. and Susser M.W. (1981): Cerebral Palsy and new born care II: Mortality and neurological impairement in low-birth weight infants. Developmental Medicine and Child Neurology, 23, 650–659.

Kiphard E. (1969): Untersuchungen über den Bewegungsdiagnostischen Wert des Oseretzky-Tests bei der Erkennung frühkindlicher Hirnschäden. Heilpädagogische Forschung, 2, 44–83.

Köng E. (1963): Minimal cerebral palsy: The importance of its recognition. Zitat nach Bax M. and McKeith R.: Minimal cerebral dysfunction. Clin. Dev. Med. 10.

Koop C.E. (1982): The disabled child – The family and the physician. Irish Medical Journal, 75, 269–273.

Korsager S., Chatham E.M.and Ostergaard – Kristensen H.P. (1978): Thyroid function in adults with Down's Syndrome. Acta Endocrinologica, 88, 48–56.

Korsager S. and Andersen M. (1979): Thyroid replacement therapy in Down's Syndrome with hypothyreodism. Journal of Mental Deficiency Research, 23, 105–110.

Lane D. and Stratford B. (1985): Current approaches to Down's Syndrome. Holt, Rinehart and Winston, London.

Langenbeck B. (1978): Lehrbuch der praktischen Audiometrie. Georg Thieme Verlag, Stuttgart.

Larson C.P. and Lapointe Y. (1986): The health status of mild to moderate intellectually handicapped adolescents. Journal of Mental Deficiency Research, 30, 121–128.

Lashof J.C. and Stweart A. (1965): Oxford survey of childhood cancers. Progress report III. Leukemia and Down's Syndrome. Monthly Bulletin Ministery of Health (London), 24, 136.

Leeming R.J., Pheasant A.E. and Blair A.J. (1981): The role of tetrahydrobiopterin in neurological disease. A review. Journal of Mental Deficiency Research, 25, 231.

Lejeune J., Gautier M. and Turpin R. (1959): Les chromosomes humains en culture de tissus. C. R. Acad. Sci. (D) Paris, 248, 102–603.

Lesigang C. (1973 a): Minimale cerebrale Bewegungsstörungen, 1. Teil: Motoskopische Untersuchung. Pädiatrische Praxis, 12, 461.

Lesigang C. (1973 b): Minimale cerebrale Bewegungsstörungen, 2. Teil: Typische Teilsymptome. Pädiatrische Praxis, 13, 261.

Lesigang C. (1977): Der Beitrag der Motoskopie zur Diagnostik von Teilleistungsschwächen bei Kindern. In: Berger E. (Hrsg.): Teilleistungsschwächen bei Kindern. Verlag Hans Huber, Bern.

Leudar I., Fraser W.I. and Jeeves M.A. (1981): Social familiarity and communication in Down Syndrome. Journal of Mental Deficiency Research, 25, 133–142.

Levinson A., Friedman A. and Stamps F. (1955): Variability in Down's Syndrome. Pediatrics, 16, 43–64.

Lezak M.D. (1988): IQ: R.I.P. Journal of Clinical and Experimental Neuropsychology, 10, 351–361.

Libb W.J., Dahle A., Smith K. and McCollister F.P. (1985): Hearing disorders and cognitive function of individuals with Down Syndrome. American Journal of Mental Deficiency, 90, 353–356.

Lloyd L.L. and Reid M.J. (1965): Audiometric studies in mentally retarded: 1951 to present. In: Lloyd L.L. and Frisina D.R. (eds.): The audiologic assessment of the mentally retarded. Proceedings of the National Conference (Kansas) State Hospital and Training Center, Kansas City.

Loesch-Mdzewska D. (1968): Some aspects of the neurology of Down's Syndrome. Journal of Mental Deficiency Research, 12, 237.

Loesch D. and Smith C.A.B. (1976): Discriminant diagnosis of 21-Trisomy Mosaicism. Journal of Mental Deficiency Research, 20, 207–219.

Logar Ch., Grabmair W., Schneider G. und Lechner H. (1987): EEG-Veränderungen bei seniler Demenz vom Alzheimer Typ. Zeitschrift für EEG und EMG, 18, 214–216.

Lowe R.F. (1949): The eyes in mongolism. British Journal of Ophthalmology, 33, 131–174.

MacGillivray R.C. (1967): Epilepsy in Down's Syndrome. Journal of Mental Deficiency Research, 11, 43–51.

Mann D.M., Yates P.O. and Marcyniuk B. (1984): Alzheimer's presenile dementia, senile dementia of Alzheimer type and Down's Syndrome in middle age form an age related continuum of pathological changes. Neuropathology and Applied Neurobiology, 10, 185–207.

Mann D.M., Yates P.O., Marcyniuk B. and Ravindra C.R. (1985): Pathological evidence for neurotransmitter deficits in Down's Syndrome of middle age. Journal of Mental Deficiency Research, 29, 125–135.

Martin A., Brouwers P., Lalonde F., Cox C., Teleska P., Fedio P., Foster N.L. and Chase T.N. (1986): Towards a behavioral typology of Alzheimer's patients. Journal of Clinical and Experimental Neuropsychology, 8, 594–610.

Matson J.L. (1982): The treatment of behavioral characteristics of depression in the mentally retarded. Behavior Therapy, 13, 209–219.

Matsunaga E., Tonomura A., Oishi H. and Kikuchi Y. (1978): Reexamination of parental age effects in Down's Syndrome. Human Genetics, 40, 259–268.

McCoy E.E. and Epstein C.J. (eds.) (1987): Oncology and Immunology of Down Syndrome. Alan R. Liss, New York.

McGeer E.G. (1978): Aging and neurotransmitter metabolism in the human brain. In Katzman R., Terry R. and Bick K. (Hrsg): Senile Dementia and related disorders. Raven Press, New York.

McMillan B.C., Hanson R.P., Golubjatnikov R. and Sinha S.K. (1975): The effect of institutionalisation on elevated IgD and IgG levels in patients with Down's Syndrome. Journal of Mental Deficiency Research, 19, 209–223.

Meins W. (1989): Behandlung mit Psychopharmaka: Eine Untersuchung bei geistig behinderten Erwachsenen mit aggressivem Verhalten. Geistige Behinderung, 28, 28–36.

Mersky H., Ball M.J., Blume W.T., Fox A.J., Hersch E.L., Kral V.A. and Palmer R.B. (1980): Relationships between psychological measurements and cerebral organic changes in Alzheimer's disease. Canadian Journal of Neurological Sciences, 7, 45–49.

Meyer L.M., Miller I.F., Gizis E., Trippe E. and Hoffbrand A.V. (1974): Delivery of vitamin B-12 to human lymphocytes by transcobalamins I, II and III. Proceedings of the Society of Experimental Biology and Medicine, 146, 747–754.

Miller P.Mc. and Ingham J.G. (1985): Are life events which cause each other additive in their effects? Social Psychiatry, 20, 31–41.

Miller R.W. (1969): Childhood cancer and congenital defects: A study of U.S. death certificates during the period 1960 - 1966. Pediatric Research, 3, 389-399.
Miller R.W. (1970): Neoplasia and Down's Syndrome. Annals of the New York Academy of Sciences, 171, 637-644.
Millis E.A. (1985): Ocular findings in children. In: D. Lane and B. Stratford (eds.): Current approaches to Down's Syndrome. Holt, London.
Miniszek N.A. (1983): Development of Alzheimer disease in Down Syndrome individuals. American Journal of Mental Deficiency, 87, 377-385.
Moss T.J. and Austin G.E. (1980): Pre-atherosclerotic lesions in Down Syndrome. Journal of Mental Deficiency Research, 24, 137-141.
Moulsae P.K. and Ikonen-Moulsae S.A. (1985): The mentally handicapped child and the family crisis. Journal of Mental Deficiency Research, 29, 309-314.
Muir W.J., Squire I., Blackwood D.H., Speight M.D., Clair D.M., Oliver O. and Dickens P. (1988): Auditory P300 response in the assessment of Alzheimer's disease in Down's Syndrome: a 2-year follow-up study. Journal of Mental Deficiency Research, 32, 455-463.
Muller-Miezio P. (1983): Parenting children with disabilities. Karger Verlag, Basel.
Murdoch J.C. (1984): Experience of mothers of Down's Syndrome and spina bifida children on going home from hospital in Scotland 1971 -1981. Journal of Mental Deficiency Research, 28, 123-127.
Murdoch J.C. (1985): Congenital heart disease as a significant factor in the morbidity of children with Down's Syndrome. Journal of Mental Deficiency Research, 29, 147- 151.
Murphy H.B. (1983): Socio-cultural variations in symptomatology, incidence and course of illness. In Shepherd M. and Zangwill O.L. (eds.): Handbook of Psychiatry, 1: General Psychopathology. Cambridge University Press, Cambridge.
Nagler B. (1967): Neurology of mental retardation. In: Zubin J. and Jervis G.A. (eds.): Psychopathology of mental development (S. 495-501). Grune and Stratton, New York.
National Cancer Institute (1982): Surveillance, Epidemiology and End Results Incidence and Mortality Data 1973-1977. Young J.L., Constance P.L. and Asire A.J. (eds.), National Cancer Institute Monographs, Nr. 57. National Cancer Institute, Bethesda, Maryland.
National Institute on Aging (1987): Personnel for the health needs of the elderly. National Institute on Aging, Washington, DC.
Nihira K. (1976): Dimensions of adaptive behavior in institutionalized mentally retarded children and adults: Developmental perspectives. American Journal of Mental Deficiency, 81, 215-226.
Obrist W.D., Busse E.W., Eisdorfer C. and Kleemeier R.W. (1962): Relation of the electroencephalogramm to intellectual function in senescence. Journal of Gerontology, 17, 197-206.
Obrist W.D. and Busse E.W. (1965): The electroencephalogram in old age. In: Wilson P. (ed.): Applications of Electroencephalography in Psychiatry. Duke University Press, Durham, N.C.
Obrist W.D. (1975): Cerebral physiology of the aged: Relation to psychological function. In: Buch N. and Altshuber H.L. (eds.): Behavior and brain electrical activity, (S. 421-430), Plenum Press, New York.
Obrist W.D. (1979): Electroencephalographic changes in normal aging and dementia. Bayer Symposium III, Brain function in old age, Springer Verlag, New York.
O'Connor N. (1983): Social support of mentally retarded persons. Mental Retardation, 21, 187-196.
O'Connor N. (1987): Cognitive psychology and mental handicap. Journal of Mental Deficiency Research, 31, 329- 336.

Oelerich von S. und Schwinger E. (1988): Berufsrelevante Fähigkeiten von Jugendlichen mit Down Syndrom. Sozialpädiatrie, 10, 653–658.

Oliver C., Murphy G.H. and Corbett J.A. (1987): Self- injurious behaviour in people with mental handicap: a total population study. Journal of Mental Deficiency Research, 147–162.

Olson M.L. and Shaw C.M. (1969): Presenile Dementia and Alzheimer's disease in mongolism. Brain, 92, 147–156.

Olsson O. und Rett A. (1989): Linkshändigkeit. Verlag Hans Huber, Bern.

Oster J., Mikkelsen M. and Nielsen A. (1975): Mortality and life table in Down's Syndrome. Acta Paediatrica Scandinavia, 64, 322–326.

Parsons C.L., Iacono T.A. and Rozner L. (1987): Effect of tongue reduction on articulation in children with Down Syndrome. American Journal of Mental Deficiency, 91, 328– 332.

Penrose L. (1949): The incidence of mongolism in the general population. J. Ment. Sci., 95, 685.

Perl D.P. and Brody A.R. (1980): Alzheimer's disease: X–rayed spectometric evidence of aluminium accumulation in neurofibrillary tangle–bearing neurons. Science, 208, 297– 298.

Proesch U. und Stobbe H. (1985): Zytogenetische Befunde bei chronischer myeloischer Leukämie. Folia Haematoloigica (Leipzig), 112, 495–514.

Prusiner S.B. (1984): Some speculations about prions, amyloid and Alzheimer's disease. New England Journal of Medicine, 310, 661–663.

Pueschel S.M. and Rynders J. (eds.) (1982): Down Syndrome. Advances in Biomedicine and the Behavioral Sciences. The Ware Press, Cambridge, Mass.

Pueschel S.M., Monteiro L.A. and Erickson M. (1986): Parents' and physicians' perceptions of facial plastic surgery in children with Down's Syndrome. Journal of Mental Deficiency Research, 30, 71–79.

Pueschel S.M. and Scola P.S. (1988): Parent's perception of social and sexual functions in adolescents with Down's Syndrome. Journal of Mental Deficiency Research, 32, 215– 220.

Ray C., Lindsop J. and Gibson S. (1982): The concept of coping. Psychological Medicine, 12, 385–395.

Reid A.H. (1980): Psychiatric disorders in mentally handicapped children: A clinical and follow–up study. Journal of Mental Deficiency Research, 24, 287–298.

Reid A.H. (1983): Psychiatry of mental handicap: a review. Journal of the Royal Society of Medicine, 76, 587–592.

Reiss S. and Benson B.A. (1985): Psychosocial correlates of depression in mentally retarded adults: I. Minimal social support and stigmatization. American Journal of Mental Deficiency, 89, 331–337.

Repond A. (1956): Die Einstellung und die Reaktion der Familien gegenüber ihren körperlich und geistig gebrechlichen Kindern. Pro Infirmis (Zürich), 5, 121–135.

Rethore M.O. (1981): Structural variation of chromosome 21 and symptoms of DS. In: Burgio G.R., Fraccara M., Tiepola L. and Wolfu R. (eds.): Trisomy 21. Springer Verlag, Berlin.

Rett A., Feichtinger P. und Schwarz J. (1969): Katamnestische Untersuchungen zum Mongolismus und seinen Schweregraden. In: Asperger H. (Hsg.): 4. Internationaler Kongress für Heilpädagogik, Österreichischer Bundesverlag, Wien.

Rett A. (1973): Zur sexuellen Problematik hirngeschädigter Jugendlicher. Zeitschrift für Kinder- und Jugendpsychiatrie, 1, 152–155.

Rett A., Kohlmann T. und Strauch G. (1973): Linkshänder - Analyse einer Minderheit. Jugend und Volk, Wien.

Rett A. (1976): Gibt es ein Legasthenie-Syndrom? Pädiatrie und Pädologie, 11, 100–107.

Rett A. (1977): Soziale Präventivmaßnahmen bei entwicklungsgestörten Kindern. Therapeutische Umschau, 34, 49-51.

Rett A. (1979): Klinische, genetische, soziale und juridische Aspekte der Sterilisation geistig behinderter Jugendlicher. In: Müller-Küppers M. und Specht F. (Hrsg.): Recht - Behörde - Kind: Probleme und Konflikte der Kinder- und Jugendpsychiatrie. Verlag Hans Huber, Bern.

Rett A. (1980): Mongolismus. Verlag Hans Huber, Bern.

Rett A. und Rothbauer G. (1980): Die zahnärztliche Versorgung behinderter und entwicklungsgestörter Kinder. Österreichische Zeitschrift für Stomatologie, 77, 42-46.

Rett A. and Seidler H. (1981a): Aging processes in the mentally handicapped. Infans Cerebropathicus, 5, 145-147.

Rett A. und Seidler H. (1981b): Das hirngeschädigte Kind. Verlag Jugend und Volk, Wien.

Rett A. und Seidler H. (Hrsg.) (1982): Soziale Aspekte der geistig-emotionalen Behinderung von Kindern. Eigenverlag des Deutschen Vereins für Öffentliche und Private Fürsorge, Frankfurt.

Rett A. (1982): Down Syndrom: Lebenserwartung gestiegen - Neue Probleme. Mk. Ärztl. Fortb., 32, 43-47.

Rett A. (1984): Das Altern geistig Behinderter. Diagnostik, 17, 17-20.

Rett A. (1987): Sexualität geistig Behinderter: Lust oder Frust? Sexualmedizin, 16, 320-324.

Rett A. (1988): Über die Verantwortung des Arztes bei der Sterilisation geistig Behinderter. Österreichische Ärzte Zeitschrift, 43, 47-52.

Richards B.W. and Enver F. (1979): Blood pressure in Down's Syndrome. Journal of Mental Deficiency Research, 23, 123- 135.

Richards B.W. and Siddiqui A.Q. (1980): Age and mortality: Trends in residents of an institution for the mentally handicapped. Journal of Mental Deficiency Research, 24, 99- 105.

Robinson L.L., Nesbit M.E., Sather H.N., Level C., Shahidi N. and Kennedy A. (1984): Down Syndrome and acute leukemia in children: a ten-year retrospective survey from childrens' cancer study group. The Journal of Pediatrics, 105, 235-242.

Ropper A.H. and Williams R.S. (1980): Relationship between plaques and tangles and dementia in Down Syndrom. Neurology, 30, 639-644.

Rosner F. and Lee S.T. (1972): Down's Syndrome and acute leukemia: Myeloblastic or lymphoblastic? Report of forty- three cases and review of the literature. American Journal of Medicine, 53, 203-218.

Ross A.O. (1967): Das Sonderkind. Hippokrates Verlag, Stuttgart.

Ross M.H., Galaburda A.M. and Kemper T.L. (1984): Down's syndrome: is there a decreased population of neurons? Neurology, 34, 909-1016.

Roth M.P., Stoll C., Taillemite J.L., Girard S. and Boue A. (1983): Paternal age and Down's Syndrome diagnosed prenatally: no association in French data. Prenatal Diagnosis, 3, 327-335.

Rudrud E.H., Ziarnik J.P. and Colman G. (1984): Reduction of tongue protrusion of a 24-year-old woman with Down Syndrome through self-monitoring. American Journal of Mental Deficiency, 88, 647-652.

Sargent A.J. (1983): The sick child and the family. The Journal of Pediatrics, 102, 982-987.

Sassaman E.A. (1982): Oncology. In: Pueschel S.M. and Rynders J.E. (eds.): Down Syndrome - Advances in biomedicine and the behavioral sciences. The Ware Press, Cambridge, Mass.

Schafer E.W. and Peeke H.V. (1982): Down Syndrome individuals fail to habituate cortical evoked potentials. American Journal of Mental Deficiency, 87, 332-337.

Schaner-Wolles Ch., Haug Ch. und Hamberger U. (1986): Linguistisch fundierte Sprachförderung für geistig Behinderte. Erfahrungen aus dem Wiener Down-Syndrom Projekt. Der Sprachheilpädagoge, 18, 44–54.

Schapiro M.B., Ball M.J., Grady C.L., Haxby J.V., Kaye J.A. and Rapoport S.I. (1988): Dementia in Down's Syndrome: Cerebral glucose utilization, neuropsychological assessment and neuropathology. Neurology, 38, 938–942.

Schilling F. (1973): Motodiagnostik des Kindesalters. Marhold Verlag, Berlin.

Schulz D. (1987): Down Syndrom oder Down Syndrom Mosaik? Der Kinderarzt, 18, 515.

Schweier P. und Wolf H.G. (Hrsg., 1977): Pharmakotherapie im Kindesalter. Hans Marseille Verlag; München.

Scola P.S. (1982): Neurology (p.212). In: Pueschel S.M. and Rynders J.E. (Hrsg): Down Syndrome. Academic Guild Publishers, Cambridge, Mass.

Seltzer M.M. and Krauss M. (1987): Aging and mental retardation. Monograph of the American Association on Mental Retardation (9), Washington, DC.

Senatore V., Matson J.L. and Kazdin A.E. (1985): An inventory to assess psychopathology of mentally retarded adults. American Journal of Mental Deficiency, 89,459–466.

Shapiro M.B. and France T.D. (1985): The occular features of Down's Syndrome. American Journal of Ophthalmology, 99, 659– 663.

Silverstein A.B., Herbs D., Miller T.J., Nasuta R., Williams D.L. and White J.F. (1988): Effects of age on the adaptive behavior of institutionalized and noninstitutionalized individuals with Down Syndrome. American Journal on Mental Retardation, 92, 455–460.

Sinet P.M. (1982): Metabolism of oxygen derivates in Down's Syndrome. Annals of the New York Academy of Sciences, 396, 83.

Sinex F.M. and Merril C.R. (1982): Alzheimer's disease, Down's Syndrome and Aging. Annals of the New York Academy of Sciences, 396.

Sinson J.C. and Wetherick N.E. (1976): Evidence for increased mental capacity with age in Down's Syndrome. Journal of Mental Deficiency Research, 20, 31–34.

Smith G. (1975): Present approaches in Down's Syndrome. In R. Koch and F. de la Cruz (Hrsg): Down's Syndrome (Mongolism): Research, Prevention and Management. Brunner – Mazel, New York.

Smith G., Spiker D., Peterson C.P., Cicchetti D. and Justine P. (1984): Use of megadoses of vitamins with minerals in Down Syndrome. The Journal of Pediatrics, 105, 228–234.

Soininen H., Partanen V.J., Helkala E.L. and Riekkinen P.J. (1982): EEG-findings in senile dementia and normal aging. Acta Neurologica Scandinavica, 65, 59–70.

Sparks L.D., DeKosky S.T. and Markesbery W. (1988): Alzheimer's disease: Aminergic-Cholinergic alterations in hypothalamus. Archives of Neurology, 45, 994–999.

Speck O. (1977): Die pädagogische Förderung Geistigbehinderter. In: Speck O. (Hrsg.): Die Rehabilitation der Geistigbehinderten. Ernst Reinhardt Verlag, München.

Speck O. (Hrsg.) (1982): Erwachsenenbildung bei geistiger Behinderung. Grundlagen – Entwürfe – Berichte. Ernst Reinhardt Verlag, München.

Spiess H. (1984): Impfungen beim Morbus Down. Pädiatrische Praxis, 30, 632.

Stene J. and Stene E. (1978): On data and methods in investigations in parental age effects. Annals of Human Genetics, 41, 465–468.

Storm W. (1986 a): Kardiale Komplikationen bei Kindern mit Down Syndrom. Der Kinderarzt, 17, 1140–1141.

Storm W. (1986 b): Bedeutung otologischer Untersuchungen für die Entwicklung von Kindern mit Down Syndrom. Der Kinderarzt, 17, 391–392.

Striano S., Vacca G., Bilo K. and Meo R. (1981): The electroencephalogramm in dementia. Differential diagnostic value in Alzheimer's disease, senile demetia and normal aging. Acta Neurologica, 36, 727-734.

Sylvester P.E. (1986): The anterior commissure in Down's Syndrome. Journal of Mental Deficiency Research, 30, 19-26.

Tangye S.R. (1979): The EEG and incidence of epilepsy in Down's Syndrome. Journal of Mental Deficiency Research, 23, 17-24.

Tanzi R., Gusella J.F., Watkins P.C., Bruns G.A., George– Hyslop P., Van Keuren M.L., Patterson D., Pagan S., Kurnitt D.M. and Neve R.L. (1987): Amyloid beta protein gene: cDNA, mRNA distribution, and genetic linkage near the Alzheimer locus. Science, 235, 880-885.

Tatsuno M., Hayashi M., Iwamoto H., Suzuki Y. and Kuroki Y. (1982): Epilepsy in childhood of Down's Syndrome. Brain and Development, 4, 225.

Thase M.E. (1982a): Longevity and mortality in Down's Syndrome. Journal of Mental Deficiency Research, 26, 177– 192.

Thase M.E. (1982b): Reversible dementia in Down's Syndrome. Journal of Mental Deficiency Research, 26, 111-113.

Thase M.E., Liss L., Smeltzer D. and Maloon J. (1982): Clinical evaluation of dementia in Down's Syndrome: A preliminary report. Journal of Mental Deficiency Research, 26, 239-244.

Thase M.E., Tigner R., Smeltzer D.J. and Liss L. (1984): Age–related neuropsychological deficits in Down's Syndrome. Biological Psychiatry, 19, 571-585.

Thomae I. (1982): Wohnen geistig behinderter Erwachsener im Elternhaus und in Geschwisterfamilien. In: Bundesvereinigung Lebenshilfe für geistig Behinderte e.V. (Hrsg.): Humanes Wohnen – seine Bedeutung für das Leben geistig behinderter Erwachsener. Große Schriftenreihe Band 5, Bundesvereinigung Lebenshilfe für geistig Behinderte e.V., Marburg/Lahn.

Tolksdorf M. and Wiedemann H.–R. (1981): Clinical Aspects of Down's Syndrome from infancy to adult life. In: Burgio G.R., Fraccaro M., Tiepolo L. and Wolf U. (ed.): Trisomy 21. An International Symposium (S. 3-31). Springer Verlag, Berlin.

Torres F., Faoro A., Loewenson R. and Johnson E. (1983): The electroencephalogram of elderly subjects revisited. Electroencephalography and Clinical Neurophysiology, 56, 391-398.

Touwen B. and Prechtl H. (1970): The neurological examination of the child with minor nervous dysfunction. Heinemann, London.

Traber J. and Gispen W.H. (eds.) (1985): Senile Dementia of the Alzheimer Type. Springer Verlag, Berlin

Trogisch J. (1981): Ärztliche Aufgaben bei der Rehabilitation geistig Schwerstbehinderter. In: Fröhlich D. (Hrsg.): Die Förderung Schwerstbehinderter (S. 77-104). Schweizerische Zentralstelle für Heilpädagogik, Luzern.

Ugazio A.G., Lanzavecchia A., Jayakar S., Plebani A., Duse M. and Burgio G.R. (1978): Immunodeficiency in Down's Syndrome. Acta Paediatrica Scandinavia, 67, 705-708.

Van Dyke D.L., Babu V.R. and Weiss L. (1987): Parental age and how extra isochromosomes arise. Clinical Genetics, 32, 75-80.

Veall R.M. (1974): The prevalence of epilepsy among mongols related to age. Journal of Mental Deficiency Research, 18, 43-47.

Vigild M. (1986): Dental caries experience among children with Down's Syndrome. Journal of Mental Deficiency Research, 30, 271-276.

Visser S.L. (1985): EEG and evoked potentials in the diagnosis of dementias. In: Traber J. and Gispen W.H. (eds.): Senile Dementia of the Alzheimer Type (S. 102-116). Springer Verlag, Berlin.

Vogelsang G.B. and Spivak J.L. (1984): Unusual case of acute leukemia. Coexisting acute leukemia and prenicious anemia. American Journal of Medicine, 76, 1144–1150.

Wagenbichler P., Killian W., Rett A. and Schnedl W. (1976): Origin of the extra chromosome no. 21 in Down's Syndrome. Human Genetics, 32, 13–16.

Wald N., Borges W.H., Li C.C., Turner J.H. and Harnois M.C. (1961): Leukemia associated with mongolism. Lancet, 1, 1228.

Walford R.L. (1980): Immunology and aging. American Journal of Clinical Pathology, 74, 247.

Wallner T. (1984): Veränderungen in der Altersstruktur geistig Behinderter in Schweden zwischen 1973 und 1982. Rehabilitation, 23, 106–109.

Walsh Z.S. (1981): Keratoconus and blindness in 469 institutionalized subjects with Down Syndrome and other causes of mental retardation. Journal of Mental Deficiency Research, 25, 243–251.

Walter J. (1980): Zur Sexualität geistig Behinderter. Schindele Verlag, Rheinstätten.

Walton J.N. (1977): Vitamin B-12 neuropathy in brain's diseases of the nervous system. (8th Edition), Oxford University Press, Oxford.

Watkins C.E., Himmel C.D., Polk N.E. and Reinberg J.A. (1988): WAIS-R short forms with mentally retarded adults: a note of caution. Journal of Mental Deficiency Research, 32, 239–242.

Watkins P., Tanzi R., Cheng S. and Gusella J. (1987): Molecular genetics of human chromosome 21. Journal of Medical Genetics, 24, 257–270.

Wechsler D. (1961): Die Messung der Intelligenz Erwachsener. Textband zum Hamburg-Wechsler-Intelligenztest für Erwachsene (HAWIE). Hans Huber Verlag, Bern.

Wendler J. (1988): Psychologie des Down Syndroms. Verlag Hans Huber, Bern.

Wertheimer A. (1981): Living for the present: Older parents with a mentally handicapped person living at home. CMH Enquiry Paper No 9, London.

Whalley J.L. (1982): The dementia of Down's Syndrome and it's relevance to aetiological studies of Alzheimer's disease. Annals of the New York Academy of Sciences, 396, 39.

WHO (1985): Mental retardation: Meeting the challenge. WHO Publikation Genf.

Widen J.E., Folsom R.C., Thompson G. and Wilson W.r. (1987): Auditory brainstem responses in young adults with Down Syndrome. American Journal of Mental Deficiency, 91, 472– 479.

Wigglesworth R. (1961): Minimal cerebral palsy. Cerebral Palsy Bulletin, 3, 293.

Wisniewski K.E., French J.H., Rosen J.F., Kozlowski P.B., Tenner M. and Wisniewski H.M. (1982): Basal ganglia calcification (BCG) in Down's Syndrome – another manifestation of premature aging. Annals of the New York Academy of Sciences, 396, 179.

Wisniewski K.E., Laure-Kamionowska M. and Wisniewski H.M. (1984a): Evidence of arrest of neurogenesis and synaptogenesis in brains of patients with Down's Syndrome, The New England Journal of Medicine, 311, 1187–1188.

Wisniewski H.M., Merz G.S. and Carp R.I. (1984b): Senile dementia of the Alzheimer type: possibility of infectious aetiology in genetically susceptible individuals. Acta Neurologica Scandinavica, 69 (suppl.99), 91–97.

Wisniewski K.E., Wisniewski H.M. and Wen G.Y. (1985a): Occurence of neuropathological changes and dementia of Alzheimer's disease in Down's Syndrome. Annals of Neurology, 17, 278–282.

Wisniewski K.E., Dalton A.J., McLachlan C., Wen G.Y. and Wisniewski H.M. (1985b): Alzheimer's disease in Down's Syndrome: Clinicopathologic studies. Neurology, 35, 957–961.

Wunderlich C. (1965): Die Entwicklung zur „Händigkeit" bei normalen und entwicklungsgehemmten mongoloiden Kindern. Pädiatrie und Grenzgebiete, 4, 79–84.

Wunderlich C. (1977): Das mongoloide Kind. Ferdinand Enke Verlag, Stuttgart.
Yates C.M., Simpson J., Maloney A.F., Gordon A. and Reid A.H. (1980): Alzheimer-like cholinergic deficiency in Down's Syndrome. Lancet, 2, 979.
Yates C.M., Ritchie I.M., Simpson J., Maloney A.F. and Gordon A. (1981): Noradrenaline in Alzheimer-type dementia and Down's Syndrome. Lancet, 2, 39.
Yates C.M., Simpson J., Gordon A., Maloney A.F., Allison Y., Ritchie I.M. and Urquhart A. (1983): Catecholamines and cholinergic enzymes in presenile and senile Alzheimer type dementia and Down's Syndrome. Brain Research, 280, 119.
Yellin A.M., Lodwig A.K. and Jerison H.J. (1980): Auditory evoked potentials as a function of interstimulus interval in adults with Down Syndrome. Audiology, 19, 255-262.
Yunis J.J. (1977): New chromosomal syndromes. New York, Academic Press.
Zellweger H. (1977): Down's Syndrome. In: Vinken P.J. and Bruyn G.W. (eds.): Handbook of Clinical Neurology Vol. 31 (S. 367-469), North Holland Publishing Company, New York.
Zigler E., Balla D. and Hodapp R. (1984): On the definition and classification of mental retardation. American Journal of Mental Deficiency, 89, 215-230.
Zigman W.B., Schupf N., Lubin R.A. and Silverman W.P. (1987): Premature regression of adults with Down Syndrom. American Journal of Mental Deficiency, 92, 161-168.

Sachregister

Aberration, chromosomale 61
Acetylcholinesterose 192
Achilles-Sehnen-Reflex 93
adaptive Verhaltensskalen 176
Adenome 83
affektive Ebene 182
Affektivität 132, 198
Aggression 183
Aktivitäten, paroxysmale 99
Aktivitätsgenerator 202
Alkohol- und Tabakkonsum 57
Alopecia 84
Alterseffekt 16
Alterungsprozeß, vorzeitiger 235
Alzheimer 171, 175, 189
Amentia 190
Amniozentese 27, 57
Amyloid 191
Analeptika 71
Anamnese 34
Anfallstherapie 63 f.
Anfälle, epileptische 197
Anorexia Nervosa 69
Antibiotika 172
Antidepressiva 72
Antiepileptika 63, 65
Antikonzeptiva 17, 57, 208
Arrhythmie 91
ASL 108
Ataxie 147
Atrophie, kortikale 190
audiologische Untersuchung 34
Audiometrie 113
Auffälligkeiten, psychopathologische 180
Augen 84, 141, 149
Auswirkungen, psychopathologische 186
autoaggressives Verhalten 133
autosomal-dominanter Erbgang 194

Bauchdeckenreflex 92 f.
Befunde, serologische 105
Befunde, urologische 105
behindertes Kind 226
Belastungsvariablen 48
beruflicher Aktivitätsstand 49

Berufstätigkeit 47
Beschäftigung 237
Beschwerden, psychosomatische 69
Bewältigung 220
Bewegungsstörungen, zerebrale 145
Beziehung der Eltern 223
Beziehungsdynamik 211
Biesalsky-Tisch 112, 121
Bildungsfähigkeit, relative 181
Bildungsniveau 46
Bildungsweg 51
biogenetische Forschungsgruppen 195
Bizepsreflex 92
Blindheit 128
Blutbefund 106
Blutdruck 91
Blutsenkung 107
Blutzucker 109
Brachioradialreflex 92
Brushfield spots 18, 127
β-Protein 194

Cerumenpfropfen 84, 115
Chaddock-Zeichen 93
chirurgische Eingriffe 66
Cholesterin 108, 110
Cholinacetyltransferase 192
Chorionbiopsie 27, 57
Chromosomen 34, 61, 77
Chvostek-Zeichen 92
Ciliarkörper 128
Cortisches Organ 115

Demenz 103 f., 172, 174, 188, 197, 234
demenzartige Prozesse 173
Demenzproblematik 171
Demenzprozeß 171, 236
Demographie 27
Depression 181, 198
depressiv-aggressive Phase 181
depressive Phase 183
depressive Verhaltensweise 171
depressive Zeit 154
depressives Verhalten 134
Diadochokinese 89, 140, 145, 148
Diagnose 216
Differentialblutbild 107, 110

Differentialdiagnostik 152, 171, 175
Digitalispräparate 74
Dominanz 150
Drop-Out Phänomen 35
DSM-III 24
Dynamik des Entwicklungsgeschehens
    169
Dynamik des Hörvermögens 122, 128
Dystonie, vegetative 90

EEG 34, 95, 100
Einbeinhüpfen 141
Emotionalität 198
Entgleisung, psychotische 185
Entwicklung, körperliche 60
Entwicklung, motorische 134
Entwicklung, psychologisch-kognitive
    181
Entwicklung, sexuelle 187
Entwicklungsniveau, psychomotori-
    sches 143, 148
Entwicklungsphase 216
Entwicklungsprozesse 169
epidemiologische Daten 27
Epikanthus 84
Epilepsie 61, 65, 136, 154
epileptische Anfälle 197
Erbgang, autosomal-dominanter 194
Ernährungsverhalten 86
Erwachsenenbildungsprogramme 236
eugenisches Gedankengut 38
Euthanasieprogramm 172
Exantheme 83
extrapyramidal-motorisches System 140

Familiensituation 212
Fettgewebe 80
Flackerlichtstimulation 95
Freifelduntersuchungsmethode 120
Freizeitaktivitäten 197, 236
Frischzelltherapie 76

Geburtsanamnese 58
Gedächtnisleistungen 196
Gehörgang 84
geistige Behinderung 13
Gen 194, 201
Gerontologie 32
Geschwister 226
Gesichtsfeld 124
Gesichtsoperationen 88
Gesundheit 94, 172
Glabellareflex 92
Glandula Pinealis Präparate 75
GOT 107

GPT 107, 110
Graphomotorik 139
Großhirnhälften 150
Grundrhythmus 104

Habitus 79
Halluzinationen 186
Hand, bevorzugte 148
Handlungsteil 160, 163, 173
Harnprobe 109 f.
Harnsäure 108, 110
Harnstoff 107
Harnuntersuchung 34
Haut 83
Hautsystem 174
HAWIE 156
heilpädagogische Konsequenzen 170
heilpädagogische Verfahren 30
Heim 42
Hemiparese 69
Hemisphärenspezialisierung 150
Herdbefund 99
Herdphänomen 99
hereditäre Form 194
Herz-Kreislauf-System 78, 91
Herzerkrankungen 90
Herzfehler 19, 29, 69
Hirnabbauprozeß 25
Hirnfunktionen 199
Hirnstammpotential 105
Hornhaut 127
Hörstörungen 111, 113
Hörvermögen 120
Humanetik 67
Hypertelorismus 84
Hyperventilation 95
Hypothyreodismus 19
Hypotonie 91

Impfungen 70
Integration 20, 186
intellektuell-kognitive Fähigkeiten
    151, 169
intellektuell-kognitive Untersuchung 34
intellektuelle Leistungsfähigkeit 181
Intelligenz 152
Intelligenzalter 205
Intelligenzniveau 151
Intelligenzquotient 151
Intelligenztest 24, 138, 153, 155
Intelligenztheorien 168
Inzidenzzahl 28
IQ-Werte 163 f.
Iris 127

Ishihara Prüfung 125
Isolation 182

Kariesproblematik 86
Katatonie 186
KBB 110
Keratokonus 123
Keratopathie 124
Keratoplastik 127
Kinderkrankheiten 66
Klassifikation 13
Klassifikationssysteme 24
Knipsreflex 92
kognitive Funktionen 111
kognitive Veränderungen 104
Kohorteneffekt 35, 169
Kommunikationsfähigkeit 186
Kommunikationsfunktion 196
Kompetenzen, soziale 236
Konfrontation 216
Kopfbehaarung 84
kortikale Atrophie 190
kosmetische Operationen 88
Körperbehaarung 84
Körpergewicht 80
Körpergröße 80
körperliche Entwicklung 60
Kreatinin 108, 110
Kurzzeitgedächtnis 151
Kyphosen 86

Längsschnitt 35, 151
Lebensalter 205
Lebenserwartung 23, 29, 189, 240
Legasthenie 135
Lernkapazität 196
Leukämie 202
Leukämie, akute 200
Leukämie, lymphoblastische 201
Leukämie, myeloische 201
Lichtreaktion 126
life-event Forschung 185
Linkshändigkeit 135, 149
Linse 127 f.
Logopädie 75
Luftleitung 115
lymphoblastische Leukämie 201

Makroglossie 85
Masseterreflex 92
Masturbation 205
Meiose 14
Meiosevorgang 15
Mitose 14

Mitteilung der Diagnose 217
Moralität 68
Mosaik-Trisomie 17, 77
Motologie 137
Motometrie 137
motometrische Methode 136
motometrische Verfahren 142
motorische Bereiche 175
motorische Entwicklung 134
motorisches System 174, 234
Motoskopie 137, 140, 148
motoskopische Methode 136
Musikerleben 183
Muskeltonus 87, 134

Neokortex 190
Netzsystem, soziales 33
Neurodynamika 71
Neuroleptika 71
Neurologischer Status 34
neuropathologische Studien 197
Neurotransmittersystem 192
Non-Disjunction Trisomie 17, 77
Noradrenalin 192
Normalisierungs-Prinzip 67
Nystagmus 123, 126

Oogenese 14 ff.
Operationen, kosmetische 88
Ophthalmologische Untersuchung 34
orthopädische Therapie 75

Parese, zerebrale 136
paroxysmale Aktivitäten 99
Paroxysmen 101
Partnerschaftsbeziehung 216
Patellar-Sehnen-Reflex 93
Persönlichkeitsveränderung 196
Pflegebedürftigkeit 53
Pflichtschule 51
Pharmakotherapie 55, 70
Physiotherapie 75
Plaques 189 f., 192 f.
Presbyakusis 120
prognostische Zwecke 152
psychisch-kognitive Entwicklung 181
psychometrische Methode 151
psychomotorische Untersuchung 34
psychomotorisches Entwicklungsniveau 143, 148
psychopathologische Auffälligkeiten 180
psychopathologische Auswirkungen 186
psychosomatische Beschwerden 69
Psychotherapie 75

Psychose 185
Pupille 127

Querschnitt 151
Querschnittsmethode 34
Querschnittsequenzmethode 36
Querschnittuntersuchung 34

Reaktionen, aggressive 183
Reflexüberprüfung 78
Reifung, sexuelle 204
Reifungsprozesse 169
Reptus-Zustände 184
Rhesus-Inkompatibilität 57

Scheibenprobe 142, 150
Schielen 123, 125
Schilddrüsenfunktion 195
Schilddrüsenhormonpräparate 72
Schlafort 45
Schlafsituation 45
Schlafstörungen 69
Schulleistungen 53
Schutz 207, 239
Schwangerschaft 208
Schwängerung 205 f.
SDAT 103 f., 194 f.
Sehfunktion 122
Sehkorrektur 124
Sehschärfe 125
Sehschärfeprüfung 124
serologische Befunde 105
serologische Untersuchung 34, 109
Sexualalter 205
Sexualerziehung aus heilpädagogischer
   Sicht 209
Sexualität 184, 205, 209
sexuelle Entwicklung 187
sexuelle Reifung 204
Skelettsystem 83
SKg 110
Skoliose 86
Slow-Wave 101
SOD-1 (superoxide dismutase) 193
soziale Faktoren 26
soziale Kompetenzen 236
soziale Position 48
soziales Netzsystem 33
Sozialhilfe 49
Sozialverhalten 52
Spermatogenese 14 f.
Sprachentwicklung 177 f.
Sprachfunktion 196
Sprachkompetenzen 197
Sprachverhalten 178

Sterberate 29
Sterilisation 67, 208
Sterilisierung 67
Strabismus 123 ff.
Stupor 186
superoxide Dismutase (SOD-1) 195
Sympathicomimetica 74

Tangles 189 f., 192 f.
Therapiemöglichkeiten 30
Tranquilizer 72
Translokations-Trisomie 17, 77
Triglyceride 108, 110
Trizepsreflex 92
Trophik 87
Tubenligatur 67

Übergewichtigkeit 89
Überlebensrate 202
Ultraschall 27, 57
Ungeschicklichkeit 134
urologische Befunde 105
urologische Untersuchung 109

vegetative Dystonie 90
Verbalteil 157, 163
Verfahren, motometrische 142
Verhalten 175
Verhalten, autoaggressives 133
Verhalten, depressives 134
Verhaltensauffälligkeiten 130, 196
Verhaltensskalen 24
Verhaltensskalen, adaptive 176
Vier-Finger-Furche 19
Vitamin B 203
Vitamin B-12 203
Vitamin E 193
Vitaminpräparate 73
vorzeitiger Alterungsprozeß 235

Wohnbereich 237
Wohnformen 238
Wohnort 37, 44
Wohnortwechsel 53
Wohnverhältnis 44
Wunschkind 216

Zahnextraktion 86
Zellteilungsprozeß 15
zerebrale Bewegungsstörungen 145
zerebrale Parese 136
zivilrechtlicher Stand 43
Zunge 88, 185
zytogenetische Bestimmungen 55

Autorenregister

Aagesen, L. 16, 275
Allard, D. 191, 275
Allore, R. 275
Alzheimer, A. 189, 275
Aman, M. G. 275
Anastasi, A. 152, 275
Andersen, M. 73, 280
Annett, M. 135, 275
Anwar, F. 134, 275
Austin, G. E. 199, 282

Bach, L. 213, 231, 275
Ball, M. J. 190, 275
Balla, D. 24, 151, 275, 288
Balzazs, R. 188, 201, 234, 275
Barden, H. S. 73, 275
Bätz, B. 99, 275
Baxter, R. G. 73, 275
Bell, A. 151, 174, 275
Benda, C. E. 19, 61, 275
Benson, B. A. 180, 181, 275, 283
Berger, E. 137, 275
Bernhard, J. G. 200, 276
Berry, P. 170, 276
Beuys, B. 213, 229, 276
Biermann, G. 227, 276
Blackwood, D. H. 105, 276
Borthwick, N. M. 192, 276
Brackhane, R. 276
Brody, A. R. 192, 283
Brooks, D. N. 111, 276
Brooks, P. H. 170, 176, 276
Brooksbank, B. W. 188, 201, 234, 275
Bruckmüller, M. 134, 183, 276
Brushfield, T. 127, 276
Buger, P. C. 191, 276
Burgio, G. R. 202, 276
Busse, E. W. 95, 282

Campaigne, B. N. 90, 276
Cardoso-Martins, C. 276
Carter, G. 28, 276
Cattell, R. B. 276
Chaney, R. H. 199, 276
Chumlea, W. C. 80, 276
Chutko, S. M. 127, 276

Clarke, A. D. 174, 276
Clarke, A. M. 174, 276
Coleman, M. 74, 276
Cote, L. 189, 277
Cottrell, D. J. 69, 277
Cowie, V. A. 20, 277
Crisp, A. H. 69, 277
Cronk, Ch. E. 80, 276
Cullen, J. F. 128, 277

Dahle, A. J. 112, 277
Dalton, A. J. 151, 277
Day, K. A. 75, 94, 277
Donaldson, D. D. 127, 277
Down, J. L. H. 13, 277
Dupont, A. 29, 277

Edwards, J. H. 84, 277
Eisner, D. A. 188, 277
Ellis, W. G. 188, 277
Enver, F. 91, 284
Epstein, C. J. 202, 281
Erickson, J. D. 16, 277
Eser, A. 208, 277
Eyman, R. K. 29, 277

Fehlhaber, C. 238, 277
Fenner, M. E. 174, 175, 277
Ferber, Ch. v. 230, 277
Finley, W. H. 18, 277
Fischer, M. A. 151, 174, 277
Fleischmann, U. 174, 277
Flynn, J. R. 152, 277
Fogelman, C. 277
Fraser, J. 188, 278
Fraser, W. I. 177, 180, 278
Frolkis, V. 95, 278
Frühmann, E. 95, 278
Fryers, T. 30, 278
Fulton, R. T. 112, 278
Furey, E. M. 241, 278

Gath, A. 213, 278
Gericke, G. S. 202, 278
Gershwin, M. E. 200, 202, 278

293

Gibbs, E. L.   61, 95, 278
Gibson, D.   278
Giraud, F.   77, 94, 278
Gispen, W. H.   189, 286
Glenner, G. G.   193, 278
Glueck, Ch. J.   90, 276
Gnad, H. D.   122, 278
Goodman, J. F.   151, 278
Göllnitz, G.   137, 278
Gregoziades, P.   95, 278
Grossman, H.   24, 278
Gustavson, K. H.   18, 77, 278

Haber, M.   241, 278
Hall, C. A.   203, 278
Hamon, C. G.   74, 278
Hansford, R. G.   193, 278
Harrell, R. F.   74, 279
Harrison, M. J.   104, 279
Henderson, A. S.   195, 279
Heston, L. L.   193, 279
Hewitt, K. E.   151, 279
Heyman, A.   193, 195, 279
Hiersche, H. D.   67, 208, 279
Hochleitner, M.   136, 279
Hodapp, R.   24, 288
Hoey, H.   74, 279
Holland, W. W.   200, 279
Hook, E. B.   16, 279

Ikonen-Moulsae, S. A.   282
Ingham, J. G.   185, 281

Jackson, C. V.   193, 279
James, D. H.   279
Jancar, J.   28, 276, 279
Janicki, M. P.   238, 240, 279
Jasper, H. H.   97, 279
Jellinger, K.   198, 279
Jervis, G. A.   279
Jeziorowska, A.   193, 279

Kardos, G.   200, 280
Katzman, R.   33, 189, 280
Kavanagh, K. T.   66, 280
Keiser, H.   122, 220
Kiely, J. L.   27, 280
Kiphard, E.   136, 280
Koch, H. G.   208, 277
Kohlmann, T.   135, 283
Köng, E.   136, 137, 280
Koop, C. E.   229, 280
Korsager. S.   73, 280

Krauss, M.   238, 285
Kretschmer, E.   79

Lane, D.   280
Langenbeck, B.   115, 280
Lapointe, Y.   94, 280
Larson, C. P.   94, 280
Lashof, J. C.   200, 280
Lee, S. T.   201, 284
Leeming, R. J.   74, 280
Lejeune, J.   280
Lesigang, C.   136, 137, 138, 280
Leudar, I.   179, 280
Levinson, A.   61, 280
Lezak, M. D.   281
Libb, W. J.   111, 281
Lloyd, L. L.   112, 278, 281
Loesch, D.   17, 281
Loesch-Mdzewska, D.   78, 281
Logar, Ch.   104, 281
Lowe, R. F.   127, 281

McCauley, C.   170, 176, 276
McCollister, F. P.   112, 277
McCoy, E. E.   202, 281
McGeer, E. G.   32, 281
Mac Gillivray, R. C.   61, 281
McMillan, B. C.   68, 281
Mann, D. M.   190, 192, 281
Martin, A.   199, 281
Mastri, A. R.   193, 279
Mattei, J. F.   77, 94, 278
Matson, J. L.   186, 281
Matsunaga, E.   16, 281
Meins, W.   75, 281
Merril, C. R.   234, 285
Mersky, H.   104, 281
Mervis, C. B.   276
Meyer, L. M.   203, 281
Miller, P. Mc.   185, 281
Miller, R. W.   200, 282
Millis, E. A.   123, 282
Miniszek, N. A.   188, 282
Mitchell, A.   188, 278
Moss, T. J.   199, 282
Moulsae, P. K.   213, 230, 282
Muir, W. J.   105, 282
Muller-Miezio, P.   229, 282
Murdoch, J. C.   69, 230, 282
Murphy, H. B.   75, 282

Nagler, B.   25, 282
National Canzer Institute   200, 282
National Institute on Aging   240, 282

Nihira, K. 176, 282
Nuttall, K. 190, 275

Obrist, W. D. 95, 104, 282
O'Connor, N. 176, 238, 282
Oelrich, S. von 237, 283
Oliver, C. 183, 283
Olson, M. L. 190, 283
Olsson, O. 135, 283

Pampiglione, G. 95, 278
Parsons, C. L. 88, 283
Peeke, H. V. 105, 284
Penrose, L. 28, 283
Perl, D. P. 192, 283
Pinter, M. 211, 226
Prechtl, H. 137, 286
Proesch, U. 200, 283
Prusiner, S. B. 192, 283
Pueschel, S. M. 88, 94, 207, 283

Ray, C. 230, 283
Reid, A. H. 75, 180, 283
Reid, M. J. 112, 281
Reiman, S. 174, 276
Reiss, S. 181, 283
Repond, A. 220, 283
Rethore, M. O. 283
Rett, A. 20, 26, 31, 77, 83, 84, 85, 94, 95, 122, 135, 195, 204, 208, 209, 213, 225, 226, 228, 232, 233, 278, 283, 284
Richards, B. W. 29, 30, 91, 284
Robinson, L. L. 202, 284
Ropper, A. H. 190, 191, 284
Rosner, F. 201, 284
Ross, A. O. 227, 231, 232, 284
Ross, M. H. 19, 190, 284
Roth, G. 95, 278
Roth, M. P. 16, 284
Rothbauer, G. 86, 284
Rudrud, E. H. 88, 284
Rynders, J. 94, 283

Sargent, A. J. 211, 284
Sassaman, E. A. 202, 284
Schafer, E. W. 105, 284
Schaner, Wolles, Ch. 178, 285
Schapiro, M. B. 192, 285
Schilling, F. 136, 137, 285
Schulz, D. 18, 285
Schweier, P. 200, 285
Schwinger, E. 237, 283
Scola, P. S. 18, 207, 283, 285
Seidler, H. 26, 77, 83, 94, 284

Seltzer, M. M. 238, 285
Senatore, V. 285
Shapiro, M. B. 285
Shaw, C. M. 190, 283
Siddiqui, A. Q 29, 30, 284
Silverstein, A. B. 176, 285
Sinet, P. M. 193, 285
Sinex, F. M. 234, 285
Sinson, J. C. 170, 225
Smith, C. A. B. 281
Smith, G. 17, 29, 74, 285
Soininen, H. 285
Sparks, L. D. 285
Speck, O. 206, 236, 285
Spiess, H. 70, 285
Spivak, J. L. 203, 286
Stene, E. 16, 285
Stene, J. 16, 285
Stewart, A. 200, 280
Stobbe, H. 200, 283
Storm, W. 68, 112, 285
Stratford, B. 280
Strauch, G. 135, 283
Striano, S. 286
Sylvester, P. E. 19, 286

Tangye, S. R. 61, 95, 285
Tanzi, R. 32, 194, 285
Tatsuno, M. 61, 285
Terry, R. 33, 280
Thase, M. E. 29, 73, 172, 174, 195, 197, 234, 285
Thomae, I. 239, 286
Tolksdorf, M. 286
Torres, F. 95, 286
Touwen, B. 137, 286
Traber, J. 189, 286
Trogisch, J. 94, 286

Ugazio, A. G. 68, 286

Van Dyke, D. L. 16, 286
Veall, R. M. 61, 286
Vigild, M. 86, 286
Visser, S. L. 105, 286
Vogel, S. F. 191, 276
Vogelsang, G. B. 203, 286

Wagenbichler, P. 287
Wald, N. 201, 287
Walford, R. L. 234, 287
Wallner, T. 28, 287
Walsh, Z. S. 128, 287
Walter, J. 204, 205, 287

Walton, J. N.   74, 287
Watkins, C. E.   152, 194, 287
Watkins, P.   32, 287
Wechsler, D.   155, 287
Wendler, J.   20, 287
Wertheimer, A.   238, 287
Wetherick, N. E.   170, 285
Whalley, J. L.   188, 287
Widen, J. E.   105, 287
Wiedemann, H.-R.   286
Wigglesworth, R.   136, 287
Williams, R. S.   190, 191, 284
Wisniewski, K. E.   19, 190, 197, 287
Wolf, H. G.   200, 285

Wong, C. W.   193, 278
Wunderlich, C.   135, 149, 213, 229, 287, 288

Yates, C. M.   192, 288
Yellin, A. M.   105, 288
Yunis, J. J.   77, 94, 288

Zeaman, J. P.   151, 174, 277
Zellweger, H.   19, 288
Zigler, E.   24, 288
Zigman, W. B.   151, 174, 288
Zubeck, J. P.   151, 174, 275